SANDRA WURSTER

BRING DEIN HERZ ZUM TANZEN

Finde zu deiner inneren Stärke und feiere deinen Körper

nymphenburger

Inhalt

KAPITEL 3

KAPITEL 4

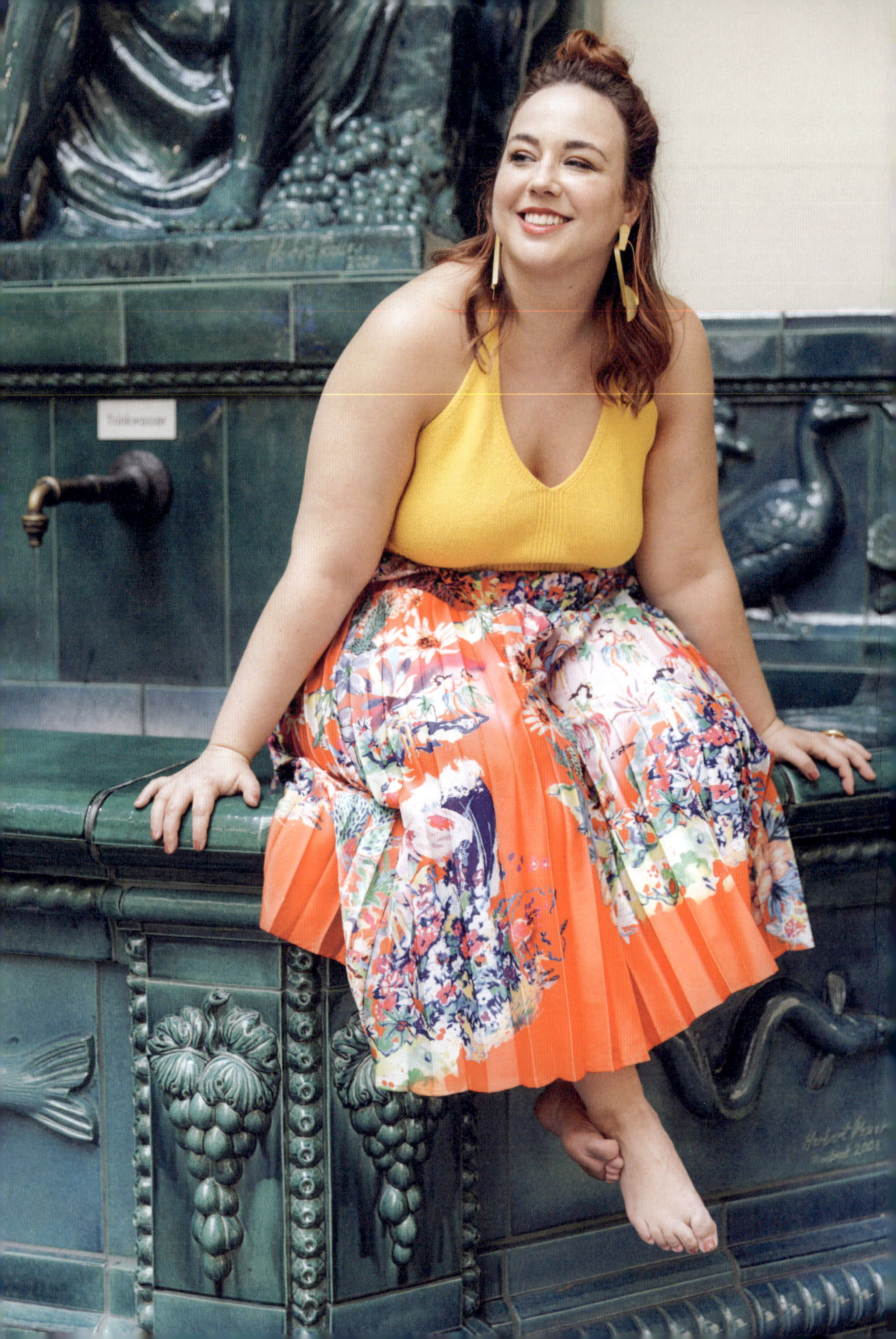

Vorwort

Als kleines Mädchen musste ich mir ständig anhören: „Rede nicht so viel“, „Zieh Kleidung an, die dich schlank macht“ und: „Mit Kreativität kannst du sowieso kein Geld verdienen“. Das nervte nicht nur, sondern dämpfte meine Lebensfreude und meinen Glauben an Wunder völlig ein. Noch dazu wurde mir gesagt, dass „Dicke“ nicht schön und erfolgreich sein könnten, geschweige denn auf den großen Bühnen tanzen durften, bis ich es leider irgendwann selbst glaubte.

> *Wenn wir mit dem Leben tanzen wollen, dann sollten wir uns auch bewegen – nur eben nicht immer weiter und immer schneller, sondern endlich voller Liebe auf uns selbst zu!*

Auf dem Weg, „Dünn- und Schönhausen“ zu erreichen, rannte ich an mir selbst lange vorbei. Erst nach Jahren des schmerzhaften „Baucheinziehens“, nach zwanghaften und ständigen Optimierungszwängen und angehäuften Schulden durch Onlineshopping hatte ich keine Lust mehr, mein wahres Ich zu verstecken. Ich wagte ein „Experiment“ und veränderte endlich mein Ziel von „Dünnhausen“ in „Endlich-ich-Hausen“ und baute mir meine eigene Bühne.

Das veränderte alles! Ich fing langsam an, wieder an mich selbst zu glauben, mein eigener Fan zu werden und traute mich endlich vor den Vorhang meiner eigenen Lebensbühne.

> ***Der Tanz gehört uns allen***
> *Frauen, die den Tanz und sich selbst im Tanz genießen, sind schön.*
> *Weil sie sich schön fühlen. Und das sieht man, unabhängig, wie alt die Tänzerin ist, wie groß oder wie schwer …*
> QUELLE UNBEKANNT

Manchmal verlangen die kleinsten Schritte den größten Mut von uns. Doch genau hier begann ich, damit aufzuhören, durch „gemocht & gebraucht zu werden“ meine Existenz zu rechtfertigen. Stattdessen fing ich an, ermächtigend für meine wahren Bedürfnisse und Herzensthemen loszutanzen. Ach übrigens, vielleicht ist die Tatsache, dass ich vor einigen Jahren das Körper- und Selbstliebe-Unternehmen Bauchfrauen gegründet habe, nicht so uninteressant. Denn ich lebe meine Ideen und meine Kreativität täglich. Rede nicht einfach nur, sondern inspiriere als Motivations-Speakerin Frauen in ganz Deutschland und darüber hinaus. Also ja, vielleicht tanze ich (noch) nicht auf den größten Bühnen der Welt, dafür allerdings auf meinen eigenen. Und dass ich anziehe, worauf ich Lust habe, und nicht, worin ich schlank aussehe, kannst du dir höchstwahrscheinlich denken.

Infolge meines bisherigen Lebenswegs kann ich gar nicht anders, als dich zu bitten, dir von niemandem (nicht einmal von dir selbst) erzählen zu lassen, du hättest etwas nicht verdient oder könntest es nicht erreichen. Ich sehe das wie die US-amerikanische Sängerin, Rapperin und Songwriterin Lizzo: „Liebe dich, erkenne deine eigene Schönheit und sei in der Zuversicht – du kannst alles schaffen, was du dir vornimmst."

DEIN LEBEN BEGINNT, WENN DU AUFHÖRST, DEM PUBLIKUM GEFALLEN ZU WOLLEN

„5, 6, 7, 8", schreit die Tanztrainerin durch den Raum, und taktgenau beginnen sich ca. zehn Frauen, vor dir rhythmisch und mit einer Menge Puste zu bewegen. Du kämpfst dich tapfer durch die bereits existierende Schrittkombination. „Hauptsache nicht aus der Reihe tanzen" ist dein Credo. „Kommt schon, gebt mir mehr Power. Seid sexy, selbstbewusst, und tanzt so, als würde euch niemand dabei zusehen", schreit die Trainerin nun direkt die Kursteilnehmerinnen an. **Aber wie soll das bitte gehen?** Während dir immer mehr Schweißperlen von der Nase tropfen und du deine letzten Luftressourcen opferst, zwingst du dich, ja nicht schlappzumachen. Schließlich willst du nicht, dass die anderen denken: „War ja klar, dass die Dicke nicht mehr kann." Jetzt dabei allerdings noch „eine gute Figur" machen zu müssen, übertanzt eindeutig deine Kompetenzen.

Ein Blick auf die Uhr verrät dir, dass erst 20 Minuten vorbei sind – so fühlt sich bestimmt die ewige Hölle an. Deine Körpertemperatur wäre jedenfalls bereits passend. Es nervt teuflisch, dass du gefühlt die Einzige bist, die so heftig schwitzt. Ein kleiner Hoffnungsschimmer: die Trinkpause. Tuschel und Gekicher, na toll – danke für den kostenlosen Flashback zurück zum Schulsport. Schade, dass diese Erfahrung für dich ein weiterer Beweis ist, dass die „Body Positivity"-Bewegung über Instagram und andere soziale Medien hinaus noch nicht so viele Menschen erreicht hat, wie wir oft meinen.

Aber, hey – immerhin kommt die Tanzlehrerin hier nicht auf dich zu, wie in der Tanzschule zuvor, und fasst einfach random (= unbefugt) an deinen Bauch und sagt währenddessen zwinkernd: „Keine Sorge, wenn du dich anmeldest, ist das schneller weg, als du schauen kannst." Mit der absoluten Überzeugung, dass sie etwas Nettes gesagt hätte. Die nächste halbe Stunde ziehst du noch durch und dann nix wie weg hier. So langsam verlässt dich der Mut und die Überzeugung, dass Tanzen das Richtige für dich ist. Vielleicht haben die anderen ja recht, zwar hat es niemand wirklich laut gesagt, und dennoch konntest du in den Blicken der anderen die Frage erkennen: „Was will die denn hier, kann die überhaupt tanzen?"

Und obwohl du dir vorgenommen hast, dich nicht mehr von Pretty-Privilege-Personen verunsichern zu lassen, ist genau das wieder passiert. Du bist es so leid und müde davon, immer wieder beweisen zu müssen, dass du du sein darfst. Die Prägung unserer Leistungsgesellschaft mit ihrer Nullfehlertoleranz trägt zusätzlich

SEI UNÜBERSEHBAR

An Freude, an Lebenslust und Abenteuern.
An offenem Herzen, an Lachen, bis der Bauch weh tut, und Mitgefühl (vor allem dir selbst gegenüber). In dem Wissen, dass du ein Wunder bist, schöne Überraschungen und tolle Momente immer verdienst. In der Aktivierung deiner Eigenverantwortung, wohltuende Räume der Liebe, der Heilung und des Wachstums für dich zu wählen. An Gelassenheit, im Hingeben und im Vertrauen, dein Leben bestmöglich zu genießen. Im Lösen von Erwartungen, Bewertungen und Verurteilungen anderer und dir selbst gegenüber. Im Ausbrechen aus Mittelmäßigkeit, Motiven des Mangels und deiner inneren Kritikerin – wähle stattdessen Verletzbarkeit. In deinem eigenen Leuchten, in deiner Kreativität, im Spielen und im Risiko eingehen, im Erlauben von allem, eingeschlossen Mut, Fehlern und Erfahrungen, und immer wieder deinen eigenen Weg abwandeln. An Ekstase, neuen Perspektiven und im Heimat-in-dir-Finden.
Sei unübersehbar als die Lebensverschönerin, die du bist, in Verbindung mit allem, was kommt und ist, und vor allem mit dir selbst.

SANDRA WURSTER

dazu bei, dass es kaum für dich auszuhalten ist, Fehler zu machen. Allerdings ist ein bestimmter Grad an Frustration unvermeidbar, besonders während man sich auf Neues einlässt.

> *Wer keine Fehler macht, macht wahrscheinlich auch sonst nichts!*
> *Lies den Satz nochmal, dann nochmal und dann noch einmal.*

Pretty Privilege beschreibt die Vorteile, die Menschen aufgrund ihrer Attraktivität haben, bewusst oder unbewusst. Obwohl „Schönheit" für jeden Einzelnen etwas ganz anderes bedeuten kann, ist die Forschung sich einig, dass es gewisse objektive Kriterien gibt, wie: schlanke, jugendlich wirkende, sportliche Personen (also wie uns die Gesellschaft weismachen möchte, wie eben sportliche Menschen anscheinend auszusehen haben) mit symmetrischem Gesicht. Diät-Talk und Lästergespräche in der Umkleide bestätigen dich, du bist hier einfach nicht richtig. Schließlich sieht niemand so aus wie du und bestimmt fühlt auch keiner wie du.
Fassen wir also zusammen: Du schwitzt – für dicke Menschen, die ständig als

schlechtes Beispiel für Unsportlichkeit und ein ungesundes Leben herhalten müssen, die anscheinend immer aus der Puste sind und immer schwitzen, ist sichtbares Schwitzen sehr unangenehm. Du fühlst dich beobachtet und verurteilt, bevor du überhaupt mit einer Kursteilnehmerin reden konntest. Darüber hinaus schuldig und voller Scham – doch deine innere Antreiberin zwingt dich, komme was wolle, die Trainingsstunde durchzuziehen, anstatt die Grenzen deines Körpers sichtbar und respektvoll zu akzeptieren. Das ist keine Probestunde in einer Tanzschule, das ist ein verdammter Albtraum! Ein Appell an die Tanzschulen und Tanztrainerinnen folgt, jetzt geht es erstmals um dich. Du und dein Leben sind nichts, das „durchgezogen" werden muss, der Tanz gehört uns allen, somit auch dir! Übrigens ist die Aufgabe von Tanzschulen, Tanzen beizubringen! Zusätzlich verdient jede „Wiedereinsteigerin" oder auch jede „Neuanfängerin" immer unseren größten Respekt und Support. Trainer*innen, Tänzer*innen und Tanzschulen, die etwas anderes in Hobbytanzschulen vermitteln, sollten dringend an ihrem Tänzer-Codex und ihrer Führungsphilosophie arbeiten.

Und so sehr unbequeme Momente wie diese auch frustrierend sind, bieten sie auch Raum für Entfaltung und Wachstum. Dabei musst du allerdings nicht versuchen, jemand zu sein, sei echt, du darfst dich verletzlich zeigen. Verletzbarkeit ist immer ein krasser Gamechanger. Ah, und eins noch – du bist richtig!

Damit immer seltener besonders Menschen mit großen Körpern solche negativen Erfahrungen machen müssen und sich vor allem selbst auch besser durch solche Situationen führen können, schreibe ich dieses Buch. Es soll dir als Motivation (und manchmal als Tröster) und den Tanzschulen und Tanztrainerinnen als dringender Weckruf dienen. Niemand sollte Bodyshaming und Grenzüberschreitungen erfahren, vor allem nicht an Orten, in denen man sich mit seinem Körper verbinden und Freude erfahren wollte. Sichere Räume fühlen sich anders an, daran müssen wir dringend arbeiten.

Und ja, es liegt noch ein langer Weg vor uns, doch ihn gemeinsam zu tanzen, macht es um einiges leichter. Und falls auch du bereits solche negative Erfahrung gemacht haben solltest, möchte ich dich ermutigen, weiterhin für dich und deine Bewegungsmotive loszugehen, gib nicht deine Bedürfnisse und deine Macht ab, weil andere in einer „Schlechter und guter Körper"-Matrix feststecken und sich aufgrund dessen unterirdisch benehmen. Du solltest Entscheidungen nicht aus der Angst heraus, was andere über dich sagen und denken könnten, wählen, sondern ganz bewusst aus deinen eigenen Wünschen und gewählten Motiven. Denn so deprimierend es auch ist zu akzeptieren, dass wir andere Menschen niemals zu anderen Meinungen und Perspektiven zwingen können, liegt darin zugleich auch eine ganz persönliche Einladung an dich verborgen. Die Einladung, aufzuhören zu warten und zu hoffen, dass „es" besser wird! Und die Erkenntnis, dass du allein

DAS KANNST DU HEUTE SCHON TUN

1. Schau dich um, google, welche Möglichkeiten es in deinem Umfeld zu „Tanzen" gibt. Das muss nicht immer eine Tanzschule sein. Auch Vereine, Jugendhäuser oder Hochschulen bieten meist unterschiedliche Kurse an. Vielleicht entscheidest du dich auch erstmals für ein Onlineangebot, das du sicher von zu Hause starten kannst, um dein Vertrauen und deine Verbindung zu deinem Körper aufzubauen oder zu (ver-)stärken. Falls dich ein Kurs anspricht, dann informiere dich genauer, entweder über eine E-Mail, einen Anruf oder, indem du direkt vorbeischaust und dich erkundigst. Es gibt auch Tanzschulen, die bewusst keinen Spiegel in ihren Räumlichkeiten verwenden oder bereits körperfreundliche und wertungsfreie Kurse anbieten.

2. Während du dich erkundigst, ist es wichtig, dass du dich traust, deine Ängste und Befürchtungen offen zu kommunizieren, auch wenn dir das am Anfang unangenehm sein wird. Kleiner Tipp: Manchmal fällt es uns leichter, über unsere negativen Erfahrungen und Verletzungen über E-Mail oder übers Telefonat zu berichten, denn nur so kann dir auch ein passender Kurs, der auf deine Bedürfnisse zutrifft, empfohlen werden. Sätze, die du dabei wählen könntest:

   - Ich würde gern regelmäßig tanzen. Tanzen hat mir schon immer Spaß gemacht. Leider habe ich dieses Hobby nie für mich in Betracht gezogen, da ich immer eine ganz genaue Vorstellung davon hatte, wie Personen auszusehen haben, die tanzen. Deshalb fürchte ich mich auch davor, Bodyshaming zu erfahren. Bieten Sie spezielle Plus-Size- oder Fat-Dance-Kurse an? Wie sind Ihre Anfängerkurse aufgebaut? Und ist Ihre Tanzschule darauf bedacht, dass sich wirklich jede*r willkommen fühlt?
   - Leider habe ich bereits negative Erfahrungen in anderen Tanzinstitutionen gesammelt, die für viel Schmerz, Angst und Zweifel in mir sorgten. Solche Erfahrungen möchte ich unbedingt vermeiden und suche deshalb ganz bewusst einen Ort, der sicher für mich ist, wo nicht die Leistungen und das Aussehen der Kursteilnehmer*innen im Vordergrund stehen, sondern die Kursteilnehmer*innen selbst.

Auf der nächsten Seite geht es weiter ⟶

- Ich habe solch eine Lust, meine Tanzskills zu erweitern, ich würde sehr gern den Ladystyle-Grundkurs am Mittwoch testen. Ich befürchte allerdings, dass ich anfangs vielleicht nicht ganz mitkommen werde. Ist es okay, wenn ich mir zwischenzeitlich meine eigenen Pausen nehme, um die Grenzen meines Körpers zu respektieren? Und wie viele Teilnehmer*innen sind in dem Kurs? Ich glaube, ich würde mich wohler fühlen, wenn ich in einem kleineren Kurs wäre, wo ich mich zu Beginn nicht so beobachtet fühle.
- Krankheiten und Verletzungen solltest du auch gleich zu Beginn erwähnen.

3. Falls dir die Antworten gefallen haben und du generell ein gutes Gefühl hast, dann vereinbare doch eine unverbindliche Probestunde, in der du am besten nicht nur zuschaust, sondern gleich mitmachst. Natürlich entscheidest du, doch während du mitmachst, machst du diese Erfahrung in und mit deinem Körper und kannst hinein- und nachfühlen, wie du dich währenddessen gefühlt hast. Wobei zuschauen allein dir diese Erfahrung nicht bieten kann und zusätzlich die Gefahr besteht, dass du dir einredest, dass es zu schwer für dich ist, dass du das nicht kannst. Bitte vergiss nicht, das meiste ist zu Beginn schwer, bevor es leicht wird. Manchmal hilft es auch, eine Freundin mitzunehmen, frau fühlt sich weniger allein und dem Moment weniger ausgeliefert. Geteiltes „Leid" ist manchmal halbes Leid.

4. Im Anschluss an die Probestunde kannst du gern nochmals auf die Tanzlehrerin zugehen und deine restlichen Fragen oder Bedenken mit ihr besprechen. Wobei eine interessierte Kursleiterin sowieso auf dich zukommen wird.

bereits für einen „besseren" Raum sorgen kannst, indem du losgehst und den Ort, den du höchstwahrscheinlich bis jetzt hingenommen hast – über dich förmlich ergehen lassen „musstest" –, endlich verlässt. Bist du verärgert und fühlst dich ungerecht behandelt? Absolut zu Recht!

Doch auch wenn das Mobilisieren deiner Eigenverantwortung enorm viel Kraft kostet, um überhaupt immer wieder neue Räume wählen zu können, in denen du dich sicher und gut fühlst – die andere Option kostet dich langfristig deinen „inneren Frieden" und „deine eigenen Wahrheiten" – und das kann sich keiner leisten! Wenn wir es zudem so betrachten, dass es irgendwann kein besonderes Umdenken mehr benötigt – sogar weniger kräftezehrend wird, je häufiger wir in bester Absicht für uns selbst losgehen, quasi es zu einer selbstverständlichen Gewohnheit werden lassen, dass wir die bestmögliche Lösung, die schönste Situation, das optimale Ergebnis verdienen, und zwar immer –, setzen wir für uns selbst neue, wohltuendere Standards. Schluss mit faulen Kompromissen!

Du musst übrigens nicht erst dieses Buch zu Ende lesen, um bereits die nächsten (Tanz-)Schritte zu gehen. Den Wandel, den du dir in deinem Leben wünschst, der entsteht meist erst durch gewisse Handlungen, vor allem durch neue oder veränderte Taten.

Ich wünsche dir, dass du eine Tanzeinrichtung findest, in der du dich wohlfühlen kannst und in Freude tanzen wirst. Falls allerdings bis jetzt noch nichts dabei war, gib die Hoffnung nicht auf. Wir befinden uns gerade in sehr spannenden Aufbruchzeiten, vieles „funktioniert" nicht mehr in unserer bewussteren „neuen" Zeit, das Jahre zuvor noch genügend war. Bedeutet: Vieles befindet sich aktuell im Wandel, und auch wenn es noch dauern mag, es ist unvermeidbar, dass Veränderung geschehen wird. Du trägst mit dem Kauf dieses Buches übrigens dazu bei und vielleicht beteiligst du dich sogar noch intensiver am Wandel. Das kann ganz unterschiedlich aussehen. Eventuell, falls es deine Energieressourcen gerade zulassen, dass du den Tanzeinrichtungen, in denen du dich bisher nicht wohlgefühlt hast, mitteilst, warum nicht. Das ist für sie das größte Geschenk, wenn sich eine Kundin offenbart, darin steckt so viel Wachstumspotenzial. Oder du dir den Tanz auf anderen Wegen in dein Leben zurückeroberst, durch einen Aufruf auf Instagram, durch den dann vielleicht eine neue Tanzgruppe entstehen kann oder du gar selbst Kursleiterin eines wertungsfreien und körperfreundlichen Tanzkurses wirst. Unabhängig davon, dass sich noch einiges verändern muss, beginnt Wandel vor allem in uns selbst. Und bei der Überzeugung, dass der Tanz uns allen gehört. Du verdienst es, dich sicher mit und im Tanz zu fühlen. Deine erste Bühne ist kein Ort, sondern das bist du.

SEI DIR WICHTIG UND LASS DEN REST LOS

Als Mensch mit einem mittelgroßen Körper fühlte ich mich ständig beobachtet und fragte mich zusätzlich immer, was andere über mich sagten oder denken könnten. Puh, das kostete mich Unmengen an Energie und hielt mich auf. Weniger persönlich zu nehmen war mein persönlicher Befreiungsschlag, und genau deshalb fange ich jetzt mit diesem Thema an. Überraschung, Überraschung! Nicht immer stehst du im „Lästermittelpunkt", denke nicht, dass du den anderen so wichtig bist.

Ich möchte dir dazu ein Beispiel einer Teilnehmerin meiner Kurse erzählen: Jule hatte enorme Schwierigkeiten, enge Hosen oder Leggings zu tragen, da sie viele Jahre gewohnt war, ihre Beine zu verste-

cken. Doch eines Tages tat sie es dann doch, und weißt du was? Es fiel einfach keinem auf. Amüsiert und leicht beleidigt erzählte uns Jule davon: „Stellt euch das mal vor, da mache ich mir über Jahre hinweg einen Kopf, was die anderen sagen könnten, und dann sind sie so frech und sagen einfach gar nichts.“
Viele meiner Coaching-Klientinnen erzählen von ähnlichen Situationen, in denen sie gar keine „verwunderte“ Reaktion erhielten, wovon sie zuvor stets ausgegangen sind. Dass das „Horrorszenario“, die Lästerattacke oder andere Befürchtungen gar nicht eingetroffen seien. Ein guter Beweis dafür, dass Angst vor allem in deinem Kopf existiert, und wer sich sorgt, bereits einmal zu viel leidet. Hier nun meine Topgründe, warum du nichts mehr persönlich nehmen solltest.

WIR ZIEHEN VERTRAUTES, NICHT GEWOLLTES AN

Da stellt sich für mich die spannende Frage, ob wir aus den vergangenen Erfahrungen, die wir bereits in unserem Leben sammeln durften, immer wieder neue und dennoch bekannte schmerzvolle Erfahrungen anziehen wollen, weil sie uns so schön vertraut sind? Lass den Gedanken mal auf dich wirken. Und glaube mir, mir ist bewusst, dass unabhängig davon, wie sehr wir an deinen Selbstliebe-Skills oder Einstellungen „herumdoktern“, die Blicke der anderen nicht unbedingt weniger werden. Doch ich will auch gar nicht, dass du die anderen stets weiterhin im Visier hast, sondern endlich dich und deine wahren Bedürfnisse in den Mittelpunkt deiner Aufmerksamkeit setzt. Warum dir genau das nicht gelingt? Weil wir die irrsinnige Illusion besitzen, dass unsere Bemühungen darüber entscheiden, wie sehr wir gemocht werden, und es allen „recht“ machen können. Dieser Irrtum lässt sich allerdings nur schwer aufdecken, wenn wir Anerkennung und Aufmerksamkeit, die wir uns selbst nicht geben, bei anderen suchen müssen. Eine Gesellschaft, die weiterhin davon ausgeht, dass „Care-Arbeit“, also Fürsorge für andere, unbezahlt und selbstverständlich stattfindet, sorgt automatisch für den gefährlichen Nährboden, dass vor allem weibliche Personen sich ständig verantwortlich für die Gefühle und das Wohlbefinden der anderen fühlen. Was für ein abartiger Druck, stets seine Existenz aufgrund seiner Bemühungen, von anderen gemocht zu werden, und der Verpflichtung, verantwortlich für die Gefühle anderer zu sein, zu rechtfertigen!

OBSESSIVE URÄNGSTE

Dennoch sei bitte verständnisvoll zu dir, dieses zum Teil eingetrichterte Verhalten lässt sich nicht einfach abwimmeln, sondern es braucht Geduld und Zeit, um ein neues Bewusstsein zu kreieren. Sich übrigens einzugestehen, dass Ablehnung und Konfrontation – die eben eher entstehen können, während du dich für deine eigenen Bedürfnisse einsetzt als stets für die der anderen – tief verborgene Urängste der Ausgrenzung und Verstoßung in dir auslösen können, macht das eigene irrationale Verhalten für dich selbst um einiges verständlicher. Zugleich dürfen wir uns selbst aber auch eingestehen, dass das

DER ESEL, DER VATER UND DER SOHN

„Der arme kleine Junge", sagte ein vorbeigehender Mann. „Seine kurzen Beine versuchen, mit dem Tempo des Esels schrittzuhalten. Wie kann man nur so faul auf dem Esel sitzen, wenn man sieht, dass das Kind sich müde läuft?" Der Vater nahm sich dies zu Herzen, stieg hinter der nächsten Ecke ab und ließ den Jungen aufsitzen.

Es dauerte nicht lange, da erhob schon wieder ein Vorübergehender seine Stimme: „So eine Unverschämtheit! Sitzt doch der kleine Bengel wie ein König auf dem Esel, während sein armer alter Vater nebenherläuft." Dies tat nun dem Jungen leid und er bat seinen Vater, sich mit ihm auf den Esel zu setzen.

„Ja, gibt es sowas?", sagte eine alte Frau. „So eine Tierquälerei! Dem armen Esel hängt der Rücken durch und der junge und der alte Nichtsnutz ruhen sich auf ihm aus. Der arme Esel!" Vater und Sohn sahen sich an, stiegen beide vom Esel herunter und gingen neben dem Esel her. Dann begegnete ihnen ein Mann, der sich über sie lustig machte: „Wie kann man bloß so dumm sein? Wofür hat man einen Esel, wenn er einen nicht tragen kann?"

Der Vater gab dem Esel zu trinken und legte dann die Hand auf die Schulter seines Sohnes. „Egal was wir machen", sagte er, „es gibt immer jemanden, der damit nicht einverstanden ist. Ab jetzt tun wir das, was wir selber für richtig halten!" Der Sohn nickte zustimmend.

FREI NACH NASREDDIN HODSCHA

„Auskommen" und „Gemocht-Werden" mit und von jedem heute unser Überleben nicht mehr sichert. Vielmehr sorgt es dafür, dass wir unbewusst stets Überlebensstrategien bedienen, die ein Leben in Leichtigkeit verhindern. Zumal die Anzahl der Menschen, mit denen wir heute täglich verkehren, um einiges gestiegen ist im Vergleich zu den Zeiten, wo eine Herde/Gruppe von 20 Personen die Gemeinschaft bildeten.

MENSCHEN SEHEN DIE WELT, WIE SIE SELBST SIND

Ich mag die Geschichte vom Esel besonders gern, da sie ernüchternd gut darstellt, dass du es nicht nur nicht allen recht machen kannst – aka: „Es gibt immer eine Person, die etwas auszusetzen hat" –, sondern dass **jeder Mensch** seine ganz eigene Meinung und Sichtweisen auf die Dinge besitzt. Wir widmen allerdings oft nur den Personen unsere Aufmerk-

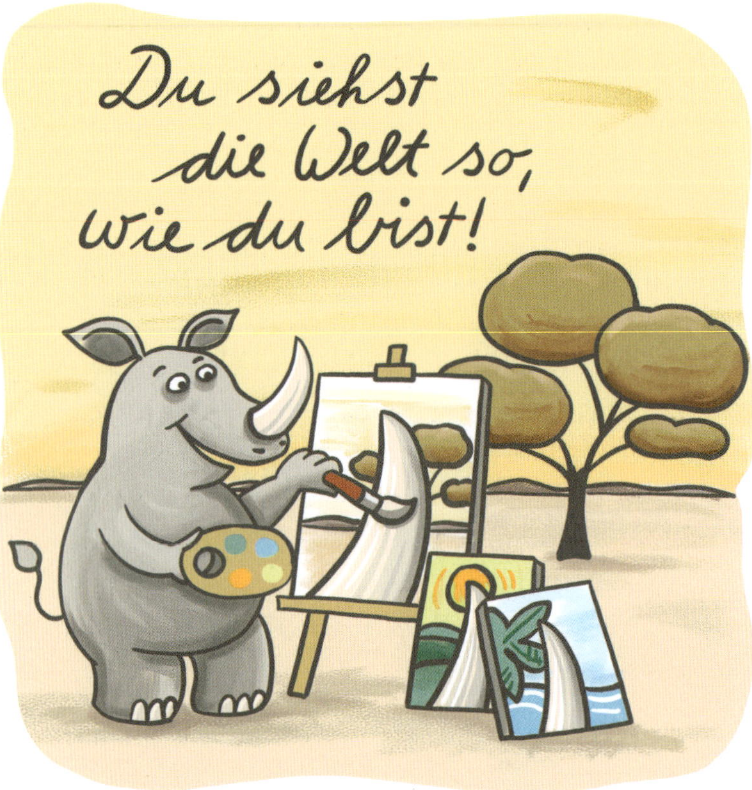

Die eine Wahrheit gibt es nicht – wir sind selbst das Tor oder die Grenze zur Welt.

samkeit, die ein größeres Verlangen danach haben, ihre Meinungen vor anderen preiszugeben oder sie mit anderen teilen zu wollen. Doch nur weil sich Menschen nicht zu dir oder deinem Geschehen äußern, sondern schweigen, bedeutet das nicht automatisch, dass sie dazu keine Meinung haben. Die Frage, die sich daraus ergibt, lautet: „Kannst du es überhaupt allen immer recht machen, wenn immer alle ihre ganz eigenen Meinungen dazu besitzen werden?" Und dennoch versuchen wir meist genau das. Hoffentlich konnte die Geschichte von Nasreddin Hodscha dir zeigen, wie anstrengend und ziellos das ist. Mich jedenfalls hat die Erkenntnis, dass wir alle die Welt, die Geschehnisse, nicht objektiv sehen, sondern so wie wir selbst sind, extrem befreit.

WENN FRAU NICHTS ÜBER SICH SELBST ZU SAGEN HAT

Ich weiß, es kann zu Beginn recht angsteinflößend wirken, wenn man feststellt, dass in den seltensten Fällen eine einzige Wahrheit existiert, plötzlich fühlt frau sich gezwungen, Halt und Orientierung in sich selbst finden zu müssen. Dennoch bitte ich dich, dich weiter darauf einzulassen. Halten wir fest: „Dein Bestes geben" ist leider nicht die Zauberkraft, um von allen gemocht zu werden oder es allen recht machen zu können. Darüber hinaus sagt die Bewertung, die ein Mensch über dich oder deine Taten trifft, mehr über ihn selbst aus als über dich. Zu guter Letzt dürfen wir unsere gesellschaftliche Prägung nicht außen vor lassen, die zu gern labelt, kategorisiert und bewertet. Schließlich zeugt es von einem starken Charakter, immer zu allem eine Meinung zu haben. Oder verstecken wir damit nur unsere Angst vor dem Unbekannten und Fremden? Menschen können ganz schön skurril sein, besonders, wenn sie unachtsam unterwegs sind! Manchen Menschen missfällt bereits die Form deiner Nase oder der Klang deiner Stimme, was für einige wiederum interessanteren Gesprächsstoff bietet, als über sich und das eigene Leben reden zu müssen.

Der Dalai Lama trifft es ziemlich gut: „Wer schlecht über dich redet, hat nichts Gutes über sich selbst zu erzählen." Dabei ist das Traurige nicht das „Schlecht über andere reden". Das haben wir alle mal gemacht und davon geht auch die Welt nicht unter. Doch dass wir nichts über uns selbst, unser Leben zu erzählen haben, uns also entweder selbst nicht für „wichtig genug" halten oder für nichts „Wichtiges" in unserem Leben sorgen, das ist tragisch. Du bist wichtig, lebe dein geiles Leben, und du wirst gar keine Zeit mehr haben, über andere zu reden!

Indem ich verstand, dass ich – unabhängig von meinen Taten, meinem Sein – nicht wirklich beeinflussen kann, was andere Menschen über mich denken oder wie sie sich mir gegenüber verhalten, konnte ich endlich aufhören, mich für andere krummzumachen, mich stets anzupassen oder meine eigenen Bedürfnisse zu leugnen. Diese Erkenntnis war mein ganz persönlicher Freiheitsschein, auf den ich so lange im Außen gewartet hatte und den ich in mir letztendlich fand. Hallo, grandioses Leben, schön, dass wir uns begegnen durften und ich wirklich verstanden habe, dass alles, was ich fabriziere oder eben nicht, nur einer einzigen Person gefallen muss, mir!

Klar, das Bedürfnis dazuzugehören, ist tief in uns verankert. Doch gehörst du dir überhaupt selbst? Ist nicht eine der spannendsten Fragen in unserem Leben, was wir alle tun würden, wenn uns die Blicke und Kommentare der anderen egaler werden würden? Denn solange du ständig darüber nachdenkst, was die anderen über dich denken, oder sogar deine Handlungen danach ausrichtest, gehört dein Leben nicht wirklich dir.

Also lass uns endlich anfangen und widme der wichtigsten Person im Publikum oder im Trainingssaal – dir – deinen eigenen wertvollen Blick. Denn dein Leben beginnt, wenn du aufhörst, „den anderen", dem Publikum gefallen zu wollen.

Gefalle dir, und du rettest deine Welt.

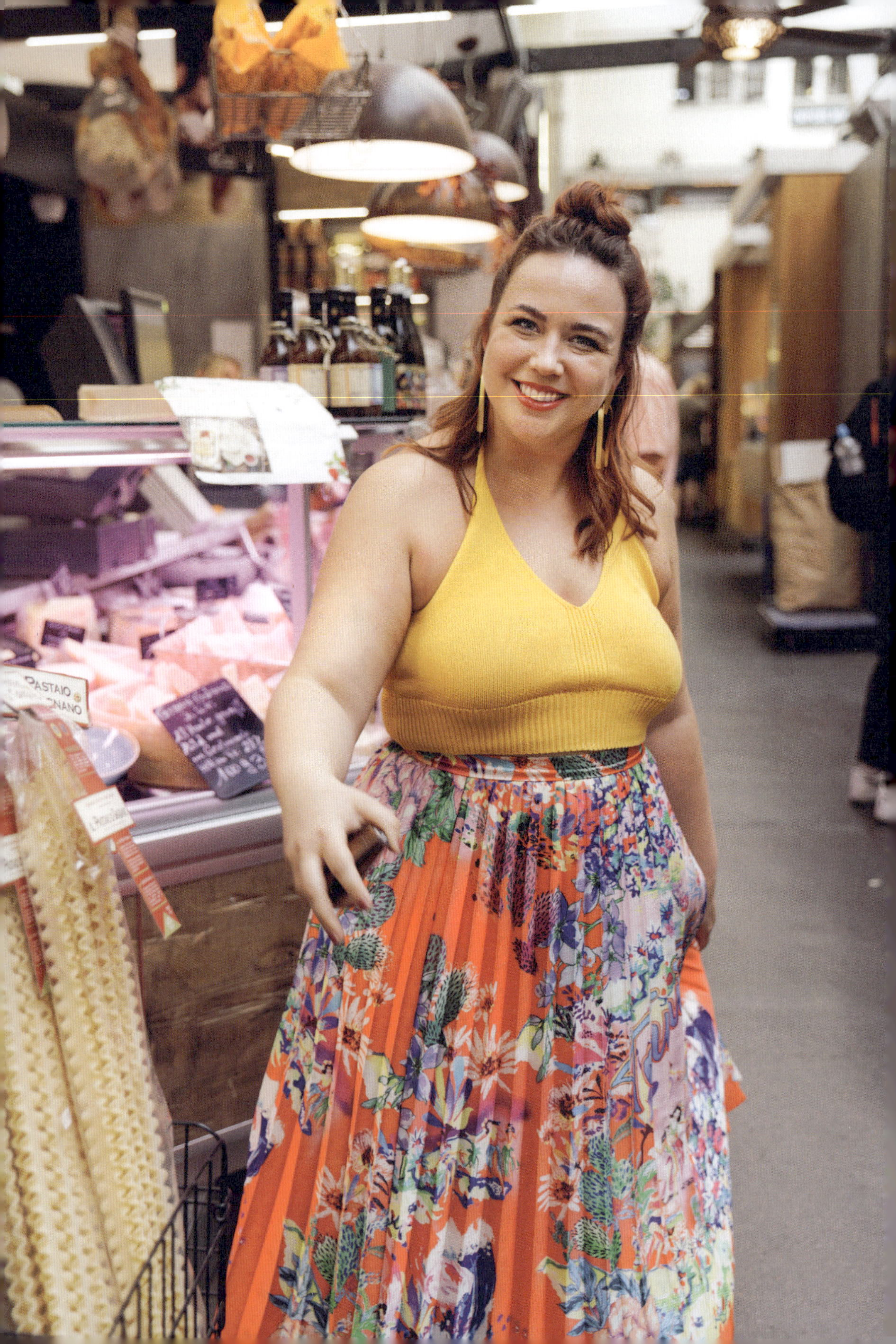
PASTAIO

Soul Guide

Hier findest du einige spannende Vorabimpulse und Einladungen passend zum Buch, du kannst allerdings auch direkt loslegen.

Triggerwarnung

Dieses Buch thematisiert Bodyshaming und weitere Themen wie Sexismus, Rassismus, Essstörungen und Depressionen. Sobald die sensiblen Thematiken dir gerade nicht gut bekommen, mach eine Pause oder gehe zum nächsten Kapitel über.

Sprache formt unsere Welt

Ich wähle in diesem Buch ganz bewusst das generische Femininum. Zu Beginn kann sich das ziemlich ungewohnt für dich anfühlen, doch dann wirst du es bestimmt genießen. Wir und ganz allgemein das Weibliche brauchen endlich mehr Raum auf dieser Welt und in jedem von uns – egal, welches Geschlecht oder Identität frau letztendlich lebt.

Roter Faden

Dein Buch, deine Regeln! Du bestimmst, wie es sich am passendsten anfühlt; von hinten nach vorn, mal reinblicken und sich inspirieren lassen oder der Klassiker, von Seite zu Seite wühlen. Ob du aus dem Kauf dieses Buches ein lautes Erlebnis machst oder einen leisen sicheren Raum, du wählst. Oder eben doch nicht, wer sagt, dass dieses Buch nicht beides für dich sein kann?

Exklusiver ShakeYou-Mitgliederbereich für dich

Ich habe eine spezielle Onlineseite zum Buch kreiert, die dich über das geschriebene Wort hinaus noch mehr erreichen, berühren darf und vor allem in Bewegung bringen wird.

Dich erwartet motivierendes Zusatzmaterial, wie unter anderem körperfreundliche und wertfreie Tanzeinheiten mit mir und Meditationen. Solltest du dir nicht entgehen lassen!

Wenn du möchtest, klick dich gleich mal in den exklusiven ShakeYou-Onlinebereich ein und schau dir meine Grußbotschaft für dich an. Ich freue mich auf dich!

https://bauchfrauen.com/pages/shake-you

Erwecke dein inneres Genie

Glaube mir kein Wort! Reflektiere und überprüfe alles! Nur weil für mich einige Tools und Tipps funktionieren, bedeutet das noch nicht, dass sie es auch für dich müssen. Nur weil sich etwas gut anhört oder es eben „alle“ machen, musst du nicht Ansichtsweisen und Handlungen adoptieren. Sei dein eigenes Original und entdecke deine eigene Wahrheit. Dafür braucht es Bewusstsein, Mumm, Courage, Kühnheit, Gerissenheit, Wagemut, Leidenschaft, Beharrlichkeit und Genialität. Kurz gesagt, die Bereitschaft, sich der Mittelmäßigkeit zu widersetzen und kritisch zu denken.

Du musst gar nichts, aber du darfst

In diesem Buch werde ich einige Seelenfutterinspirationen, Selfcare-Routinen und „Me Time"-Impulse mit dir teilen. Bitte lass dich davon nicht stressen.

Du musst morgens kein Yoga machen, deine Gedanken niederschreiben, meditieren, räuchern, Tarotkarten ziehen oder ein „instagramtaugliches" Frühstück zubereiten, doch du darfst!

Du bist deine eigene Lebensverschönerin und darfst darauf vertrauen, dass du das Passende für dich wählen wirst. Und falls nicht, wählst du einfach neu.

Schönheit und Freude müssen wir riskieren und beschützen, sonst gehen sie in all dem „Müssen und Sollten" und in „Schmerz und Ungerechtigkeit" verloren. Sei nicht so streng, vor allem zu dir selbst, teile, feiere, lache und liebe – und wenn dir dabei die hier genannten Impulse dienlich sind, fein. Falls nicht, lass sie sein.

Raus aus der Eigenverurteilung und Wertung

Kennst du bereits die drei großen E? Du darfst dich erfahren, du darfst experimentieren und dich erweitern. Dieser Satz lässt wenig Raum für „Richtig und Falsch"- und „Gut und Schlecht"-Denken übrig, und das ist auch gut so, dein Leben, dein Sein sind viel zu mächtig, um es in begrenzte „Entweder Oder"-Konzepte hineinzuquetschen.

Fang bei dir selbst damit an: Höre auf, dich stets zu bewerten. Ob du zum Beispiel dieses Buch verschlingen wirst und auch alles in unserem exklusiven Mitgliederbereich mit- und durchmachst oder ob es sofort im Bücherregal landet und einstaubt, du bist stets wertvoll, eben aufgrund der Tatsache, dass du existierst. Okay, mit deiner eigenen Leseleistung bist du nicht so streng, aber wie sieht es mit deinen anderen Lebensbereichen aus? Wertest du dich selbst – und höchstwahrscheinlich auch andere – auf und ab, aufgrund deiner Leistungen, deines Aussehens oder deines Besitzes? Na, bemerkt, dass das alles Faktoren im Außen sind, die wohl eher einen Fremdwert ergeben statt einen gesunden Selbstwert? Später noch mehr dazu, doch so viel bereits vorab: Ohne ständige Bewertung, Urteil und das dauernde Kategorisieren und Labeln von Dingen und Personen wäre das Leben um einiges leichter. Probiere es aus, du hast nichts zu verlieren.

Läuft bei dir

Gefühle sind wie Wasser, sie wollen fließen. Da sie in unserer Gesellschaft allerdings recht unbeliebt sind und eher als Schwächen verbucht werden, tut der Mensch viel, um etwas zu stoppen, das die Natur des Fließens hat.

Für ein gesünderes Gefühlsmanagement bedarf es der Bereitschaft, seinen selbsterbauten innerlichen Gefühlsstaudamm abzubauen und seine Emotionen zum Laufen zu bringen. Sich die eigene emotionale Verletzbarkeit abzusprechen ist auf Dauer enorm erschöpfend und kann sogar so weit führen, dass frau sich selbst letztendlich gar nicht mehr spürt.

Mentale Herausforderungen also hinter der Fassade von toxischer Positivität zu

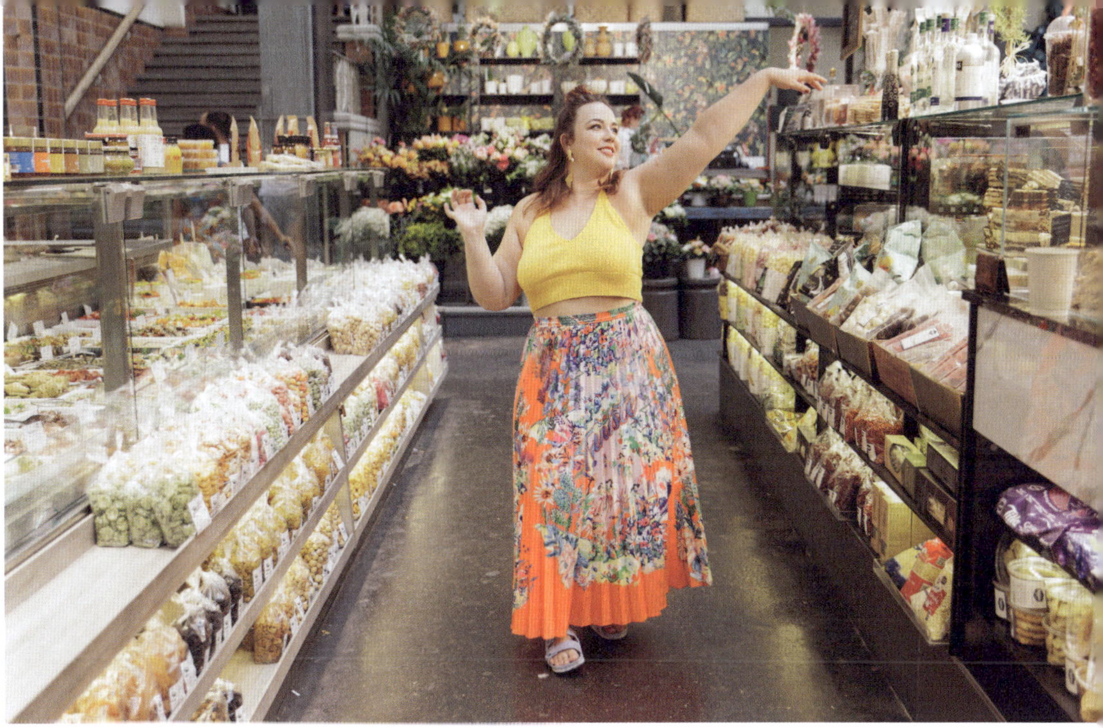

Lass deine Gefühle fließen.

verstecken oder generell zu versuchen, sie runterzudrücken, funktioniert nicht. Sie werden sich auf anderen Wegen sichtbar machen und Ausdruck verschaffen, zum Beispiel durch Krankheiten und Co.
Und ja, es kann sich überwältigend anfühlen, einen inneren Raum zu öffnen, um alles fühlen zu dürfen. Doch was dir immer mehr Angst machen sollte, als alles zu fühlen, ist, dich in deiner Ganzheit, mit deinen vielen unterschiedlichen Anteilen zu verpassen.

Du verdienst den besten Support

Dieses Buch ersetzt keine Therapie. Es dient dir als wohltuende Begleitung und Inspiration. Falls du bemerkst, dass dir manche Gefühle zu herausfordernd erscheinen, sei es dir bitte immer wert, dir darüber hinaus Hilfe, Unterstützung und Support zu beschaffen. Du bist nicht allein und musst auch nicht alles allein bewältigen.

Dein Feedback ist Gold wert

Falls du ein, zwei Minuten übrig hast, freue ich mich riesig über dein Feedback, sei es über Google oder Amazon, damit unterstützt du nicht nur mich als Autorin, sondern auch, dass dieses Buch noch mehr Bekanntheit erlangt. Gern darfst du mir auch unter info@bauchfrauen.de schreiben.
Ich bin so gespannt, erfahren zu dürfen, wo dich das Buch abgeholt hat, wo du vielleicht noch eine Ergänzung gebraucht hättest oder auch, was du vielleicht ganz anders siehst als ich. Letztendlich sind wir alle Schülerinnen des Lebens und keiner von uns „fehlerfrei“ und vor „Wachstum“ geschützt, glücklicherweise. Ich freue mich auf den Austausch.

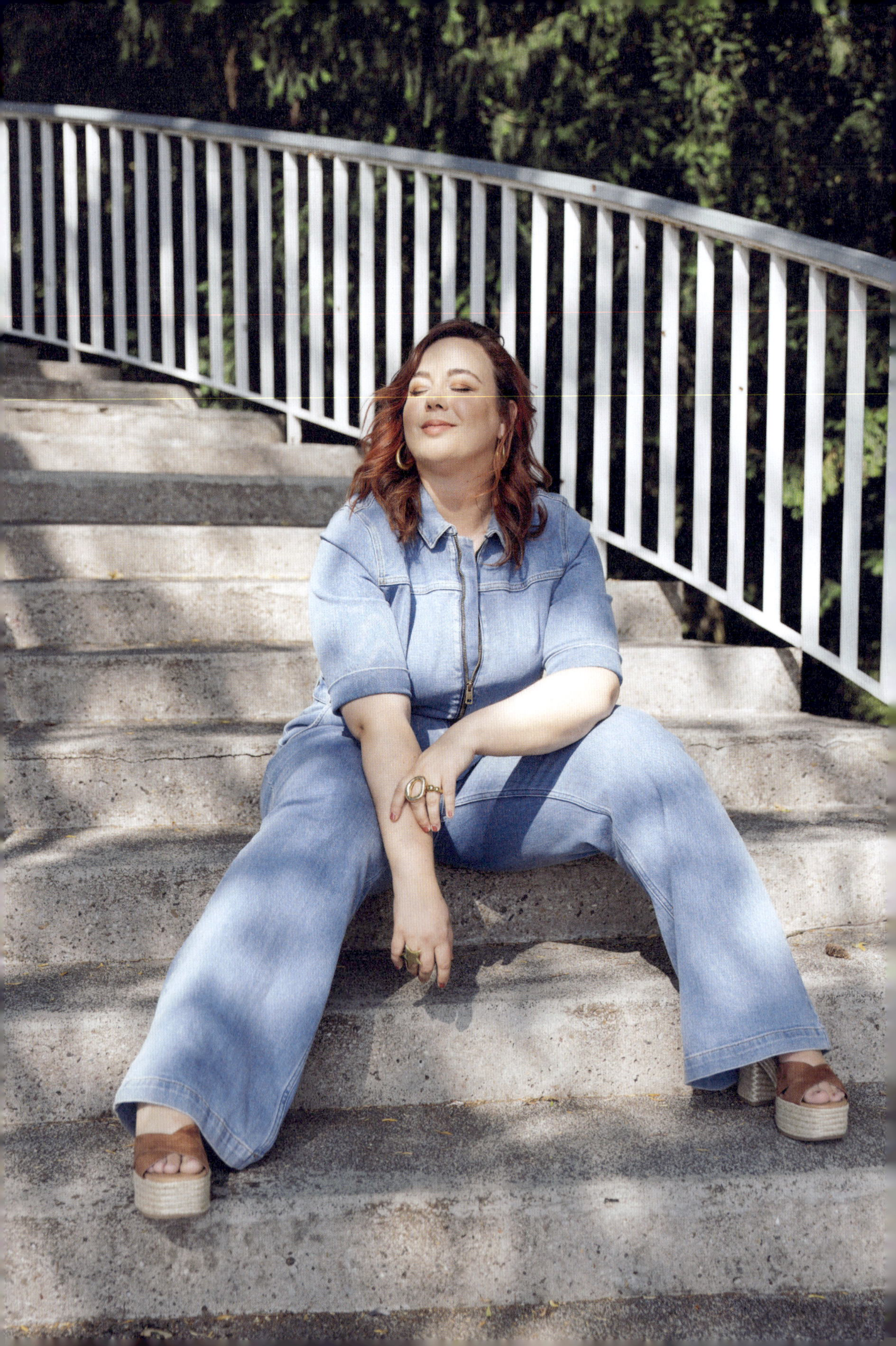

KAPITEL 1

VORHANG AUF, JETZT KOMME ICH!

Aus einer meiner größten Leidenschaften wurde mein erstes Business. Zugleich kreierte ich mir selbst eine Bühne, auf der ich vor allem unbequemen Gefühlen davontanzte. Hinter meinem eigenen Fleiß erkannte ich, dass die meisten Menschen, wie auch ich, nicht Angst vor Niederlagen haben, sondern Angst, wirklich alles zu fühlen.

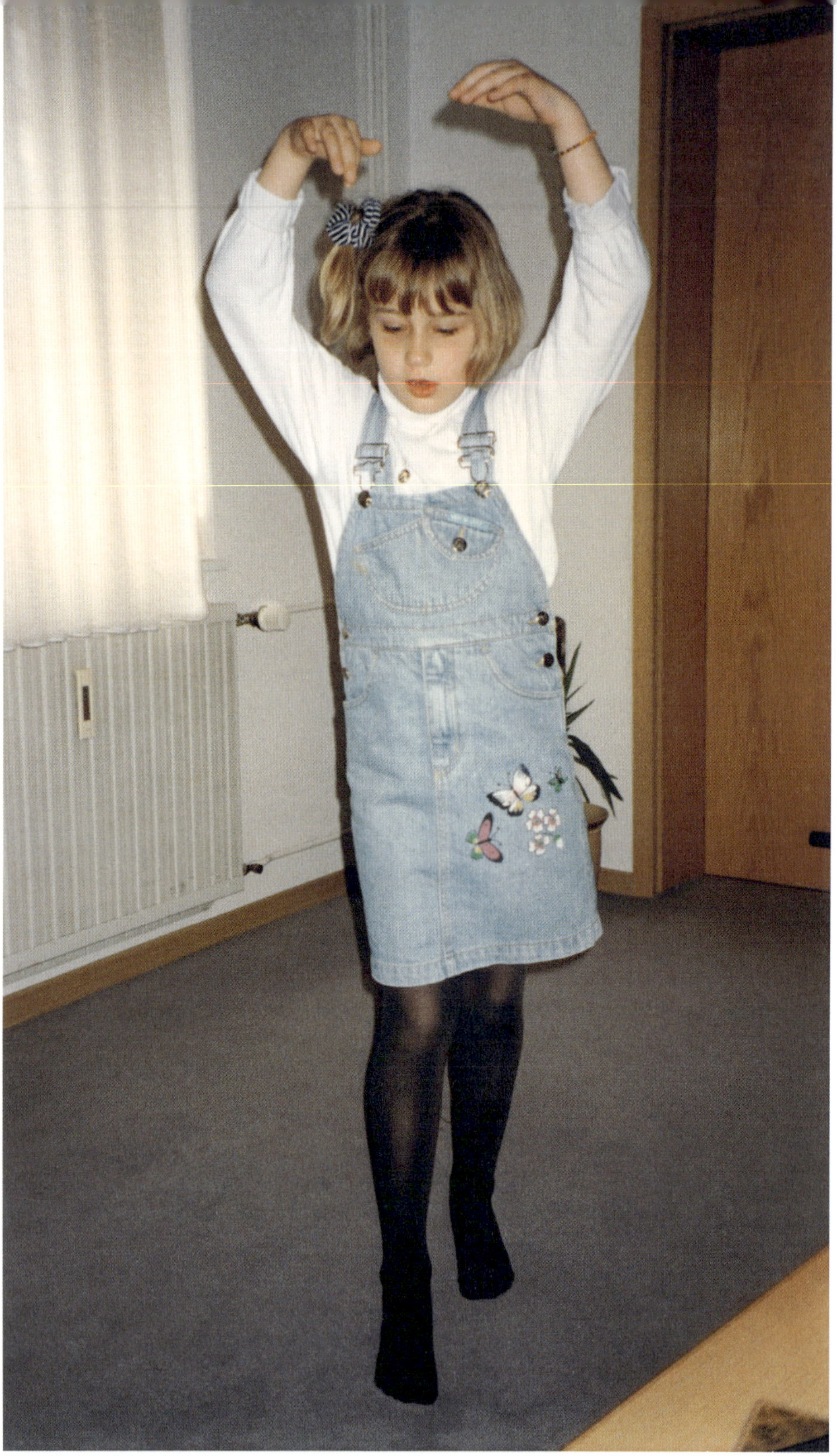

Unbequemen Gefühlen davontanzen

Meine Mutter sagt, sobald Musik lief, fing ich an mich zu bewegen, wie es tatsächlich die meisten Kinder tun. Etwas spektakulärer wird es erst dann, wenn wir den Fakt hinzunehmen, dass ich anscheinend Raum und Zeit um mich völlig vergaß, zudem mich dem Moment komplett hingeben konnte und wie in eine Art Rausch fiel, eben verschwand, in meiner ganz eigenen Welt. Sah in der Praxis dann so aus, ob in unserem Wohnzimmer oder im Hof, während die Nachbarn ein Grillfest gaben, wo Musik gespielt wurde, sah man mich wirklich immer tanzen. Das meistgespielte Lied in meiner Kindheit war übrigens „Yesterday" von den Beatles, der einzige Song, den mein Vater auf seiner Gitarre spielen konnte, und ich drehte mich passend dazu so lange um mich selbst, bis mir ganz schwindelig wurde. Was für ein fantastisches Gefühl!

Wann hast du dich das letzte Mal so lange im Kreis gedreht, bis dir schwindelig wurde? Auf, mach das Lieblingslied deiner Kindheit an und dann dreh dich. Wer schwankt, hat mehr vom Weg.

„Du hast aus allem, egal wo wir waren, irgendwie immer deine eigene Bühne gemacht, und das mit deinem ganzen Herzen", sagt meine Mutter. Ja ich weiß, Mütter sind immer unsere ersten Fans. Allerdings gestehe ich, von meinem damaligen Ich auch ziemlich beeindruckt gewesen zu sein. Denn machen wir uns nichts vor, höchstwahrscheinlich werde ich nie mehr solch einen ungefilterten, unangepassten und reinen „Seinzustand" besitzen. Wusstest du, dass der höchste Punkt unseres Selbstwerts zwischen deiner Existenzgründung und deinem zweiten Lebensjahr liegt? Ich müsste höchstwahrscheinlich eine ordentliche Portion Ecstasy zu mir nehmen oder mindestens zehn Retreats hintereinander besuchen, um nur ansatzweise diesem Seinszustand näherzukommen. Gern darfst du dir jetzt und hier die Frage stellen, ob du dir die Lebenskunst bewahrt oder jemals aufgebaut hast, aus allem deine ganz eigene Bühne zu machen?

Ich war eben ein kleiner Hingucker, kaum richtig am Laufen, aber dennoch stets am Hinternwackeln. Es muss ein Fest gewesen sein, mir dabei zuzuschauen, wie ich ganz frei von Scham und voller Selbstverständlichkeit Freude an Musik, Bewegung und meinem eigenen Sein hatte. Der kleine Star der Nachbarschaft, der die Reaktionen der Menschen um sich herum genoss und völlig natürlich Fläche einnahm.

DRECKIGE OFFENBARUNG

Okay, genug von Flashbackerinnerungen, an die ich mich zum größten Teil nicht selbst erinnern kann. Aber an was ich mich erinnere, ist meine erste Begegnung

SANDRAS SELFCARE-TIPP: FILMABEND FÜR DEINE SEELE

Lass uns kurz über die Magie von inspirierenden Filmen sprechen und ihrem therapeutischen Mehrwert, der meines Erachtens enorm unterschätzt wird. Ich veranstalte regelmäßig Filmabende und liebe es, auch allein ins Kino zu gehen. Für mich sind außergewöhnliche Geschichten, spannende Dramaturgie und gekonnt gesetzte Filmmusik (wie bei Rocky, Harry Potter, Titanic) zeitlose lebendige Kunstwerke auf Leinwand, die wirklich verzaubern können. Doch das Spannendste daran sind die Gefühle und die neuen Perspektiven, die ein Film, eine Geschichte in dir erwecken kann.

Ob ich für jede Lebenslage einen passenden Filmtipp habe? Finde es heraus und teste mich gern. Schreib mir auf Instagram @dieSandraWurster, und wir werden sehen, was meine Sammlung für dich tun kann.

Meine 13 Top-Tanzfilmempfehlungen für dich:
- Dirty Dancing
- Flash Dance
- Honey
- Step Up, natürlich der erste Teil, okay, der zweite ist auch toll
- Tanz ins Leben
- Billy Elliot, I Will Dance
- Fame (der neue und der alte)
- Magic Mike XXL
- LaLa Land
- Center Stage (die Szene, wo sich alle „relativ" frei und lasziv bewegen im Jazz-Unterricht)
- Strip down, Rise up – Die heilende kraft des Entblößens (Triggerwarnung)
- Footloose
- Grease

mit dem Tanzfilm der Tanzfilme: „Dirty Dancing“. Ich spickte heimlich aus der Tür meines damaligen Kinderzimmers, weil mir meine Eltern nicht erlaubten, ihn mir mit ihnen anzuschauen. Verständlich, da ich erst fünf Jahre alt war, und dennoch erinnere ich mich daran, welch ziemlich große und intensive Gefühle er in mir weckte. Besonders die Szene, in der „Baby“ Frances (gespielt von Jennifer Grey) eine Wassermelone in den „heimlichen Schuppen“ trägt, wo alle Showtänzer des Hotels, in dem sie mit ihrer Familie Urlaub macht, hemmungslos, hingebungsvoll und wild miteinander tanzen. Habe mir gerade die Filmszene nochmals auf YouTube angeschaut, unabhängig davon, dass ich heute erkenne, dass nicht echte „Standard und Latein“-Schrittkombinationen getanzt wurden, wirkte diese früher um einiges weniger harmlos auf mich und ich liebte alles daran. Es war höchstwahrscheinlich das Laszivste, was ich damals gesehen hatte, und ich wollte, dass es nie endete. Zwar hatte ich keine Ahnung, was genau die da taten, aber ich wusste, dass ich dasselbe können wollte; sich so unbeschränkt und hemmungslos der Musik hinzugeben, hatte etwas von Freiheit.

Wann hast du dich das letzte Mal hingegeben, hemmungslos und ohne Scham?

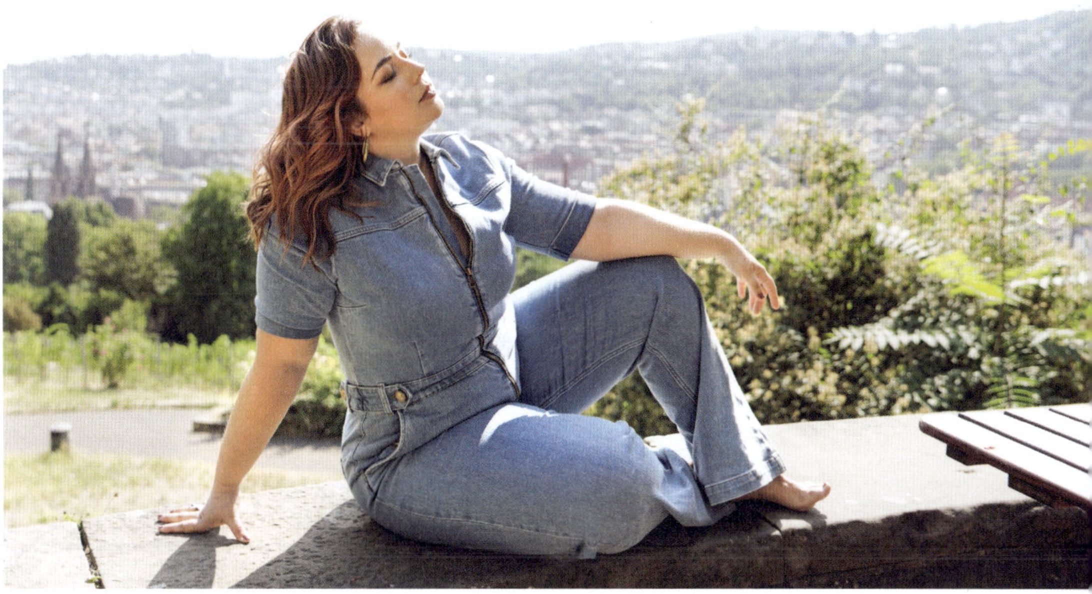

DENNOCH OBACHT!

Besonders die Genres „Sport- und Tanzfilme“ verzaubern uns gern und verkörpern „die klassische Heldinnengeschichte“, indem die Hauptfiguren sich unterschiedlichen Hürden und Niederlagen stellen und diese meistern müssen, um ans „Ziel“ zu gelangen. Und so sehr ich alle Profitänzer*innen und Sportler*innen für ihre Disziplin würdige und respektiere, müssen wir diese enormen Bemühungen ins Verhältnis setzen, bevor wir sie einfach in unser Leben (als Laie) bedingungslos adoptieren. Denn während du stets ein Ziel fokussierst, darfst du dich fragen, wie viel Weiteres dabei auf der Strecke bleibt? Ob ein Rennen bei Olympia oder ein Tanzwettbewerb deine höchste Priorität sein sollte, entscheidest nur du!

Es ist beeindruckend, das Vorgenommene zu erreichen, egal was es letztendlich ist. Zugleich lade ich dich liebevoll ein, auch zu berücksichtigen, was du währenddessen eventuell alles aufgibst, versäumst und ob es das eben wert ist. Und wenn „das“, was auch immer du dir vorgenommen hast, dein Herz zum Tanzen bringt, dann lass dir von niemand anderem, auch nicht von mir, etwas anderes einreden. Sich selbst „beweisen“ zu können, wozu frau alles in der Lage ist, kann ziemlich überwältigend sein.

Nicht vergessen: Du bist mehrdimensional!

Ich möchte dich darauf hinweisen, dass du so viel mehr bist, als ein Titel, Pokale oder irgendwelche Plätze jemals über dich aussagen könnten. Und das ist übrigens nicht nur auf die Sport- und Tanzwelt bezogen, sondern auch in Bezug auf dein Aussehen, Status und Besitz. Sobald wir unseren eigenen Wert, unsere ganze Identität aufgrund gewisser Leistungen definieren, kann es toxisch und gefährlich werden.

Meine Erfahrung zeigt, dass die Herausforderung für uns Menschen oft darin besteht, für ein gesundes Gleichgewicht zu sorgen. Kein Ziel zu haben, kann eventuell dazu führen, dass die Sinnigkeit in deinem Leben abhandenkommt. Zu viele Ziele zu besitzen oder gar stets nur „das eine“ zu fokussieren, kann wiederum dafür sorgen, dass du den jetzigen Moment und andere Möglichkeiten versäumst. Kann, muss aber nicht! Finde deine eigene Mitte, und ja, das kann schon mal ein ganzes Leben dauern! Ich habe für mich beschlossen, dass mein Leben keinem Wettbewerb mehr gleichen soll, vor allem keinem Durchhaltewettbewerb.

FRUSTRATION ODER INSPIRATION

Und dennoch können wir eins besonders gut aus Tanzfilmen ziehen und mehr in unserem Alltag integrieren; die Bereitschaft, Niederlagen, frustrierende Situationen und unbequeme Gefühle zu erfahren. In kurz: seine Verletzbarkeit leben. Denn in unserem Alltag versuchen wir, diese meist zu meiden, dabei entsteht genau in ihnen das größte Wachstumspotenzial. Erst hier sind wir gezwungen, entweder zu stagnieren oder unser inneres eigene Genie zu wecken, hier wird quasi das Portal von kraftvollen Entscheidungen und selbstermächtigender Eigenverantwortung geöffnet. Klar, einige Filme sind extrem überzogen – aber ein Film muss auch in zwei Stunden das unterbekommen, wozu du dein ganzes Leben Zeit hast. Also bitte, immer schön alles aus der letzten Sitzreihe betrachten!

FÜHRUNGSKOMPETENZEN

Da ich nicht aufhörte, ähnliche Schrittkombinationen wie in dem Film „Dirty Dancing" nachzutanzen oder eher nachzustolpern, meldete mich meine Mutter in einer Klassischen ADTV-„Standard und Latein"-Tanzschule an. Die damalige Trennung meiner Eltern, der gemeinsame Auszug mit meiner Mutter und die Einschulung waren alles große Veränderungen, mit denen ich mich sehr schwertat. Die Montagstanzeinheiten dagegen waren etwas, das mir Stabilität und auch Sicherheit bot, und das für die kommenden fünf Jahre. Zudem hatte ich eine ganz wundervolle Tanzlehrerin, Claudia – die es verstand, uns liebevoll zu fördern und im selben Maß genug Raum gab herauszufinden, wer wir sein wollten. Diese eine Stunde Tanz bedeutete mir die Welt, in der ich sein durfte, wie ich war.

Doch irgendwann reichte mir das Montagstanzen allein nicht mehr, ich wollte selbst kreieren.

Und so zwang ich Kinder im Kinderhort, „ähnliche" Tanzschritte und Kombinationen mir nachzumachen. Sie scheiterten sichtlich. Und obwohl ich keine Ahnung hatte, wie ich das ändern würde, war ich

AN ALLE TANZTRAINER, TANZPÄDAGOGEN UND SPORTTRAINER

Euer Job ist bedeutsam und so viel mehr als „nur" ein Freizeitangebot. Besonders wenn ihr mit Kindern zu tun habt, entsteht die Macht, ob ihr wollt oder nicht, ihnen Gefühle der Verbundenheit oder der Trennung zu vermitteln, ob sie eben „richtig" oder „falsch" sind. Als eine der ersten weiteren Bezugspersonen dieser Kinder sollte diese Macht weise eingesetzt werden. Eine Stunde Tanz oder Fußball kann Leben beeinflussen, wenn nicht sogar retten.

Tanzpädagogin und Leiterin der Kunstschule Böblingen Tanja Treffer, meine frühere Jazz-Tanzlehrerin, sagte mal zu mir: „Ich habe diese Kinder zwar nur eine Stunde in der Woche, doch in dieser einen Stunde gebe ich mein Bestes, damit sich jedes Kind gesehen, geliebt und gefördert fühlt. Das ist letztendlich das Einzige, was ich tun kann."

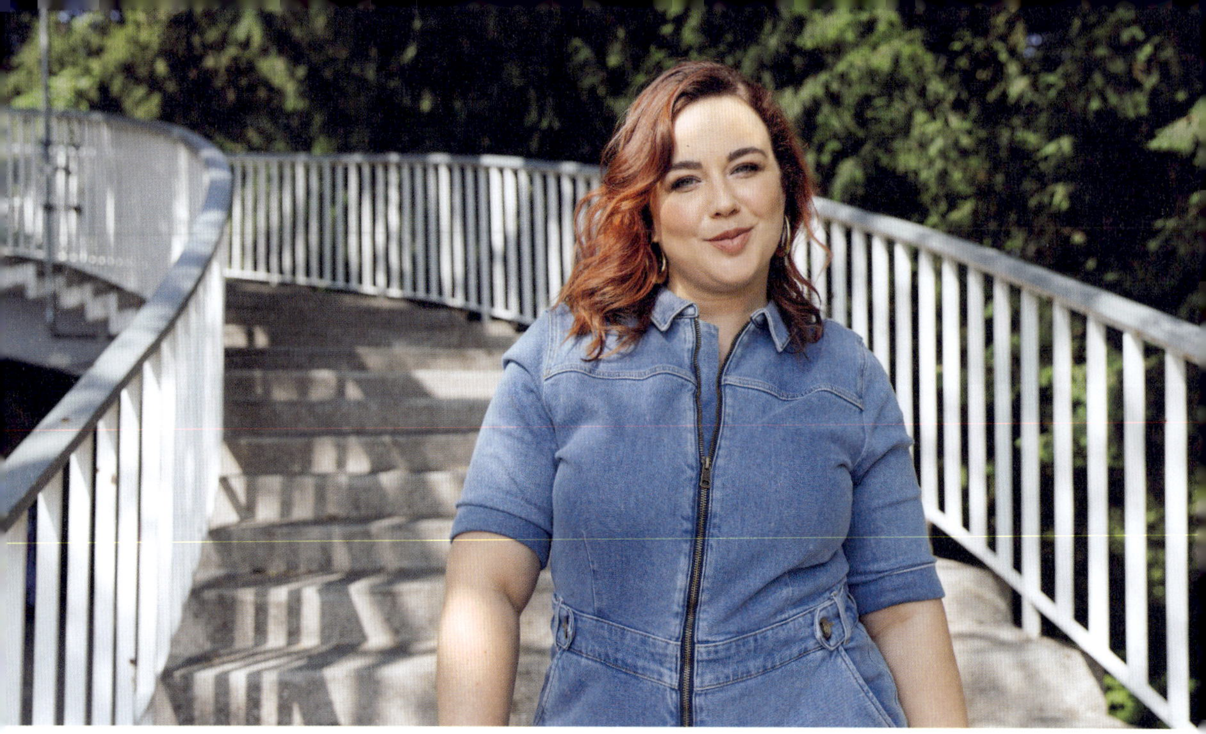

Kennst du dein Potenzial?

dennoch im absoluten Vertrauen, Bemerkenswertes entstehen zu lassen. Allerdings ergaben sich einige Komplikationen. Ich war nicht so sehr an dem gemeinsamen „orientierungslosen“ Spielen mit anderen interessiert, ich hatte Visionen und auch Pläne, diese umzusetzen. So erschuf ich Parcours im Hof, erstellte Malbücher oder kleine Tanzshows für die anderen Kinder. Zwar wollten letztendlich alle Kinder am Ende immer ein Teil meiner „Werke“ sein, aber selten hatten sie die Geduld oder das Durchhaltevermögen, auch Teil des Prozesses zu sein oder sich von mir rumkommandieren zu lassen, solche Amateure.

Doch ich wusste mir zu helfen und erstellte ziemlich siegreich Verträge, wirklich – bis mir meine Lieblingserzieherin erklärte, dass ich das nicht durfte und dass es im Leben für nichts eine Hundert-Prozent-Garantie geben würde, vor allem nicht dafür, wer mit einem bis zum Ende wirklich spielte.

Das tat weh und auch die Zurechtweisungen meiner Mutter, Lehrerinnen und Hort-Erzieherinnen: „Sandra, so will keiner mit dir spielen und du wirst keine Freunde haben.“ Ich fühlte mich missverstanden. Und obwohl ich ihnen im Nachhinein zustimmen muss, dass Rumkommandieren nicht unbedingt für Verbindung und Freundschaft sorgt, finde ich, dass sie mein Potenzial nicht erkannt haben. Mit bereits neun Jahren hatte ich den verdammten Mumm, meine eigene Muse zu sein! Und das gewisse Selbstvertrauen, Dinge entstehen zu lassen und Menschen zu führen. Fähigkeiten, wozu viele Menschen ein ganzes Leben benötigen, um diese überhaupt aufzubauen. Hier kam ich nicht weiter, also musste ich weiter.

MEIN SAFESPACE WURDE ZU MEINEM ERSTEN BUSINESS

Wir hatten bei uns im Dorf ein Jugendhaus, das freitagabends zu einer kleinen Mädchenwerkstatt wurde, in der wir bastelten und werkten. Ich erinnere mich noch an den Früchtetee und dass wir eine Menge gelacht haben, die ersten Gespräche über das doch gar nicht so doofe andere, männliche Geschlecht führte ich hier. Zudem war und ist es eine tolle Erfahrung, mit seinen eigenen Händen etwas entstehen zu lassen.

Ich weiß gar nicht mehr, wie alles genau begann, irgendjemand fragte, ob wir Musik hören könnten, und ich fing mal wieder an, mich zu bewegen. Daraufhin fragten die anderen, ob ich ihnen nicht zeigen könnte, wie frau diese Bewegung ausführte, und da ich bereits eine Tanz-AG in der Schule leitete und es mir an Selbstvertrauen eher weniger fehlte, fing ich an, ein paar Mädchen freitagabends ein paar Schritte zu zeigen.

Hätte das Jugendhaus damals gewusst, worauf es sich mit mir einlässt, hätten sie mir vielleicht ihre Räume gar nicht angeboten. Denn hier gab es zum ersten Mal eine Möglichkeit für mich, mein Potenzial zu leben und aus meinen ganzen Ideen eine unübersehbare Vision entstehen zu lassen, was mich zu noch mehr Tatkraft ermutigte. Ich würde diese Chance ergreifen, mit allem, was dazu nötig war, schwor ich mir. Darauf folgten acht unvergessliche Jahre, mit unvergesslichen Menschen, die alle mein Leben bereicherten. Ich kann es kaum in Worte fassen, wie unendlich dankbar ich für das Vertrauen dieser Menschen bin, es war mir eine Ehre, mit euch allen zu tanzen und so viel mehr. Und damit du ansatzweise ein Gespür dafür bekommst, was alles bei uns abging, versuche ich mal, das Wichtigste aufzuzählen: Ich baute mir den Freitag mit insgesamt sechs Kursen auf und war um 22 Uhr die Letzte, die das Jugendhaus abschloss. Relativ schnell kamen der Donnerstag und

Zuhören ist ein Geschenk, für andere, aber auch für dich.

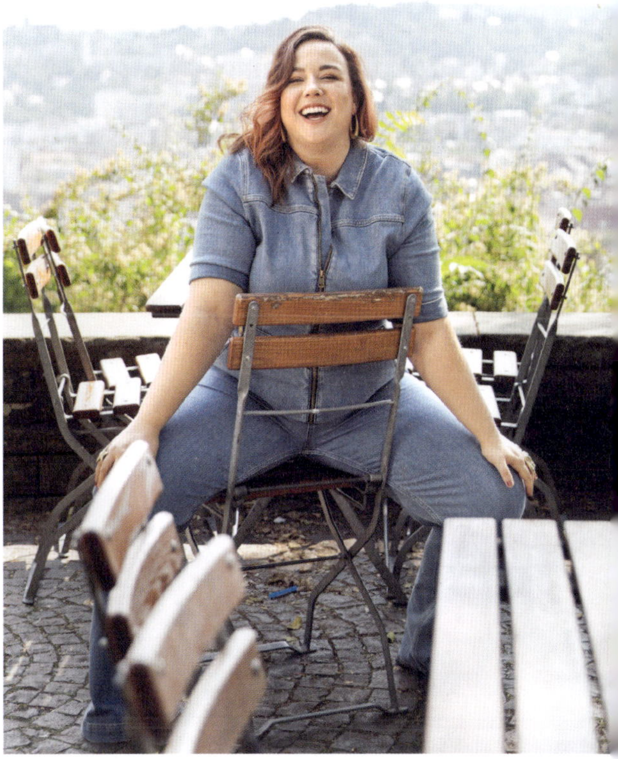

der Montag mit mehreren Kursen dazu. Was mit „Zeig mir mal ein paar Tanzschritte“ begonnen hatte, wurde zu einer außergewöhnlichen Tanzfamilie, einer Community und irgendwann zu meinem ersten Business, meiner Tanzschule „get Funky“. In unseren Höchstphasen hatten wir über hundert angemeldete Tänzer*innen – und das hatte alles ich aufgebaut, Flyer, Homepage ... für Buchführung blieb da kaum noch Energie über. Sonst hätte ich vielleicht früher bemerkt, dass 15 Euro Monatsbeitrag kaum zum Überleben reichten, wenn frau die Steuern, Raumnutzungsgebühren und Co. abzog, aber das ist ein anderes Thema.

Und dennoch müssen wir ganz dringend damit aufhören, jungen Menschen einzureden, sie müssten sich zwischen „wohlhabend“ oder „Freude“ entscheiden. Es kommt schließlich auch keine um die Ecke und fragt dich, was du eher bevorzugst, deine Beine oder deine Hände. Du darfst beides haben, „Entweder-oder“-Gedanken stammen immer aus Angst und Mangel.

Darüber hinaus gab es drei große Sommer-Dance-Camps, mehrere Meisterschaften-Gruppen und gewonnene Wettbewerbe, viele kleinere Aufführungen und Workshops, drei große Tanz-Musicals, und zusätzlich fing ich an, an weiteren Tanzschulen, Jugendhäusern und Vereinen zu unterrichten. Ich kreierte auch ein besonderes Tanzangebot für Grundschulkinder an Schulen. Durch Meditation, Tanz und gemeinsame Gruppenarbeit entstand meist ein außergewöhnlicher Zusammenhalt der Klasse und manchmal auch das ein oder andere weitere tolle Mini-Tanzmusical. Ja, und das meiste davon bereits vor meinem achtzehnten Lebensjahr und bevor ich die Ausbildung zur Tanzpädagogin begonnen hatte.

Eine Zusammenarbeit der letzten Jahre ist so besonders gewesen und hat mich beruflich wie privat intensiv bereichert, dass ich sie hier unbedingt erwähnen möchte: das „Tanztheater Anita Hanke“. Hier sind nicht nur Verbindungen und Freundschaften fürs Leben entstanden. Frau Hanke, die Leiterin des Tanztheaters, hat meinen Horizont auf künstlerischer Ebene sehr erweitert. Ich zweifle stark daran, dass ich mich sonst mit Künstler*innen wie Pina Bausch oder Choreograf Mr. Gaga, Ohad Naharin, auseinandergesetzt hätte. Doch was ich noch viel weniger missen möchte als meine künstlerische Erweiterung, ist Frau Anita Hanke selbst, ein tanzendes Unikat, mit der ich so einige lange Küchengespräche bis tief in die Nacht geführt habe. Sie machte mich auch darauf aufmerksam, dass ich eine Härte, an mir selbst, aber auch zu meinen Tanzschüler*innen, hatte, die auf lange Sicht wohl dafür sorgen würde, dass ich Menschen von mir abstoßen würde.

Puh, das saß, ich fing an, mir selbst tiefere Fragen zu stellen: Wieso waren mir harte Unterrichtsmethoden, Kontrolle und Macht so wichtig? Wobei ich doch wusste, dass Liebe völlig reicht. Doch wovon zu wenig für einen selbst über ist, meint frau vielleicht, weniger abgeben zu können. Da erahnte ich bereits die ersten Schattenseiten meines eigenen powergetriebenen Seins.

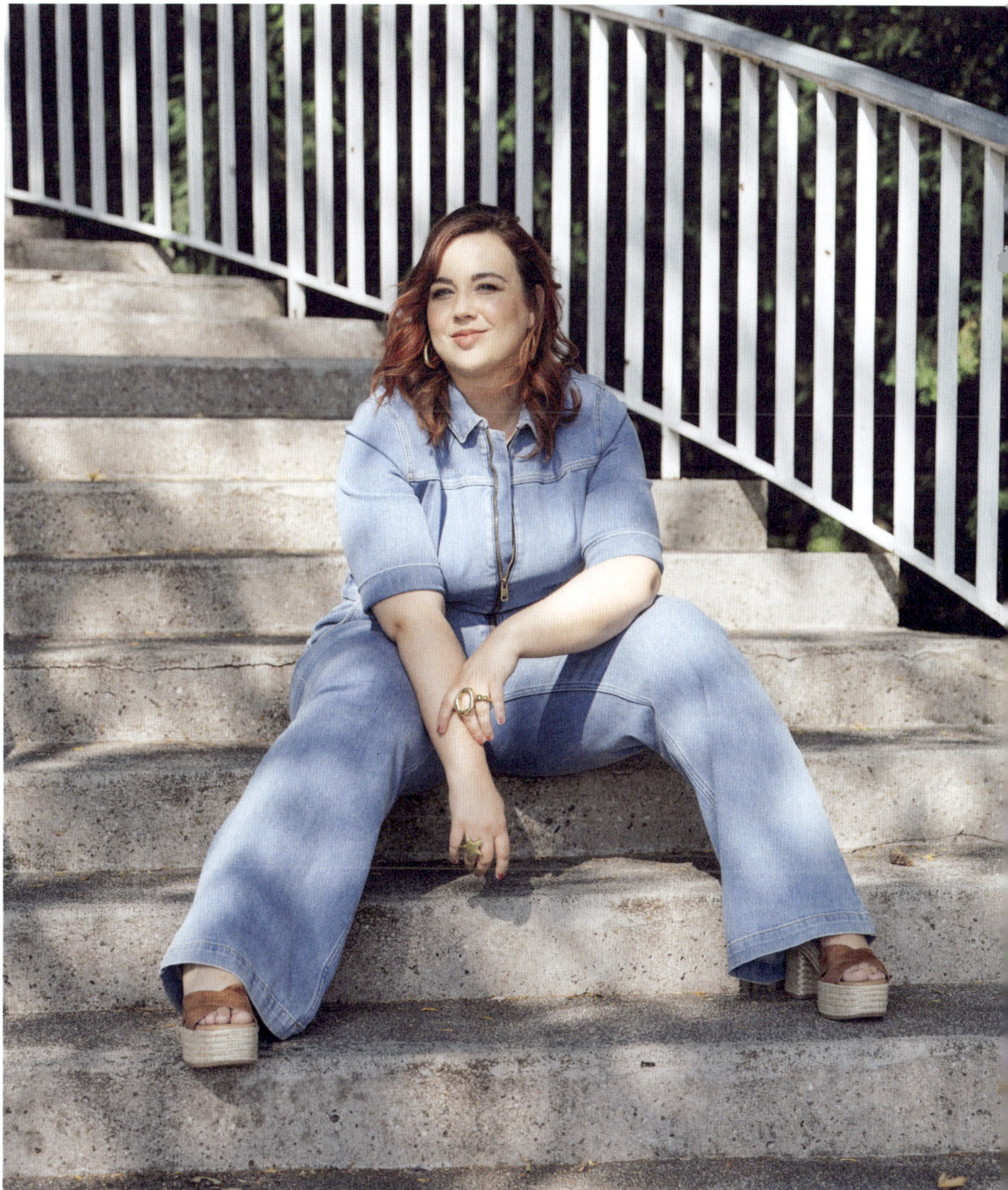

Das eigene Getriebensein und das ständige Funktionieren zu hinterfragen ist der erste Schritt zu mehr Leichtigkeit

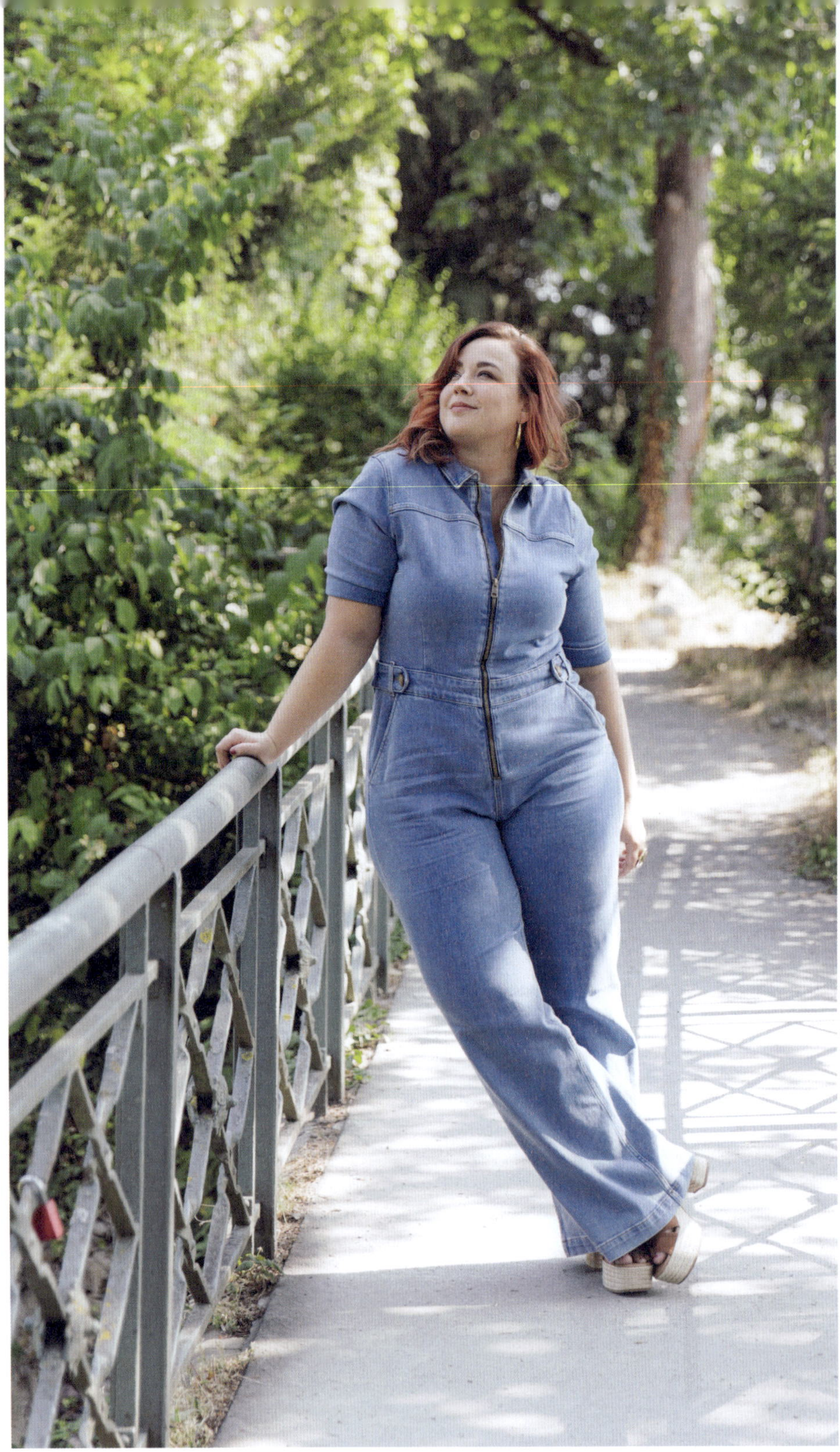

Als ich über den Tanzsaal hinausblickte: Bye, get Funky – Hi, Bauchfrauen

Mit 25 Jahren beschloss ich, nicht mehr Tanzpädagogin sein zu wollen. Ich hatte in den Jahren zuvor viele Höhen und Tiefen mit meiner eigenen Tanzschule erlebt, einige neue Tanzkonzepte ausprobiert und immer häufiger ernüchternd festgestellt, dass ich mehr wollte, doch so ganz genau konnte ich dieses „mehr" nicht deuten, geschweige denn greifen. Ich hatte noch keinen Zugang zum passenden Wording, keinen Schimmer davon, dass es Berufe wie Speakerin, Motivatorin und Mentorin gab, doch ich wusste, weil mir das Menschen ständig mitteilten, dass ich andere – durch die Freude an meinem eigenen Sein – inspirierte oder provozierte.

Immer häufiger stellten mir Menschen ähnliche Fragen, sie wollten wissen, wie ich es schaffe, „so" selbstbewusst und authentisch zu sein. Und auch hier nahm ich wieder eine gewisse Form der Freiheit wahr, und wie bei dem Tanzfilm „Dirty Dancing" die Gabe, sich dem Leben hemmungslos, echt und authentisch hinzugeben. Mir fiel auf, dass viele Menschen, vor allem Frauen, sich damit sehr schwertaten, sich selbstbestimmt und bewusst durchs Leben zu führen. Und ich traute mir zu, dies tatsächlich ändern zu können. Mir wurde immer schmerzlicher bewusst, dass ich dazu allerdings mehr Menschen erreichen musste als die bisherigen in meinem Tanzsaal.

PSYCHISCHE INSOLVENZ

Ich verdrängte die nicht greifbaren Gedanken und machte so lange weiter, bis ich nicht mehr weitermachen konnte. Ein unerwarteter Verdacht auf Blutkrebs riss mich wörtlich aus meinem Alltag, zwar musste ich nur eine Nacht auf die Ergebnisse warten, doch diese Nacht war fundamental für alles, was folgte. Das erste Mal in meinem Leben hatte ich Angst. Nicht davor zu sterben, sondern davor, nicht „richtig" gelebt zu haben.

Ich stellte mir diese drei Fragen:

1. Bist du die Person, die du sein willst?
2. Hast du Menschen um dich, die du magst und die dich unterstützen?
3. Lebst du das Leben, das du wirklich leben willst, was würdest du alles tun oder sein lassen, wenn du nur noch ein Jahr zu leben hättest?

Ja, die Nacht hatte es in sich, doch die Antworten noch viel eher. Frage eins konnte ich mit gutem Gewissen bejahen, ich mochte, dass ich auffiel und mir erlaubte, anders zu denken und auszusehen als die meisten Menschen, die ich kannte. Ich mochte meine eigenen Prozesse und war guter Dinge, das letztendlich alles immer wieder ein Neubeginn ist. Ich mochte, dass ich jeden Tag las, mich für Dinge leidenschaftlich begeistern konnte, mir erlaubte, mich stets zu erweitern und meine eigene Lebensverschönerin war.

SANDRAS SELFCARE-TIPP: DEIN VERGÄNGLICHKEITSRITUAL

Der Tod kann eine der intensivsten Inspirationen sein, Menschen die bereits Nahtoderfahrungen hatten oder schreckliche Krankheiten und andere Schicksalsschläge „überlebt" haben, leben danach kein Leben mehr, als hätten sie noch zehn weitere auf Reserve.

Um sich seiner eigenen Vergänglichkeit bewusst zu werden, bedarf es nicht unbedingt solch traumatischer Erfahrungen, diese kleinen Tipps können dir helfen, deine Lebenszeit weniger selbstverständlich zu nehmen und herauszufinden, was du wirklich willst:

1. Wie lauten deine drei Antworten auf meine drei Fragen in jener Nacht?
2. Wenn du mal wieder Schwierigkeiten hast, dich zu entscheiden, dann lade den Tod zu einer Tasse Tee ein. Wenn wir uns bewusst werden, dass unsere Lebenszeit begrenzt ist, bemerken wir relativ schnell, wofür wir nicht mehr bereit sind, unsere Zeit zu verschwenden. Falls dir das nicht weiterhilft, wirf eine Münze. Jede Seite symbolisiert eine mögliche Wahl oder Entscheidung. Es ist egal, welche Seite landen wird, du wirst schnell merken, ob dir das Ergebnis gefällt oder nicht.
3. Frage dich, was am Ende deines Lebens „sinnbildlich" auf deinem Grabstein stehen soll. Zum Beispiel: Sandra Wurster war immer pünktlich, bemüht ... oder: hat aus allem ihr Eigenes gemacht? Was soll auf deinem stehen? Oder stell dir vor, deine liebsten und engsten Menschen halten eine Grabrede auf deiner Beerdigung, was sollte in ihr vorkommen? Diese Gedankenexperimente sollen dir dienen, um nicht weiterhin ein Leben aus Angst zu führen. Denn am Ende deines Lebens wirst du nicht die Erfahrungen bereuen, die du gemacht hast, sondern all diejenigen, vor denen du dich gefürchtet hast.

Dazu mein Buchtipp: „Die fünf Dinge, die Sterbende am meisten bereuen" von Bonnie Ware.

Die zweite Frage fiel mir schon um einiges schwerer. Ich haderte seit Längerem schon mit alten Freundschaften und bemerkte immer häufiger, dass meine eigene Familie und Freunde mir zum Teil meine „Anders- oder Einzigartigkeit" absprachen, weil sie ihre eigene nicht erkennen konnten. Diese großen Energieräuber schlauchten.

Und dann kam die dritte Antwort, und die kam radikal und erbarmungslos. Ich sah sofort, hätte ich nicht mehr viel Lebenszeit vor mir, würde ich meine Tanzschule sofort schließen. Das traf mich, denn mir war damals noch nicht bewusst, wie sehr in mir bereits neue Träume schlummerten. Ich empfing durch die anschließende Meditation das erste Mal Bilder, wie ich vor anderen Menschen sprach, unter anderem über Bücher, die ich schrieb.

Am nächsten Tag waren die Ergebnisse da, erfreulicherweise negativ. Mein damaliger Freund, meine Familie und ich waren super erleichtert. Und dennoch gingen mir die Fragen und vielmehr die Antworten nicht mehr aus dem Kopf, vor allem die letzte. Denn was ich bereits verinnerlicht hatte, war, dass der morgige Tag nicht einfach ein weiterer meines Lebens war, sondern einer weniger. Was nicht bedeuten soll, dass wir jeden Tag so verbringen müssen, als wäre er unser letzter (was für ein extremer Druck), sondern dass wir eben keine Ausreden mehr haben, nicht „anzufangen", mit was auch immer!

Es dauerte noch einige Monate, bis ich den Entschluss wirklich traf, doch ich schloss tatsächlich „get Funky". Ich hatte unfassbare Angst, wirklich lebensbedrohliche Angst, ich hatte fast mein ganzes Leben lang gewusst, dass ich tanzen wollte, und hatte absolut keine Ahnung, wer ich sein würde, wenn ich nicht mehr tanzte. Das war eine kleine Identitätskrise, fühlte sich wie eine psychische Insolvenz an, aber zugleich auch eine Befreiung von all dem, was ich immer meinte, sein zu müssen. Und die Angst zu versäumen, wie dieses „alles" aussehen konnte, war glücklicherweise um einiges größer und zwang mich deshalb zu handeln. Ich erlaubte mir somit, mir selbst einzugestehen, aus einem Traum herausgewachsen zu sein. Mein, dein Leben bietet so viel mehr Platz als nur für einen Traum. Heute wünsche ich dir und mir sogar, dass du all die tollen und großartigen Leben lebst, die dir ein Leben bieten kann.

PLATZ MACHEN FÜR NEUES

Ich kreierte also freien Raum, Platz für Neues, und alles kam zu mir. Übrigens ist das etwas, das ich generell bei vielen beobachte, die den Wunsch nach Veränderung wahrnehmen, aber gar keinen Platz dafür haben oder schaffen wollen. Frage dich heute mal, hast du überhaupt Platz, damit das Leben auf dich zukommen kann? Hetzt du von einem Termin zum nächsten oder bekommst du Überraschungen und Wunder noch mit?

Der erste Buchverlag rief bald an und wir arbeiteten an meinem ersten Buch, meine erste Produktdesignerin war witzigerweise auch schon immer vor mir gewesen, nur hatte ich sie nie gesehen. Somit legten wir einfach los und produzierten unsere erste Statement-Kollektion – gaben

VERTRAUENSVORSCHUSS

Wann bist du das letzte Mal in den Vertrauensvorschuss gegangen und bist deinem Bauchgefühl, deiner Intuition gefolgt? Schwimmen konnten wir auch nur erlernen, indem wir mutig genug waren, ins Wasser zu steigen, bevor wir es konnten. Zieh Schwimmflügel an, beginne im Kinderbecken, in dem du stehen kannst, organisiere dir jemanden, der bereits schwimmen kann und es dir beibringen möchte – du entscheidest das Tempo, und es ist wirklich egal, wie deine Anfänge aussehen. Doch bleibe nicht am Beckenrand deines Lebens stecken.

daraufhin bald unsere erste Mini-Modeshow, im Biergarten nebenan. Die ersten „Love and Shake Your Belly"-Workshops (Selbstliebe-Workshops) fanden statt, und wir tourten sogar durch ganz Deutschland, bald wurden auch die Medien immer aufmerksamer auf uns, bis ich irgendwann mit meinem nackten Hintern neben Paula Lamberts nacktem Hintern in der TV-Show „No Body is perfect" stand und sechs Wochen auf Mykonos für Sat1 drehte. Jaaa, das war um einiges größer als mein damaliger Tanzsaal.

WO VIEL LICHT IST, IST AUCH VIEL SCHATTEN

Wie du sehen kannst, war Tanz nie „nur" ein Hobby für mich, sondern bedeutete mir lange die Welt. Und auch wenn ich heute tanze, bin ich immer noch das kleine Mädchen von damals, das tanzt, während ihr Vater auf seiner Gitarre das Lied „Yesterday" spielt, eben das kleine Mädchen, das im Kindergarten Shows kreierte. Das wäre nun die romantisierte Version, probieren wir es mal mit der Wahrheit. Rückblickend mit 32 Jahren stelle ich fest, dass ich durchs Tanzen zwar mir selbst einen sicheren Rückzugsort bot, gleichzeitig aber auch eine gefährliche Bühne kreierte. Eine „Bühne", die ich immer größer und größer werden ließ, damit meine Eltern, die vor allem mit sich selbst beschäftigt waren, mich endlich sahen. Mein inneres „Getriebensein" wie auch meine Motive stammen eben nicht nur aus meiner Kreativität und aus reiner Fülle, sondern auch aus der schmerzhaften Sehnsucht meiner Inneres-Kind-Anteile, die stets versuchten, die Aufmerksamkeit meiner Eltern zu erlangen. Doch ständig hervorragend sein zu müssen, um überhaupt Anerkennung zu erhalten, ist erschöpfend und macht unendlich müde. Kennst du das?

SANDRAS SELFCARE-TIPP: ARBEITE MIT DEINEM INNEREN KIND

Setze dich mit deiner Kindheit und den Schatten deiner Vergangenheit auseinander. Es ist nie zu spät, für mehr „inneren Frieden" zu sorgen. Und glaube mir, wir alle haben Schattenthemen. Indem wir allerdings nicht nur von ihnen wissen, sondern sie uns auch „erlauben", definieren sie nicht mehr unser ganzes Leben. Denn die „Gespenster", die wir verstecken, werden immer größer.

Keiner von uns kommt hier lebend raus, warum sollten wir uns dann gegenseitig noch etwas vormachen? Unter uns allen befinden sich „Gespensterversteckerinnen", „Geschichtenerzählerinnen", und wir alle kennen auch bodenlosen Schmerz und Gefühle der Ungerechtigkeit, die manchmal in uns eine Trotzenergie wie bei einem Kleinkind freisetzt. Meistens sitzt genau hier dein „ungeheiltes" inneres Kind. Das innere Kind ist eine bestimmte Betrachtungsweise innerer Erlebniswelten aus der Psychotherapie. Ein sehr empfehlenswertes Buch ist: „Das Kind in dir muss Heimat finden" von Stefanie Stahl.

Ob wir wollen oder nicht, wir sind uns viel ähnlicher, als wir meinen. Und dennoch werten und verurteilen wir uns gegenseitig – meistens ab, dabei fehlen uns in 99 Prozent der Fälle alle wichtigen Informationen, um uns wirklich über die gegebene Situation oder die Personen ein ganzheitliches Bild erlauben zu können. Vor einiger Zeit habe ich die spannende Frage aufgeschnappt: Was wäre, wenn wir Menschen nicht in „schlecht" oder „unfähig/unbegabt" kategorisieren würden, sondern in „blockiert"? Das gefiel mir sehr gut, weil niemand auf den ersten Blick wissen und sehen kann, was für eine Blockierung jemand hat und wie schwer sie auf ihm lastet.

Wichtig ist mir noch zu sagen, dass das Verlangen nach der elterlichen Anerkennung absolut nichts ist, für das sich frau schämen müsste. Sich damit tiefer auseinanderzusetzen, ist ein großes Geschenk an sich selbst, um nicht am Ende seines Lebens feststellen zu müssen, dass man „die ganze Zeit geangelt hat, obwohl man gar nicht auf Fisch aus war" (Zitat

Auf der nächsten Seite geht es weiter ⟶

von Henry David Thoreau). Allerdings erleben die meisten genau diese Tragödie. Was tun?

Fang an, mit deinem „inneren Kind" zu arbeiten, und erlaube dir, deine Emotionen freier zu fühlen und zu leben, das befreit. Zu begreifen, dass Schmerz für uns alle unvermeidbar ist, doch Leiden eine Wahl ist, kann für Veränderungen in dir und in deinem Leben sorgen. Raus aus dem Widerstand, rein in die Annahme. Bevor es leichter werden kann, darf es erst echter werden.

Ich tanze heute immer noch, doch nicht mehr mit Vollspeed durch mein Leben, sondern eher mit meinem Leben. Und statt immer mehr, weiter und besser tanzen zu wollen, tanze ich nun endlich auf mich selbst zu. Sonst stecke ich weiterhin in dem kleinen Mädchen fest, das, obwohl ihr bereits ganz übel ist, nicht aufhören kann sich zu drehen, weil sie Angst hat, dann erkennen zu müssen, dass ihr eigener Vater seiner Gitarre mehr Aufmerksamkeit widmet als ihr.

Aufgrund meines eigenen kleinen Tanzlaufs wurde mir bewusst, dass wir auch die „Dinge", die wir auf dem ersten Blick meinen zu lieben und gern tun, noch intensiver hinterfragen dürfen, also unsere Motive wahrhaftig erforschen sollten. Tun wir Dinge, weil wir echte Freude daran haben oder weil wir Schmerz vermeiden oder ihm ausweichen wollen? Denn Dinge, die uns Freude bereiten, durch die wir uns gut oder „besser" fühlen, sogar einen gewissen Rang/Status erhalten, sind nicht zu unterschätzen, sie beinhalten viel Kompensationspotenzial. Auch wenn uns das oftmals gar nicht wirklich bewusst ist, verbirgt sich hinter unseren Handlungen immer eine Absicht.

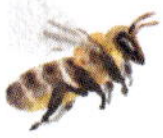

Fleißige Bienen haben keine Zeit für ihre Traurigkeit.

Ich fühlte mich zum Beispiel wichtig und machtvoll nicht nur während des Unterrichtens, sondern aufgrund der Tatsache, dass ich überhaupt unterrichtete. Andere besuchten meine Kurse und zahlten Geld, um etwas von mir zu lernen, sich von mir etwas sagen oder zeigen zu lassen. Das fühlte sich nicht nur klasse an, sondern ich war auch davon überzeugt, dass ein erfolgreiches Leben genauso auszusehen hatte. Weshalb mir nicht einmal in den Sinn kam, mich damit genauer zu beschäftigen, warum ich mich außerhalb des Tanzsaals eher unwichtig oder einsam fühlte. Stattdessen sorgte ich dafür, stets beschäftigt zu sein, und somit auch für ständige Bestätigung. Zudem befriedigte

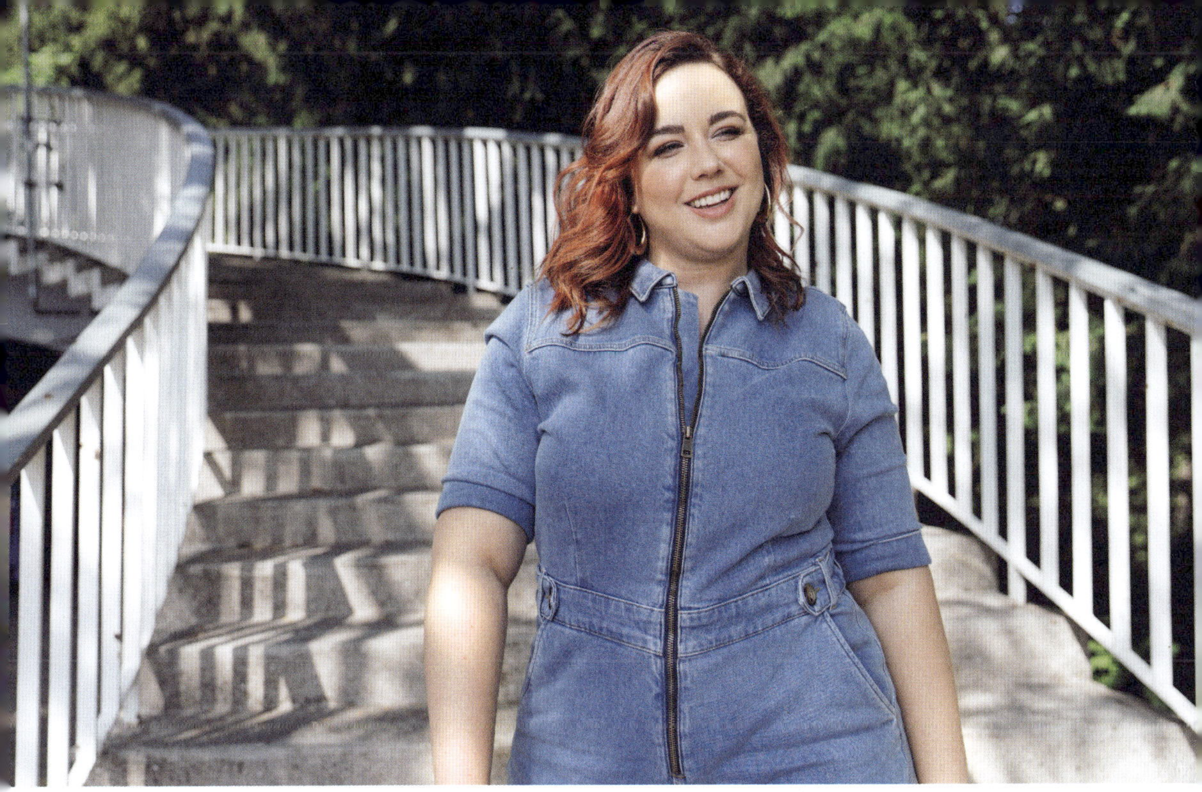

Ein fleißiges Bienchen hat keine Zeit, um traurig zu sein ...

es mich früher zutiefst, viele Tanzgruppen und Shows gleichzeitig zu managen, selbstverständlich noch ein soziales Projekt (oder mehrere) nebenbei zu schaukeln und abends in absoluter Erschöpfung Kostüme fertig zu machen. Schließlich war ja das, was ich tat, in meiner Welt **unendlich** wichtig.

Ich lebte diesen Beruf und mein damaliges Sein, als würde davon tatsächlich mein Leben abhängen. Wie ungesund das ist, muss ich bestimmt nicht erwähnen. Stress wurde immer mehr zu meinem absoluten Statussymbol. Wenn Menschen mich fragten, woher ich meine Power nahm oder wie ich das alles immer bloß schaffte, war das der Beweis für mich, dass ich außergewöhnlich stark war. Wenn Zeitungen, Radio oder das Fernsehen über mich als „Powerfrau" berichteten, war das eine Genugtuung.

Tja, ein fleißiges Bienchen hat keine Zeit, traurig zu sein. Doch auch der leckerste Honig „schmeckt" sich ab, wird zur selbstverständlichen Gewohnheit. Deshalb mussten immer mehr und größere Projekte in kürzeren Abständen her. Eine ziemlich lange Zeit konnte ich so an meiner Einsamkeit vorbeitänzeln. Heute weiß ich, dass die innere Rastlosigkeit in mir Überreste waren meiner eigenen, unaufgearbeiteten Traumata.

Übrigens glaube ich heute nicht mehr an das Konzept der Anstrengung, ich bin sogar davon überzeugt, dass es kein Glück bringt. Der Wille reicht, wir alle dürfen mutigere Anfängerinnen, von allem, werden. Sich wahrhaftig auf etwas einzulas-

sen und zu experimentieren reicht völlig. Sonst werden wir nur zu Dienerinnen unserer eigenen Ziele. Wir dürfen auf dem Weg zu unserem „Ziel“ die Reise selbst nicht verpassen, die wunderbaren Momente, die man versäumt, wenn frau nicht wirklich im Moment ist.
Ich glaube an Hingabe und konstruktive Gewohnheiten, für die es tatsächlich zu Beginn etwas Geduld bedarf, und daran, dass der Wunsch, sich stets wohlfühlen zu wollen, Wachstum eher hindert. Besonders dann, wenn ich mich Neuem stellen muss. Die meisten Menschen sind zu verschwenderisch mit ihrer kostbaren Zeit, es wird nicht nach einer Verabredung gefragt (die frau sich so sehr wünscht), da frau ihr „Wunschgewicht“ noch nicht hat. Ebenso verweigert frau sich selbst das tolle rote Kleid, da frau meint, noch nicht selbstsicher genug für diesen starken Look zu sein. Oder frau traut sich nicht an die großen Projekte in der Arbeit, weil das Englisch vielleicht in den letzten Jahren etwas gelitten hat, fragt nicht nach der Gehaltserhöhung oder der Beförderung, traut sich nicht, allein zu Reisen – weil frau sich eben nicht bereit dafür fühlt.
„Bereit fühlen ist eine Illusion.“ Vielleicht kommt die Bereitschaft, die du aktuell noch vermisst, auch erst mit den neuen Erfahrungen, die du dir allerdings erstmal erlauben musst. Hab ruhig mal ein bisschen mehr Vertrauen, dass du in der Lage bist, auch während des Prozesses zu wachsen. Gilt natürlich nicht unbedingt für Operationen am offenen Herzen oder anderen ähnlich „gefährlichen Prozeduren“, doch für so ziemlich alles andere schon! Eines der größten Geschenke an uns selbst ist es, wenn wir erkennen – unabhängig davon, ob wir etwas verändern wollen oder nicht –, dass unser Sein jetzt schon toll ist und somit auch in der Lage, Schönes und Großes zu meistern. You can do big things!
Wir müssen die Vorstellung loslassen, dass nur „besondere Menschen“ ein Recht darauf haben, ein außergewöhnliches Leben zu führen. Sorge für starke Warums, und die Wies werden klappen. Und natürlich gibt es immer unterschiedliche Energiephasen. Auch in meinem Leben ist Anstrengung noch nicht völlig eliminiert, doch ich treffe immer bewusster die Wahl. Ich bin der absoluten Überzeugung, dass Entfaltung auch in Liebe geschehen kann. Mein Unternehmen, meine Projekte – also eigentlich so ziemlich alles, was ich tue, profitiert mehr davon, wenn es mir gut geht und ich in einer „I Can Do Big Things“-Energie bin. Auch wenn ich mich noch nicht zu hundert Prozent bereit dazu fühle, kann ich mich Hundertprozent hingeben. Ich löse mich also immer mehr von der begrenzten Einstellung, dass Erfolg gleichgestellt ist mit jemandem, der immer viel arbeitet, stets übertüchtig ist und sich zu Tode anstrengt. Diese veraltete Sichtweise stellt Arbeiterroboter her, keine nicht austauschbaren Originale. Lerne den Unterschied zwischen beschäftigt und in tatsächlicher Produktivität sein kennen, das ändert vieles. Wir sind meist darauf konditioniert und auch konzentriert, ständig etwas zu erledigen, Dinge abzuarbeiten, niemanden zu enttäu-

DIE POWERFRAU

Ist ein Begriff, den besonders Frauen untereinander wählen, um sich gegenseitig zu ermächtigen. Obwohl es an sich gut gemeint ist, impliziert das noch lange nicht, dass es auch gut gemacht ist. Schließlich gibt es die Bezeichnung Powermann nicht, höchstwahrscheinlich weil gesellschaftlich betrachtet der Mann generell als kraftvoll und stark angesehen wird. Rabenvater übrigens auch nicht, das mag daran liegen, dass gemäß herkömmlicher Geschlechterrolle von Müttern stärker erwartet wird, sich um ihr Kind bzw. ihre Kinder zu kümmern, als von Vätern. Wenn wir also einige Frauen bewusst als Powerfrauen bezeichnen, hat das dann nicht zur Folge, dass wir Frauen im Allgemeinen als weniger taff, mutig und stark wie Männer ansehen? Und genau deshalb ist es wichtig, Sprache und Begriffe zu reflektieren, auch wenn es anstrengend und komplex wirkt. Wir schulden es etwas so Mächtigem, das unsere Welt mit formt. Und nebenbei entlarven wir immer häufiger fehlende Gleichberechtigung.

schen, sodass wir dabei in Kauf nehmen, nichts zu erleben, also nichts Bleibendes. Wir rennen ständig der Zeit und dem Geld hinterher und lassen somit keinen Platz für neue Ideen und Perspektiven, Zeit zur Reflexion – ob der aktuelle Weg, den wir gehen, wirklich ein guter und der einzige ist. Erlaube dir, nicht einfach etwas hinzunehmen und zu tun, weil es alle tun.

MEHR ALS EINE ANTWORT

Auch wenn ich rückblickend erkenne, dass mein Getriebensein auch aus (m)einem Schmerz rührte – den ich mir zwar damals noch nicht erlaubte –, würde ich nichts anders machen. Schließlich hat er mir sehr gut gedient, mir mein Überleben gesichert (später mehr dazu) und mir geholfen, viele unerreichbare Absichten zu verwirklichen.

Ich meine, wir waren jung, haben so wild getanzt, dass wir manchmal drei Tage danach kaum laufen konnten, und dachten, wir würden in Milliarden einzelne Schweißperlen explodieren. Das gehört unter anderem zu der schönsten Zeit meines Lebens, hast du schon mal etwas Ähnliches gefühlt?

Selten treibt uns nur ein Bewegungsgrund an, und das ist vollkommen okay. Ich wollte schon immer, auch heute noch, meine Zeit nicht nur für Geld austauschen, sondern in ihr so eintauchen können, dass ich Raum und Zeit um mich völlig vergesse. Meine Kreativität, meine Gefühle, mein ganzes Sein ausdrücken

kann und Räume der Verbindung und Verletzbarkeit kreiere. Das ist mir gelungen. Und ich wüsste auch nicht, warum ich mich irgendwann mit weniger zufrieden geben sollte.
Weigere dich, Dinge aus Verpflichtung zu tun, sondern tue sie, weil du Freude daran hast. Motive des „Durchhaltens" und „Durchziehens" werden dadurch automatisch weniger. Hingabe bekommt dadurch immer mehr Fläche in deinem Leben. Natürlich darf man alles im Verhältnis sehen, jedes Extrem ist auf lange Dauer ungesund. Finde einen Lebensrhythmus, der mit deinen Bedürfnissen harmoniert und der genug Zeit überlässt für das ein oder andere Schläfchen und vor allem Tänzchen. Heute geht es in meinem Leben nicht mehr ums Überleben, sondern um: „Wie will ich wirklich leben?", auch für mich ist das eine noch fremde Energie, der ich mich allzu gern widme.

BULLSHIT-TOLERANZ

Du bist schnell Feuer und Flamme für eine Sache und aufgrund dessen oftmals auch

Weißt du, was du wirklich willst, und wie du es willst?

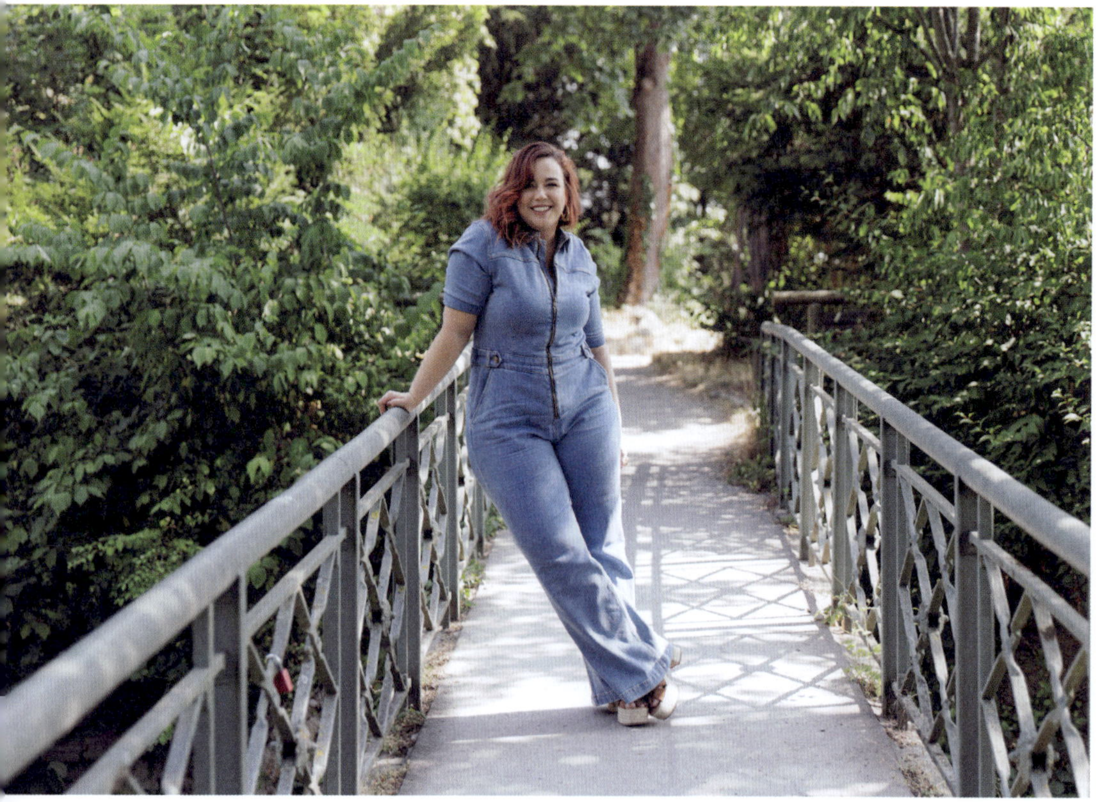

völlig ausgebrannt? Das kann unterschiedliche Gründe haben, unter anderem beobachte ich oft, dass die wenigsten Menschen ihren Energiehaushalt kennen und effizient und respektvoll damit umgehen, mich eingeschlossen. Ein geringer Selbstwert erlaubt uns zusätzlich oft nicht, gesunde Grenzen zu setzen, „falsche“ Definitionen von Freude und Liebe sorgen für noch mehr Übel. Ich habe in frühen Jahren eine hohe „Bullshit-Toleranz“, wie Bianca Kübler immer sagt, entwickelt, die mir bestimmt auch eine lange Zeit mein Überleben sicherte. Doch wegen der auch die Annahme in mir entstand, dass etwas – wie zum Beispiel der eigene Beruf oder jemanden zu lieben – einer Aufopferung gleichen müsste. Das überromantisierende und dramatische Bild von Liebe im Allgemeinen, für die es ständig zu kämpfen gilt, hilft dabei nur bedingt. Der Text von Bernhard von Clairvaux berührte mich tief, als ich ihn das erste Mal las. Er hatte die enorme Kraft, mich aus meinem Irrtum zu befreien. Kurz darauf hörte ich auf, so viel zu unterrichten.

Dir selbst zu erlauben oder es (wieder) zu lernen, dir selbst wichtig sein zu dürfen, ist die einzige Option, um nicht kostbare Lebenszeit zu verschwenden. Ansonsten wirst du erfolglos im Außen stets suchen, was du nur in dir selbst finden kannst. Vermeide deinen Schmerz nicht, lerne ihn kennen und lebe deine Verletzbarkeit. Unbequemen Momenten ständig auszuweichen, wird dich letztendlich daran hindern, dein echtes, pures, authentisches, lebendiges Leben zu führen. Schließlich kann keiner von uns mit angezogener Handbremse lange fahren, ohne dem eigenen Motor zu schaden – und erst recht nicht damit in den nächsten Gang schalten.

Die Schale der Liebe

Wenn du vernünftig bist,
erweise dich als Schale und
nicht als Kanal,
der fast gleichzeitig empfängt
und weitergibt,
während jene wartet, bis sie
gefüllt ist.
Auf diese Weise gibt sie das,
was bei ihr überfließt, ohne
eigenen Schaden weiter.
Lerne auch du, nur aus der Fülle
auszugießen, und habe nicht
den Wunsch, freigiebiger zu sein
als Gott.
Die Schale ahmt die Quelle
nach. Erst wenn sie mit Wasser
gesättigt ist, strömt sie zum
Fluss, wird sie zur See.
Du tue das Gleiche! Zuerst
anfüllen und dann ausgießen.
Die gütige und kluge Liebe ist
gewohnt überzuströmen, nicht
auszuströmen.
Ich möchte nicht reich werden,
wenn du dabei leer wirst.
Wenn du nämlich mit dir selbst
schlecht umgehst, wem bist du
dann gut?
Wenn du kannst, hilf mir aus
deiner Fülle, wenn nicht, schone
dich.

BERNHARD VON CLAIRVAUX

TANZ DEINE EIGENE GESCHICHTE

Tanz kann ein Ritual, eine darstellende Kunstform, eine Berufstätigkeit, eine Sportart, eine Therapieform, eine Form sozialer Interaktion sein, wird vor allem festlich, kann aber auch religiös eingesetzt werden oder zum eigenen Zeit- und Lustvertreib. Tanz ist und kann so vieles für uns sein und er ist auch überall, es gibt kaum Kulturen, Länder oder Gemeinschaften, in denen nicht getanzt wird. Tanzen hat die Fähigkeit zu verbinden, angefangen bei einem selbst, den Körper, Geist und die Seele in mehr Harmonie zu bringen, bis hin, Menschengruppen und Nationen zu vereinen. Die Wurzeln des Tanzes reichen tief in unsere Vergangenheit.

Schwer vorstellbar, dass es eine Zeit gab, in der Höhlenmalerei Menschen diente, um Nachrichten auszutauschen, quasi wie wir heute WhatsApp nutzen, nur in viel anstrengender. Die erste indische Höhlenmalerei entstand zwischen 5000 und 2000 vor Christus, und man fand nicht nur Zeichnungen von großen und starken Tieren – die damals wie Götter verehrt wurden –, sondern auch Skizzen von tanzenden Figuren, Körpern. Wusstest du, dass der Mensch bereits tanzte, bevor er sprechen konnte? In der frühen Antike entstanden aus religiösen Tänzen weitere Tänze, wie der dramatische Tanz, der lyrische Tanz und Tänze zur Heilung. Der Tanz diente nicht mehr nur zu Kommunikationszwecken unter den Stämmen oder, um Göttinnen anzubeten, sondern um seine Gefühle zu zeigen und um sich mit der Gemeinschaft zu verbinden.

Das Mittelalter ist für die Tanzkunstgeschichte ein eher dunkles Kapitel, unter anderem, weil die katholische Kirche nächtliches Tanzen untersagte. Du kannst dir sicherlich vorstellen, warum. Und dennoch entstanden damals die ersten Volks- und Festtänze wie auch Tanzmeisterinnen. Der Tanz wurde damals hauptsächlich verwendet, um seinen Rang und Status sichtbar zu machen.

Im 18. Jahrhundert entstand das Ballett und aus ihm heraus der Ausdruckstanz und später andere Formen wie der Jazzdance und Modern Dance. Im 20. Jahrhundert überschlugen sich die unterschiedlichen Tanzentfaltungen förmlich. Unter anderem erlangten Paartänze wie Standard und Latein immer mehr Beliebtheit, doch auch der Breakdance, der vor allem von New Yorker Ghettogangs und Cliquen genutzt wurde, um sich gegenseitig „tänzerisch zu bekämpfen", nicht mehr zu töten, bekam immer mehr Aufmerksamkeit. Michael Jackson und weitere Stars verhalfen dem Breakdance zu einer Popularität über die Straße hinaus. Daraus entstanden Mengen an unterschiedlichen Urban-Tänzen, der Hip-Hop wurde zu einer großen eigenen Subkultur.

Auch die Fitnessszene bediente sich immer häufiger Tanzelementen, so gab es in den frühen Achtzigern kaum ein Fitnessstudio, das nicht Aerobic und Step-Aerobic anbot. Die bekannteste Form, Zumba, hat sich erfolgreich durchgesetzt. Die sehr einladenden Rhythmen machen vielen Menschen Spaß, ähnlich wie Dancehall, Salsa oder Afro Dance, die zurzeit sehr beliebt sind.

Einen wichtigen Kunst- und Kulturerbeaspekt habe ich mir bewusst bis zum Ende aufgehoben: Aus der Sklaverei entstanden viele Lieder und Tänze, durch die damals die Menschen ihre Kultur und ihren Glauben in der neuen Heimat weiterleben ließen. Trotz brutalem Schmerz und Ungerechtigkeit floss aus dieser Zeit immens viel Inspiration und ein künstlerisches Vermögen, das wir nur ansatzweise versuchen können zu erahnen – Blues und Jazz.

Also, wie du bemerkst, ist Hingabe immer noch bedeutend für mich. Besonders nachdem ich verstanden habe, dass ich nur einer einzigen Sache wirklich Hingabe schulde, das bin und bleibe letztendlich immer ich selbst. Vom hemmungslosen Tanzen hin zum hemmungslosen Leben voller Hingabe. Mittlerweile bin ich meine eigene Bühne und auf dieser darf alles sein, was eben zu meinem Leben dazugehört: Schmerz, Annahme, Hingabe, grundlose Freude, Lernen, Verzweiflung, Ekstase, Frustration, Spaß, Lust und verdammt viel Liebe.

All diese Erinnerungen und Erkenntnisse prägen heute meinen Stil zu „unterrichten" oder durch das Medium Tanz noch sicherere Räume der Verbindung zu kreieren. Ich lasse alles einfließen, denn nichts ist für mich reiner Zufall. Auch du bist ein wichtiger Teil des Prozesses, meines weiteren Weges. Danke, dass du Teil des Ganzen bist, das ist unfassbar groß, mal sehen, wohin uns dieser Tanz bringen wird.

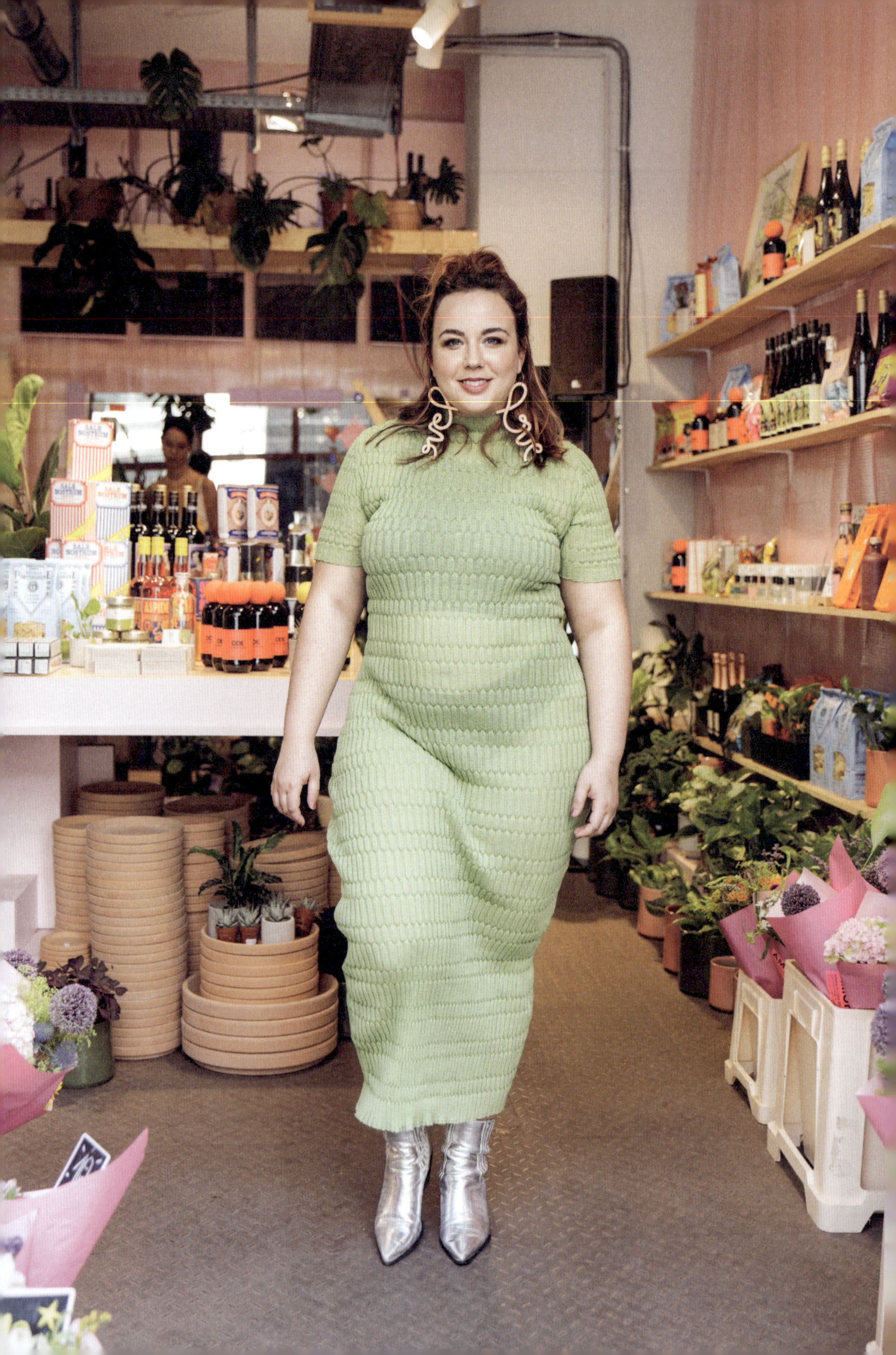
SALE NOSTRUM

KAPITEL 2

WAS KANN DER TANZ FÜR DICH TUN?

Vor was wir uns wirklich fürchten sollten, ist nicht das Chaos in uns, die unbequemen Gefühle oder andere Probleme, sondern zu versäumen, sich zu spüren. Gerade der Tanz kann eine magische Brücke zwischen unserem Körper und unseren Gefühlen sein. Dabei ist es völlig egal, ob du selbst meinst, tanzen zu können oder eben nicht. Tanz als Heilungstool bewusst einzusetzen, hilft, den eigenen Ausreden weniger zu glauben.

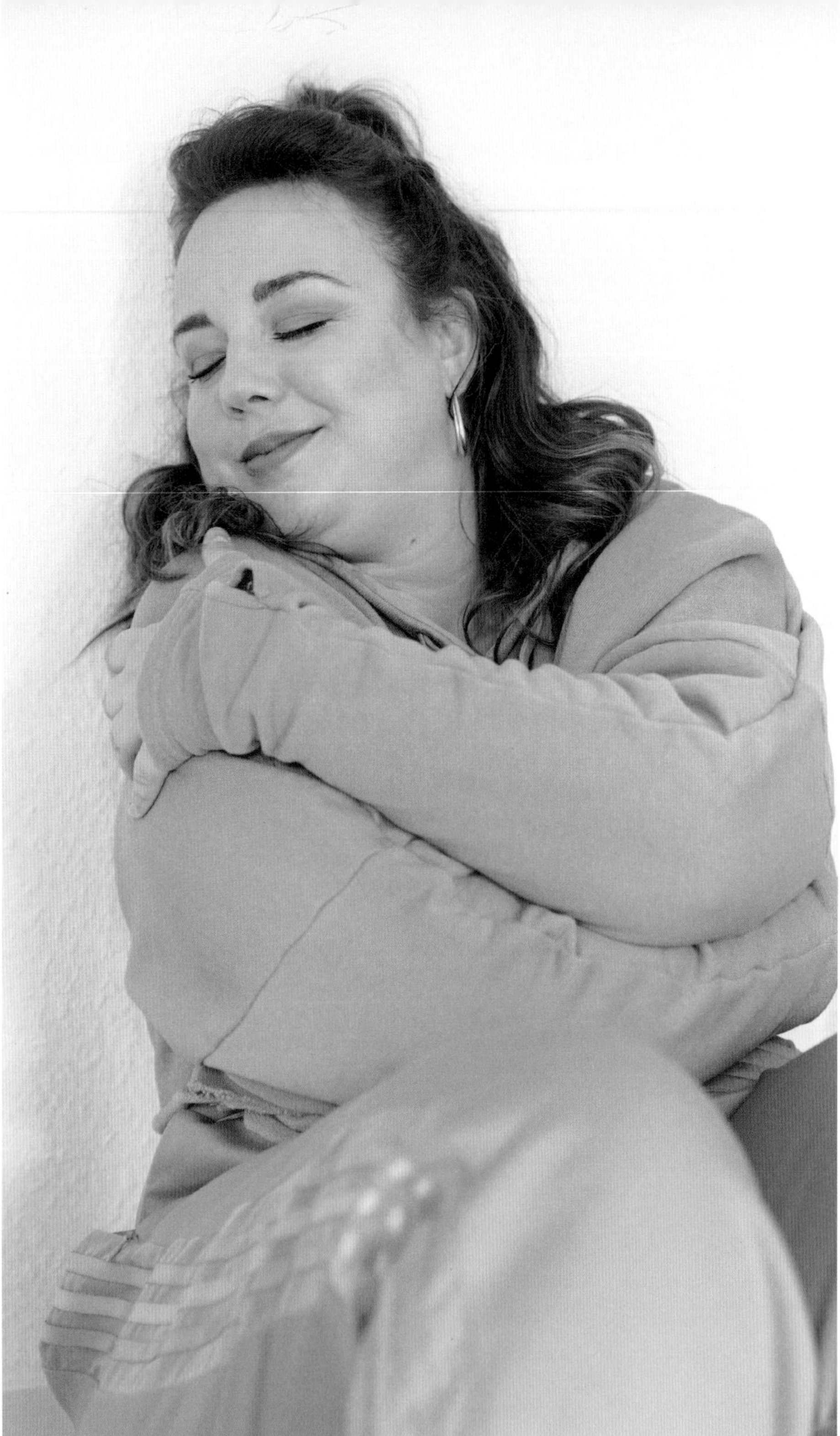

Die Brücke zwischen Körper und Gefühlen

2014 machten meine Mutter und ich in Tunesien Urlaub. Nach einem dreiwöchigen Dance-Camp, das ich zuvor geleitet hatte, hatte ich es auch bitter nötig. Ich war so erschöpft, dass ich überall einschlief, wirklich überall, am Strand, am Pool und sogar auf den Brüsten meiner Mutter, während wir mit dem kleinen Shuttlezug zum Wochenmarkt fuhren. Während ich dringend meine Batterien aufzuladen hatte, wollte meine Mutter vor allem eins: Spaß. So überredete sie mich eines Abends, in der Hoteldisco mit ihr zu tanzen. Also tanzten wir, und gerade als ich von der Tanzfläche gehen wollte, kam eine ältere Frau, schätzungsweise Ü65, auf die Tanzfläche und lächelte mir warmherzig zu. Sie fing an sich zu bewegen und genoss die Musik sichtlich. Dabei leuchtete wirklich keiner ihrer Tanzmoves, aber sie durch jeden einzelnen. Es machte Spaß, ihr zuzusehen, dabei waren ihre Bewegungen völlig willkürlich und auch nicht sonderlich „beeindruckend". Doch genau diese „Imperfektion" erinnerte mich daran, auf was es letztendlich ankommt, weshalb wir die Dinge tun, die wir tun.
„Gut" zu tanzen oder generell in irgendetwas gut zu sein, eine bestimmte Fähigkeit zu besitzen, ist vielleicht nicht mehr als eine Schmeichelei unseres Egos. Letztendlich kommt es auf die Freude und den Seelenfrieden an, die dir ein Moment, eine Handlung oder ein Mensch schenken kann. Diese wohltuende und essenzielle Erinnerung kam genau zum richtigen Zeitpunkt. Denn immer noch eine weitere coole und bessere Choreografie oder Tanzshow auf die Beine stellen zu müssen kann dafür sorgen, dass einem abhandenkommt, warum man überhaupt „damit" begonnen hat. Also, falls du meinst, nicht die begabteste Tänzerin zu sein, wen interessiert's?! Mache es wie die Frau, mache es aus Freude.
Zurück nach Tunesien, auf die Tanzfläche. Die ältere Frau hatte Freude, die ich spüren konnte, während ich ihr zusah, ja ich würde sogar sagen, ihre Freude sorgte für Freude in mir. Unser Alter, unsere unterschiedlichen Herkunftsorte, unser Aussehen, wie auch, dass wir nicht dieselbe Sprache teilten, spielte in diesem Moment keine Rolle. Um gemeinsam zu tanzen, muss frau nur das Herz öffnen.

SCHLUSS MIT AUSREDEN

„Ich kann nicht tanzen" ist ab heute eine Ausrede, die nicht mehr zieht, weil es völlig egal ist, was du kannst oder nicht, sondern wichtig ist, was der Tanz für dich kann! Schließlich darfst du dich davon lösen, dass es wichtig ist, wie frau aussieht, vor allem während sie sich bewegt. Was würde denn passieren, wenn wir uns einer viel wichtigeren Frage hingeben würden, nämlich der, wie „es" sich anfühlt?

SANDRAS SELFCARE-TIPP: MEHR „DARUMS“ UND „GRUNDLOSE FREUDE“

Frage Kinder doch mal, während sie gerade am Spielen sind, Bauklötze bauen, Basteln, den Ball kicken oder tanzen, warum sie dies tun. In den meisten Fällen wirst du die wunderbare Antwort: „Darum" erhalten. In „Darums" verbirgt sich die Botschaft, sich dem jetzigen Moment wahrhaftig hinzugeben – meist ohne Ziel oder bestimmte Absicht, außer „nur" im Jetzt sich mit der Freude zu verbinden. Sich „grundlos" freuen zu können macht uns zu wahren Königinnen des Genusses. „Darum" ist vielleicht alles, was wir haben. Die meisten Menschen können nicht verstehen, dass sich zu freuen bereits des Freuens wegen lohnt.

Wann hast du das letzte Mal etwas getan, „nur" weil es dir Spaß gemacht hat, so ganz ohne „Leistungsabsicht" oder Ziel? Probiere es aus, nimm dir noch diese Woche vor, etwas ganz Neues zu beginnen oder mit etwas wieder zu starten, das früher dein Herz zum Tanzen brachte – und verliebe dich ganz nebenbei in den Prozess.

Wer stets einen Anlass, einen weiteren Grund, als das Leben durch sich selbst zu erfahren braucht, baut manchmal unabsichtlich Altäre um bestimmte Dinge auf. Dabei kann die Enttäuschung ziemlich groß sein, wenn nach dem größeren Auto, der nächsten Beförderung oder dem Hauskauf das erhoffte Glücksgefühl nicht lange bleibt oder erst gar nicht eintritt.

Das Konsumverhalten einiger Menschen gleicht der ständigen Jagd nach dem kurzen Glück, dem kurzen „Glücks"-Gefühl, nach dem frau sich etwas Schönes gekauft hat – enormes Suchtpotenzial. Vielleicht gehören die Löcher in unserem Herzen nicht gestopft, besonders nicht mit „kurzem Glück". Kannst du sie – die Löcher – sein lassen, kannst du wirklich sein?

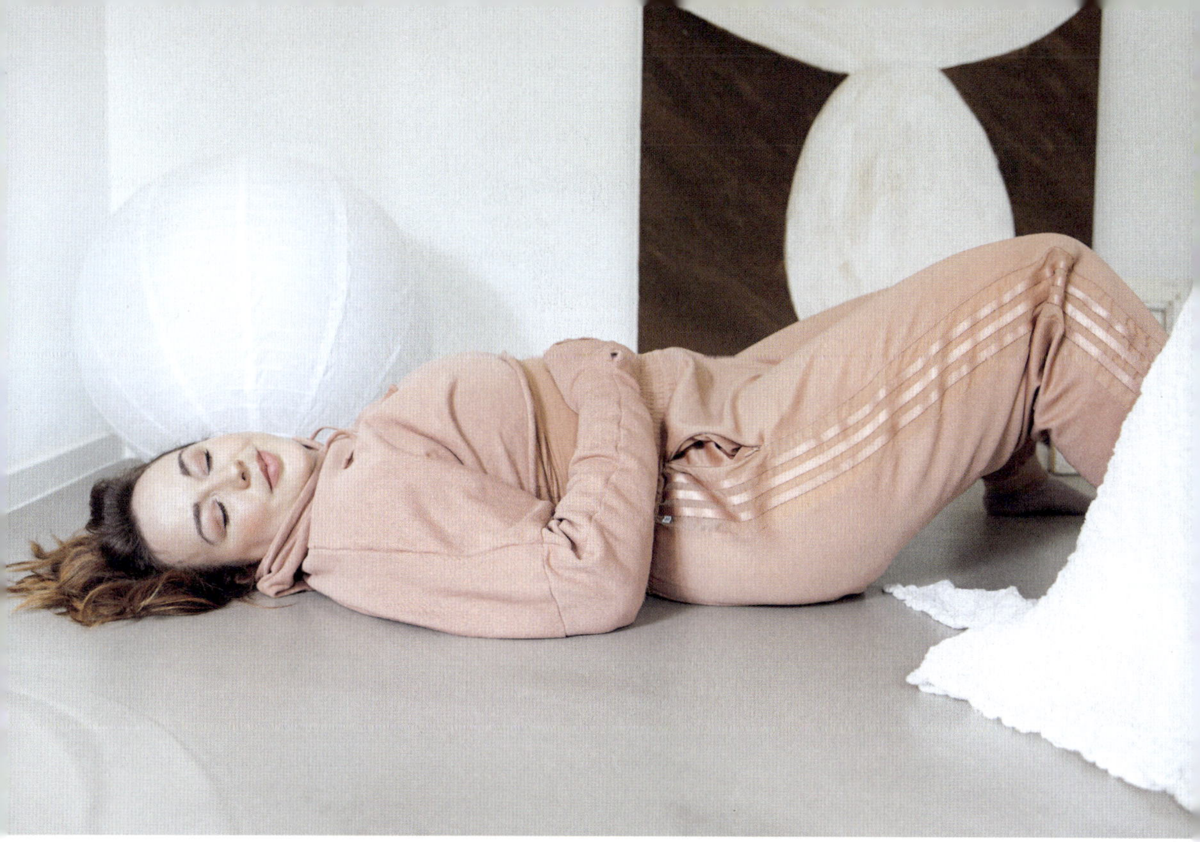

Verbinde dich mit deinem Körper und erforsche deine Gefühle.

Es ist erschreckend, für wie viele Frauen „sich selbst spüren" und die eigenen Gefühle zu erforschen völlig fremd ist. Sich stets mit seiner äußeren Hülle zu beschäftigen wird das nicht verändern. Wer „nur" die Fassade verkleidet, wird nicht bemerken, wie instabil und einsturzgefährdet das Grundgerüst ist.

Auf geht's, leg gleich jetzt los. Leg das Buch zur Seite (ein Moment noch) und mach deinen Lieblingssong an. Verbinde dich mit deinem Körper bedeutet: Lenke deinen Fokus auf deine Atmung. Wenn du magst, lege deine Hände gern dazu auf dein Herz oder auf deinen Bauch, um deine Atmung zu spüren. Und dann darfst du zur Musik ganz sanft wippen und schaukeln, vielleicht tust du das auch bereits. Alles darf, nichts muss. Um deinen Fokus noch mehr auf dein inneres Befinden zu lenken, darfst du auch gern die Augen schließen. Du wirst bemerken, wie das helfen kann, die laute Welt um dich herum für einen Moment auszublenden.

Na, wo befindest du dich jetzt? Bei dir? Genau da, wo du hingehörst, wie auch im jetzigen Moment. Tanze auf dich selbst zu und öffne dein Herz. Komme in die Verbindung mit deinem Sein. Falls es sich zunächst ungewohnt anfühlt und vielleicht auch nicht so „geklappt" hat, wie du wolltest, keine Meisterin ist auf die Tanzfläche gefallen. Probiere es gern nochmals aus, vielleicht mit einem anderen Lied, einem etwas schnelleren oder langsameren Takt oder mit dieser Anleitung.

1. TANZFLOW – LASS DICH DARAUF EIN: KOPF AUS, GEFÜHLE AN

Eignet sich super, um dich nach langen Bürotagen, Grübeleien und sonstigen Erledigungsmarathons wieder mit dir und deinem Körper in Einklang zu bringen, dich zu zentrieren und um zu spüren. Du darfst diese Reihenfolge befolgen, kannst aber wie immer gern deine eigene daraus machen (auch ohne Musik, wenn du gerade die Ruhe einfach mehr brauchst). Falls dir etwas zu viel werden sollte, konzentriere dich ausschließlich auf deine Beine oder deine Arme und fühle hinein. Wenn sich etwas nicht gut für dich anfühlen sollte, zwinge dich nicht durch, sondern mache eine kurze Pause oder beginne mit der nächsten Schrittübung.

1. Wenn du magst, kannst du ein Lied passend zu deiner Stimmung wählen. Das kann ein ganz wildes und aufregendes Lied sein oder auch ein sehr sanftes. Du allein bestimmst, was läuft und wie laut es läuft.

2. Und dann fühle hinein, nach was dir ist. Die meisten Bewegungen kannst du im Sitzen, Stehen oder sogar im Liegen auf deiner Couch oder deinem Bett ausführen. Wie gesagt, es gibt nun keinen Platz mehr für Ausreden. Es gibt kaum einen Ort, den du nicht zum Tanzen verwenden kannst, sei es deine Küche, dein Garten, dein Schlafzimmer oder dein Büro.

3. Schließe deine Augen, lege deine Hände auf dein Herz oder deinen Bauch und komme in diesem Moment an, nimm deine Atmung wahr und atme ein- bis dreimal tief ein und wieder aus. Mit geschlossenen oder geöffneten Augen beginnst du, kleine Bewegungen auszuführen. Vielleicht leitet dich

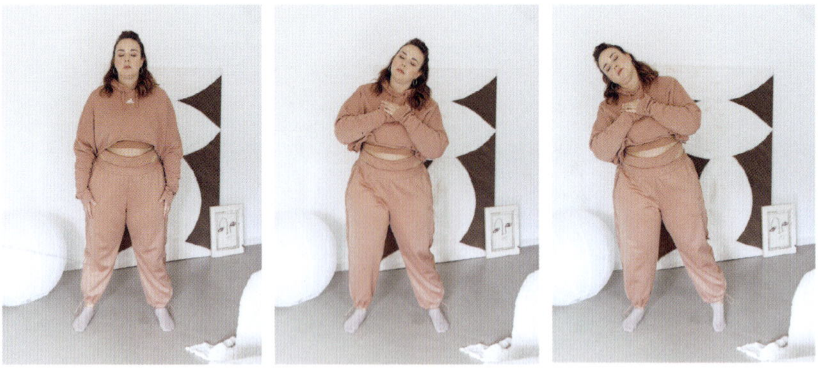

dein Körper ganz intuitiv zur Musik. Falls nicht, versuche, kreisende Bewegungen von oben (Kopf beginnend) nach unten zu erzeugen. Du könntest mit dem Kopf, der Schulter und den Armen beginnen, dann die Kreise wei ter über den Bauch, das Becken und deine Füße ziehen lassen. Kreisende Bewegungen sorgen für fließende und geschmeidige Bewegungen.

4. Anschließend darfst du deine Hände verwenden, um dich dabei zu berühren, vielleicht fühlen sich kleine Streicheinheiten oder dich irgendwo an deinem Körper festhalten zu dürfen gut an. Probiere es aus und berühre dich.

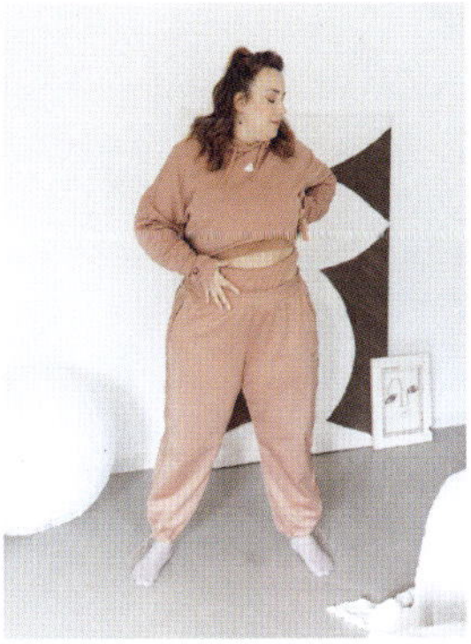
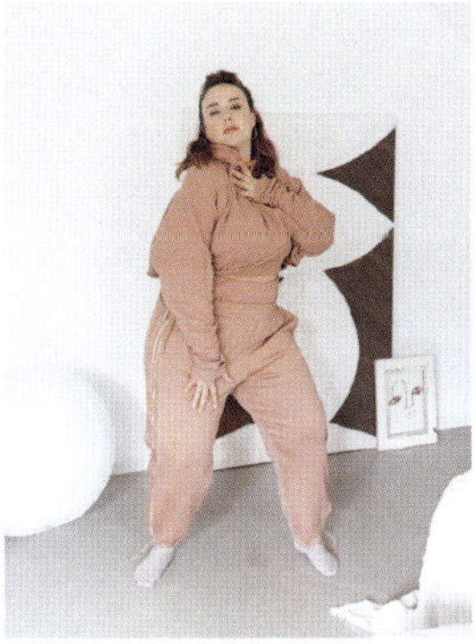

5. Während du dich weiterhin kreisend und fließend bewegst, darfst du deinen Körper leicht und sanft „wach"-klopfen, hier kannst du von oben nach unten beginnen oder umgekehrt von unten nach oben. Stelle dir vor, wie du deine Müdigkeit, den Stress des Tages (oder einer Situation) wörtlich von dir abklopfst.

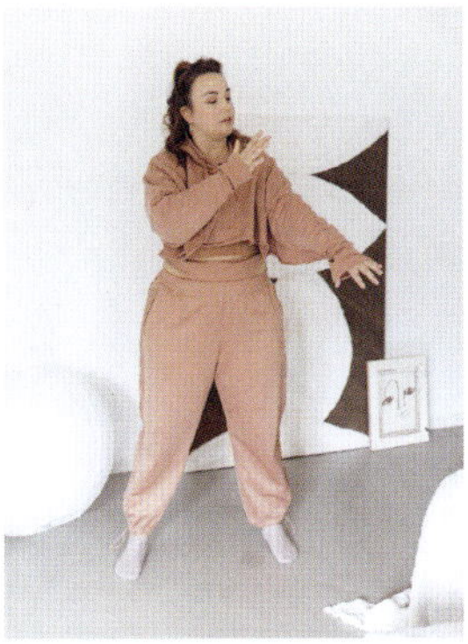
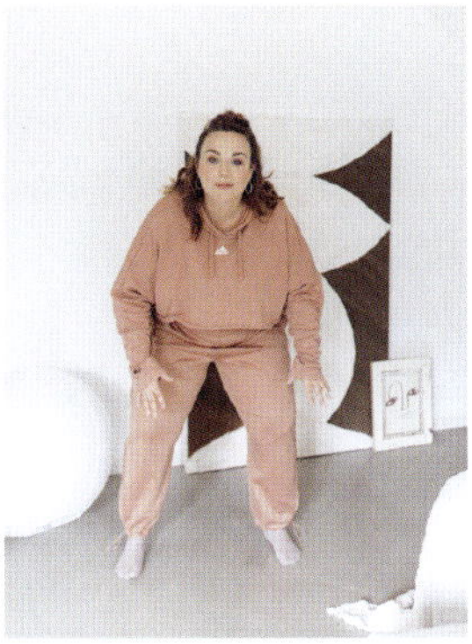

6. Wie fühlt sich das für dich an? Viele kleine Vibrationen durch deinen Körper wahrzunehmen, war das wohltuend, gleich einer Massage, oder eher unangenehm für dich? Nun darfst du alles von dir abschütteln, was keinen Platz mehr in dir und auf dir hat. Arme, Beine, Brüste, Bauch, Finger, den Po und auch das ganze Gesicht.

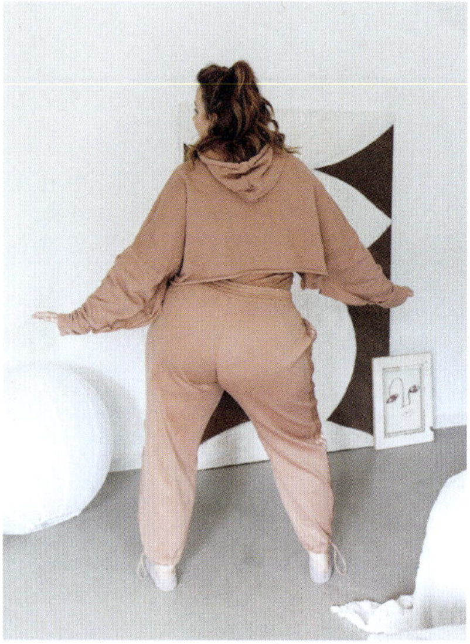

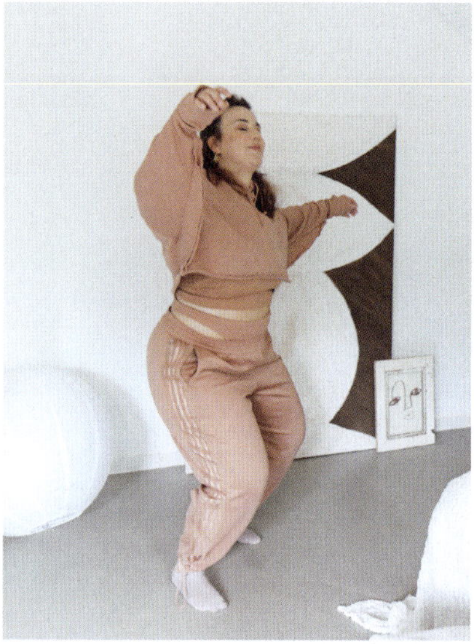

7. Hört sich vielleicht etwas merkwürdig an, doch an Tieren können wir das ständig beobachten. Sie räkeln und strecken sich nicht nur nach längeren statischen Phasen, sondern schütteln sich regelmäßig. Bei Fellwesen kann sich ja mal der ein oder andere Käfer verlaufen, dennoch sorgen Zittern und Schüttelmomente dafür, dass wir uns auch auf feinstofflicher Ebene befreiter und leichter fühlen. Schütteln ist eine natürliche Reaktion deines Körpers, um sich nach einem Schreck oder Schock zu erholen. Diese Reaktion können wir mehr für uns nutzen, um unseren Körper wieder bewusster wahrzunehmen. Probiere es aus.

8. Gern darfst du das Abschütteln noch erweitern und kleine Sprünge auf der Stelle tätigen, damit dein ganzer Körper gleichzeitig geschüttelt wird.

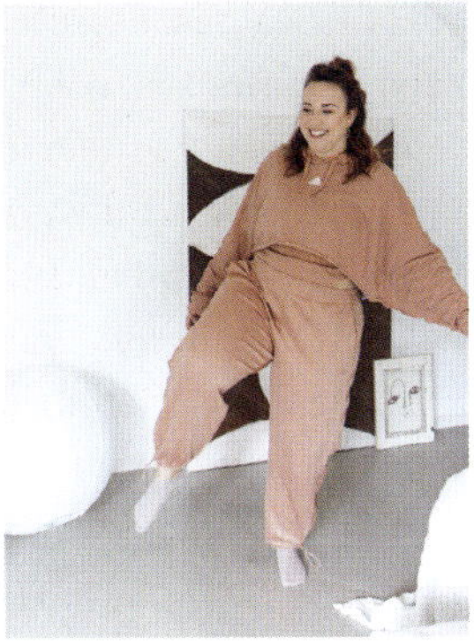

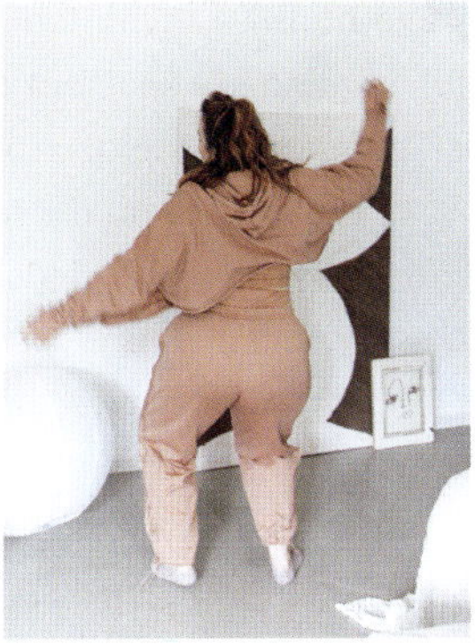

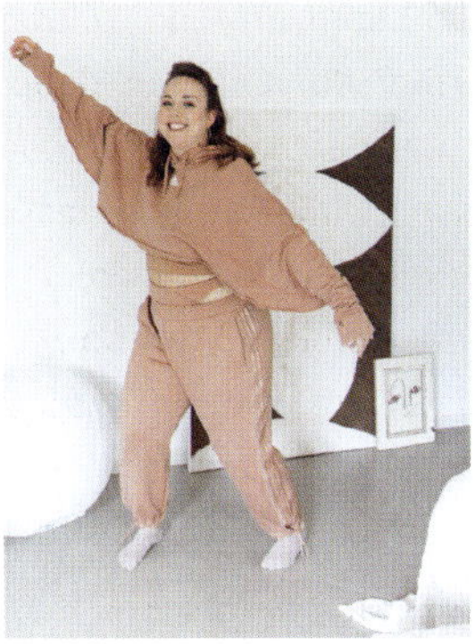

9. Und dann werde nach zwei bis drei Minuten wieder langsamer, ruhiger und kehre zu deinem Ausgangspunkt zurück. Fragen, die du dir jetzt stellen kannst, sind (gern nach allen Tanzflows): Wie hat sich der Flow für dich angefühlt, wie fühlst du dich jetzt? Konntest du eine innere Bewegung wahrnehmen? Wie würdest du das Gefühl in deinem Körper jetzt beschreiben?

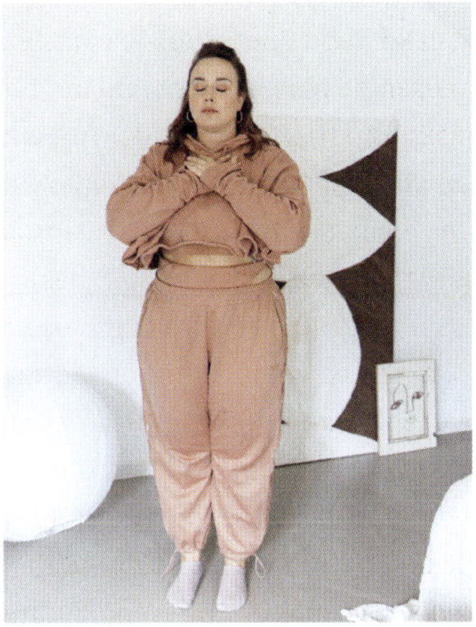

Wichtig: Wir wollen den Körper durch diesen kleinen Tanzflow erden, nicht dissoziieren. Unser Motto ist dabei: in sich ankommen, sich spüren und entspannen, keine Eskalation. Verliere also nicht den Kontakt zu dir, erlaube dir eine wohltuende Geschwindigkeit und fang an. Manchmal kann es uns schwerfallen, durch die Fotoreihe die einzelnen Schrittabläufe hintereinander „richtig" zu deuten. Schau dir den Tanzflow deshalb gern im exklusiven Shake-You-Mitgliederbereich an, ich habe es für dich aufgenommen: **https://bauchfrauen.com/pages/shake-you.**

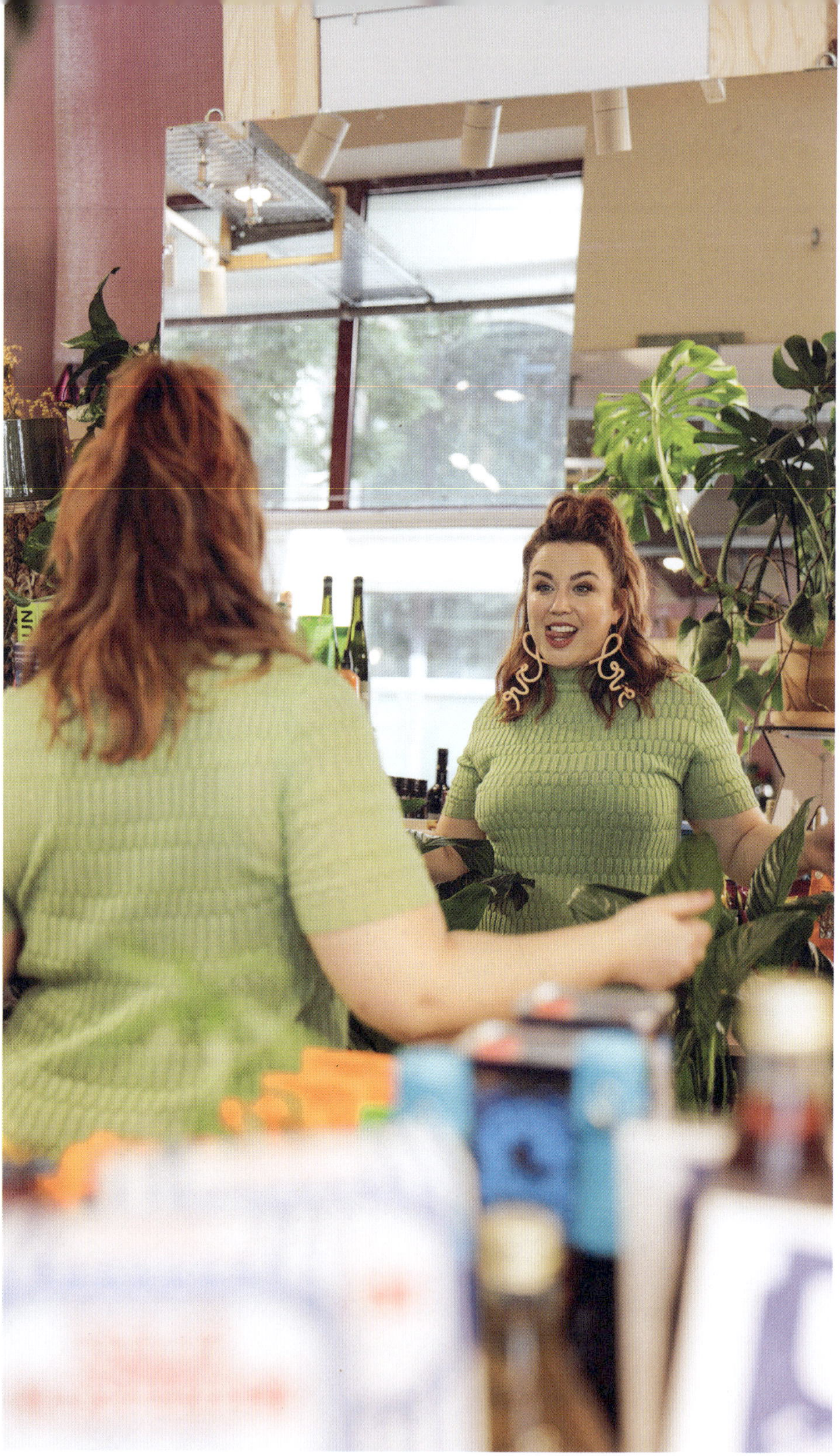

Wir sprechen alle „Tanz“

Tanzen dient dazu, uns auszudrücken, zu kommunizieren und uns zu verbinden, ohne dabei sprechen zu müssen, wie in meinem Tunesienurlaub. Der Körper übernimmt, drückt Gefühle aus und lässt Stimmungen und Geschichten entstehen. Doch bevor wir uns damit tiefer auseinandersetzen, lass uns unsere tägliche Kommunikationswahl, das Sprechen an sich, eingehender betrachten. Besonders interessant hierbei ist die Sprache, die wir uns selbst gegenüber wählen. Vielleicht erkennst du dadurch auch, dass Tanz einiges „erweitern und ergänzen“ kann, wo unser Vokabular oft endet.

Ist dir bewusst, dass dein brillanter Kopf, dein faszinierender Körper alles hören kann, was du über dich denkst und sagst? „Schlimmer“ noch, dein Körper ist der perfekte Diener. Deshalb werfe ich die Behauptung in den Raum, dass er deine ständigen, für dich oftmals unsichtbaren „Befehle“ stets nur bestmöglich ausführt. Von welchen „Befehlen“ ich hier spreche? Jedes Zuflüstern oder selbst Anbrüllen und Runtermachen bestimmt dein Wohlbefinden mehr mit, als du meinst. Sprache und Worte sind mächtig. Und wie oft verurteilst und bestrafst du dich innerlich für ein und denselben Fehler? Den eigenen Monolog liebevoller zu gestalten sollte deshalb nicht auf später verschoben werden. Vor allem, weil wir nicht, wie wir meinen, unsere Zukunft kreieren, sondern eher festsitzende Gewohnheiten. Und diese hartnäckigen Gewohnheiten

UNSICHTBARE BEFEHLE

- „Ach ich habe einfach nichts passendes im Kleiderschrank, in dem ich mich wohlfühle.“
  Befehl: nicht wohlfühlen.
- „Die anderen sind sowieso besser als ich und wirklich bereit fühle ich mich auch nicht.“
  Befehl: nicht bereit sein.
- „Wie ich wieder aussehe, ich bin so dumm, so hässlich, mich wird niemand lieben.“
  Befehl: verdiene keine Liebe.

gestalten langfristig wiederum unsere Zukunft. Deshalb lass es zu einer deiner wichtigsten Gewohnheiten werden, deinen eigenen Monolog, deine Befehle bewusst für dich statt unbewusst gegen dich zu verwenden. Wir befinden uns sowieso ständig im internen Dialog, dann können wir doch gleich so mit uns reden, als wären wir die wichtigste und mächtigste Person in unserem Leben. Eine Person, die Besonderes entstehen lassen kann, manchmal auch besonderen Mist! Und ob wir wollen oder nicht, die Sprache, die Worte, die wir wählen, tragen dazu eine Menge bei.

Mit uns selbst so reden und umgehen wie mit unserer besten Freundin.

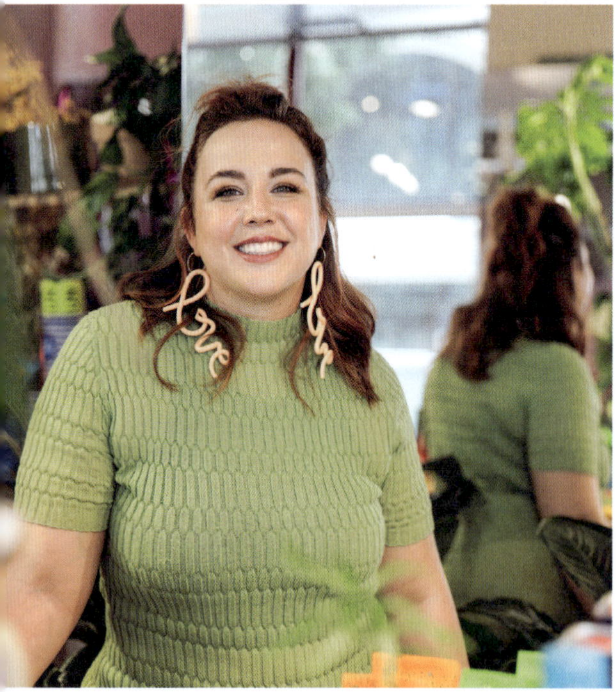

DIE WICHTIGKEIT DES INTERNEN DIALOGS

Tatsächlich ist unsere Kommunikation so viel mehr als die Worte, die aus uns herauspurzeln. Es ist sogar erwiesen, dass der Inhalt des Gesagten relativ unwichtig im Vergleich zu unserer Körpersprache und der Art und Weise, wie wir Informationen vermitteln, ist. Das kennst du bestimmt auch. Deiner besten Freundin, deiner Mutter oder deinem/r Partner*in merkst du sofort an, wenn ihnen eine Laus über die Leber gelaufen ist, ohne dass sie ein Wort zu dir sagen müssen. Also reden wir auch, obwohl wir nicht reden?

Genau, die Menschen teilen sich auf nonverbale Weise mit, ob sie wollen oder nicht. Ja, du dir auch selbst gegenüber. Was du denkst, hört und nimmt dein Körper wahr. Wenn du dein Spiegelbild kaum erträgst, nur im Dunkeln nackt sein kannst und dich nach der Dusche lieblos mit dem Handtuch schnell abrubbelst. Wann hast du dich das letzte Mal genüsslich eingecremt, dich sanft berührt oder deinem Körper Lobgesänge gewidmet? Leider ist es gängig, den eigenen Körper nicht zu schätzen, grob zu ihm zu sein, ihn als funktionierende Selbstverständlichkeit anzusehen. Unser eigenes Fleisch betrachten wir kaum noch als Wunder – irgendwie verständlich, dass wir uns lieber in unseren Köpfen verstecken wollen. Und dennoch weißt du jetzt, was du nach der Dusche tun kannst: dich liebevoll und sanft abtrocknen. Schluss mit Metzgerinnen-Vibes, sorge für körperliche und seelische zärtliche Berührungen, in Worten und Handlungen.

Falls es dir an Inspiration fehlen sollte, kann ich dir das Buch „Die 5 Sprachen der Liebe“ von Gary Chapman empfehlen. Hier findest du nicht nur tolle Impulse für deine Liebespartnerschaften, sondern auch für die wohl wichtigste Beziehung in deinem Leben schlechthin, die zu dir selbst. Sorgst du für die passende Hilfestellung, die du brauchst? Kannst du dich selbst beschenken, dich loben und verbringst du regelmäßig auch Zeit mit dir allein? Widmest du dir die Aufmerksamkeit, die du dir so oft von anderen wünschst, oder auch freudvolle körperliche Lust und Ekstase? Mehr erfährst du in Chapmans Buch. Und nicht vergessen: schnelles Trockenabrubbeln ist ab heute passé.

Und wenn der Körper alles hört, was wir sagen und denken, was hört er dann, wenn wir tanzen?

Er fühlt, erfährt und experimentiert, doch vor allem erlebt er und nimmt Emotionen wahr. Fühlen, besonders sich selbst und die Anteile, die frau sonst nicht zulässt, ist sich selbst zuhören. Eins der größten und zugleich wichtigsten Geschenke, dir wir uns selbst machen müssen. Sich selbst zu begreifen, in der eigenen Ganzheit, hilft, die eigene Wahrheit überhaupt zu finden, letztendlich bist immer du das Ziel. Dein Körper gleicht beim Fühlen einer Bühne und deine Emotionen sind deine Hauptdarsteller. Überleg mal, wie abwechslungsreich deine Stücke, dein ganzes Bühnenprogramm wäre, wenn du dich nicht für deine unbequemen Gefühle verurteilen oder fürchten würdest?

EINFACH SO DRAUFLOSTANZEN ODER WIE JETZT?

Wieso nicht, ein kleines Freudentänzchen sollte doch immer drin sein. Genau hier liegt der Bär begraben: Meistens sehen wir Menschen nur dann tanzen, wenn es etwas zu feiern gibt, wie bei einem Abschlussball, auf einer Hochzeit oder einem anderen Fest. Auch kurze Freudentänzchen halten wir des Öfteren nach dem Empfang positiver Neuigkeiten ab. Und vielleicht gibt es aktuell auch ein Lied, das du ziemlich abfeierst und das dich quasi automatisch zum Tanzen bringt, ob unter der Dusche oder im Auto (bitte pass auf dich auf). Ja, Musik hat diese Fähigkeit, später dazu mehr. Und ja, im Angenehme-Gefühle-Zulassen, Erleben und Teilen mit anderen – darin sind wir gut. Aber wie sieht es mit all den unbequemeren Gefühlen aus, wie Scham, Wut, Ungerechtigkeit, Ohnmacht, Schmerz und Trauer? Schließlich wollen diese auch von uns gesehen und gefühlt werden.

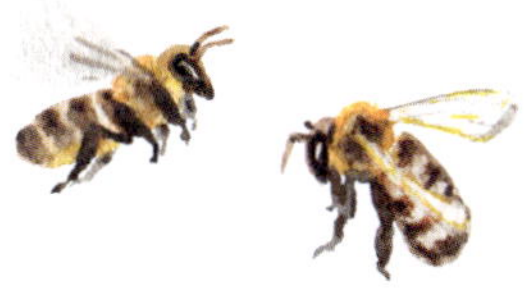

Dafür sind die meisten zu beschäftigt und nehmen sich kaum Zeit, um zu erkennen, was ihnen wirklich zu schaffen macht. Erinnere dich an das fleißige Bienchen, das keine Zeit für seine Trauer hat. Umso wichtiger, in einer Gesellschaft, die uns täglich ein ungesundes Gefühlsmanagement vermittelt, Fehler kaum toleriert und Verletzbarkeit meidet, dass du diese ungesunden Herangehensweisen nicht einfach für dich übernimmst. Durchbreche sie ganz bewusst und kehre einer Mentalität, die zum Lachen in den Keller geht (und Weinen sich erst recht nicht erlaubt), oder sich mit so viel Arbeit zuschüttet und betäubt, dass sie sich nicht mehr spürt, ganz bewusst den Rücken zu. Sei mutiger, erlaube dir, alles zu fühlen, und lebe deine Verletzbarkeit. Und ja, vielleicht machst du beim nächsten Mal, wenn du traurig oder wütend bist, die Musik an und tanzt, die Welt profitiert von mehr Trauer-, Wut-, Schmerztänzen.

Du brauchst keine bestimmten festlichen Anlässe oder Gelegenheiten, um zu tanzen. Du bist immer Anlass genug, und die fantastischen Gelegenheiten, die sich dir dadurch bieten, sind: dein Inneres zu erforschen, dir selbst wahrhaftig zuzuhören und dich zu spüren. Das wird sich bestimmt zu Beginn merkwürdig anfühlen, tanzen, „obwohl" ich traurig bin?! Doch das zeigt, wie fremd einige Anteile unserer Gefühlswelt für uns wirklich sind, und dass wir Tanzen vor allem mit Freude assoziieren. Dabei kann der Tanz all das für uns sein, was wir brauchen. Unter anderem ein spannendes Tor zu unseren verborgenen Gefühlen, der wichtige Tanzplatz, ich meine: Landeplatz, den frau sich selbst nicht erlaubt.

LEBENDIGKEIT = VERLETZLICHKEIT

Und auch wenn wir manchmal meinen, dass all unsere Gefühle, besonders die, vor denen wir uns am meisten fürchten, für eine gewisse Schwere in uns und unserem Leben sorgen, ist das keine ganzheitliche Betrachtung. Schließlich gleicht „Nichtfühlen" einer Maschine, die ständig zu funktionieren hat. Doch du bist ein lebendiges Wesen, und du wirst erst aufblühen, wenn das „Funktionieren", also die Frage: „Funktioniert das für mich?", dir selbst gewidmet ist. Schluss mit Widerständen und Bekämpfungen deiner eigenen Gefühle. Leichter wird unser Leben erst, wenn wir annehmen können, was ist. Annahme lindert sofort, was immer du gerade zu überwinden versuchst: ein „gebrochenes Herz", den Verrat guter Freunde oder dein eigenes Vom-Weg-Abgekommen-Sein. Kämpfe nicht weiterhin doppelt, einmal an der Sache, die dich gerade schmerzt, und dann noch daran, sie zu leugnen. Dadurch entstehen nur Widerstand und Eigenverurteilung, die letztendlich dafür sorgen, dass wir leiden.

Unsere Herzen sind nicht aus Glas, sonst könnten sie nicht tanzen. Erfreulicherweise – wir dürfen uns ins Leben stürzen und müssen sogar die unterschiedlichen Gelegenheiten trotz Verletzungspotenzial emotionaler Natur nutzen. Genau hier beginnt Lebendigkeit, indem wir nicht nur begreifen, dass wir gar nicht drumherumkommen, unsere Verletzbarkeit in Kauf zu nehmen, sondern sie bewusst leben. Erst dadurch entsteht eine authentische Verbindung zu uns selbst und dem Leben an sich.

Durch solche Gedanken wie: „frau muss sich schützen vor dem eigenen Zerbrechen", leben die meisten Menschen wie in einer Art Glashaus, stets bedacht und vor-

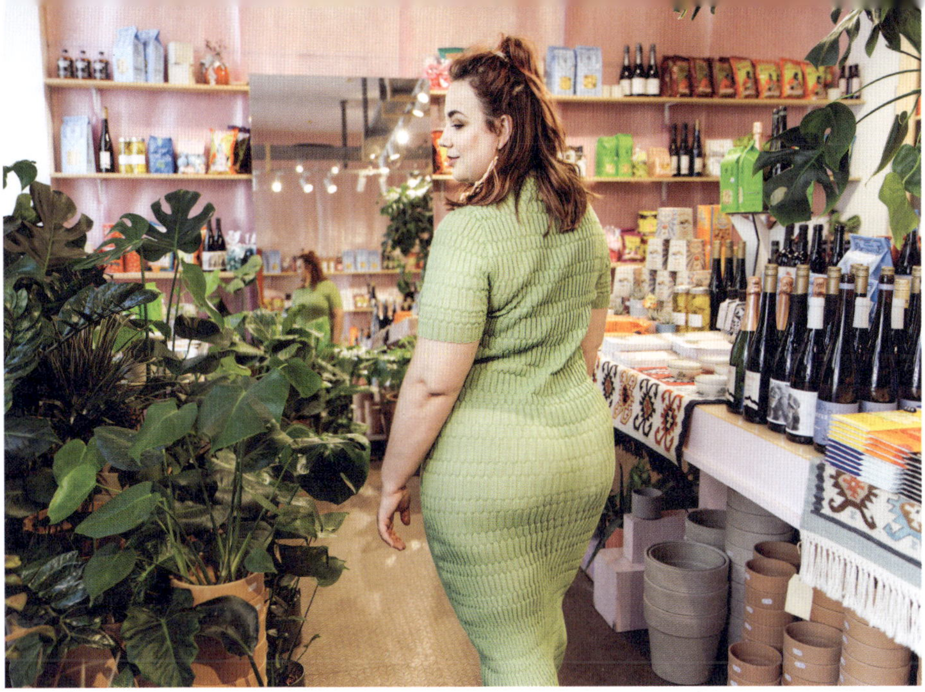

Lass das Funktionieren sein und blühe auf!

sichtig, da ja alle sehen können, was und wie frau etwas tut. Bedeutet dann auch, dass alle irgendwie so beschäftigt sind, das „Richtige" tun zu wollen, und dies dann auch noch beobachtungsfähig zu machen, dass ironischerweise keiner mehr Zeit hat, um „andere" noch zu beobachten.

> *Auch wenn das zu weit vom ursprünglichen Thema abweicht, lohnt es sich, über „die anderen" genauer nachzudenken. „Die anderen" bestehen meist nicht aus mehr als zwei bis vier Personen, und dafür dieser ganze Stress?*

Bring das Glashaus zum Einstürzen, dein Leben wartet auf dich, hinter der Glasfassade, die du zwanghaft aufrechterhältst, weil du Angst vorm Zerbrechen hast. „Zerbrechen" ist übrigens nicht immer etwas Schlimmes, manchmal sogar notwendig, um Wandel überhaupt zulassen zu können. Und wenn das für den Beginn zu brutal für dich sein sollte, dann beschaffe dir auf jeden Fall Gardinen und fange ganz langsam wieder an, dir selbst zuzuhören. Fragen, die dir dabei spannende Impulse liefern könnten, sind:

1. Wer bist du, wenn du nicht versuchst, jemand zu sein?
2. Wie würdest du dein Leben tanzen, wenn dir niemand dabei zuschaut?
3. Wie würde dein Leben aussehen, wenn du die Idee über dich selbst loslassen könntest?

STICHWORT LAUFEN LASSEN

Statt „vorzeigefähiges" Leben zu simulieren, mach Platz für Lebhaftes und Unerwartetes. Wie wäre es, verschiedene Stimmungen zu pflegen, Gefühlen bewusst

Raum zu geben, und zwar deinen? Auch das Chaos braucht seinen Platz, selbst wenn unsere aktuelle Welt durch rationales und logisches Denken uns etwas anderes versucht weiszumachen. Steige beabsichtigt aus dem reinen Funktioniermodus aus und höre auf, das Leben, dich und deine unbequemen Gefühle kontrollieren zu wollen. Statt Haltung zu bewahren und sich stets beherrschen zu müssen, probiere mal aus zu fühlen, unabhängig davon, ob das gerade in deinen Terminkalender oder in deine generellen Pläne passt. Gefühle sind wie Wasser, sie wollen fließen. Das ständige Runterdrücken und Nichterlauben der eigenen Gefühle gleicht einem inneren Staudamm. Bau ihn ab, du kannst das, fang an, deine Blockaden zu lösen. Hilfe ist immer erlaubt, lass dich aufs Fließen ein und erlaube dir zu erfahren, dass Gefühle an sich „nur" Informationen sind, die von dir gesehen und gefühlt werden möchten.

Ohne Kontrolle haben wir oft Angst, in eine Art Wasserstrudel, „Gefühlsstrudel" hineingezogen zu werden, weil wir die wahren Tiefen unserer Gefühle manchmal nicht erahnen können. Das macht uns Angst, verständlich. Aber vielleicht auch, weil wir nicht wirklich wissen, was wir mit ihnen anfangen können?!

LERNE, DICH SELBST ZU HALTEN

Die Befürchtung, dass vielleicht keiner da sein wird, der dich tröstet, macht es nicht leichter, dich auf all deine Emotionen einzulassen. Aber vergiss nicht, auch wenn du vielleicht jetzt noch nicht deine eigene allumfassende Wichtigkeit erahnen kannst, du hast immer dich. Und das ist verdammt viel wert. Doch fangen wir vorn an. Die größte Verletzung, die wir uns selbst antun können, ist, uns nicht unsere Verletzungen, unseren Schmerz, unsere Wut, Traurigkeit und Traumata einzugestehen und zu erlauben. Du fühlst dich erschöpft, zum Beispiel? Dann fühle die Erschöpfung. Du fühlst dich traurig? Wo ist das Problem, dann fühle die Traurigkeit. Siehst du, was ich mache? Ich entziehe ihnen die verborgene Wertung und lasse das Empfinden zu. Dieser Schritt spart so viel Energie –was meinst du, wie viel Kraft es dich kostet, jedes Mal etwas abzusprechen, was du gerade fühlst? Sich dagegen zu gestatten, an was auch immer frau gerade zu knabbern hat – ohne Wertung, Widerstand oder den Druck, es gleich heilen, reparieren oder loswerden zu wollen, das ist „Trösten" auf hohem Niveau.

Wenn ich mir und meinen Gefühlen die Beachtung schenke, wie es liebevolle Eltern tun würden, wie eine Mutter, die du vielleicht so nie hattest, die sich zu dir runterkniet, dich sanft anschaut, dir über die Arme streicht und leise zuflüstert: „Ja, das ist gerade echt schwierig und nicht so leicht für dich." Wird dir da das Herz auch so weich? Die wenigsten von uns hatten Eltern, die in der Lage waren, gemeinsam mit uns unseren Schmerz auszuhalten. Ablehnung in Form von wenig bis gar keiner Beachtung oder das Absprechen von unbequemen Gefühlen ist dagegen vielen leider vertraut: „Stell dich nicht so an."
Erkennst du's? Oft führen wir die Ableh-

nungen und Teilnahmslosigkeit, die wir in unserer Kindheit besonders gegenüber unseren „negativen Gefühlen“ erfahren haben, in uns selbst einfach nur fort. Schließlich sind wir es nicht anders gewohnt. Deshalb geht, dir selbst Annahme zu schenken, wo du viele Jahre Ablehnung erfahren hast, weit über Trösten hinaus. Hier beginnen emotionale Freiheit und Heilung. Die du immer verdienst. Du bist wichtig und darfst deine Bedürfnisse, deine unterschiedlichen Stimmungen und Gefühle ernst nehmen. Zu lernen, dich selbst zu halten, deine Bedürfnisse nicht mehr von anderen und auch dir selbst absprechen zu lassen, sie zu erkennen und ihnen einen sicheren Raum zu geben, den sie brauchen, ist die höchste Form von Mitgefühl.

Und obwohl wir oft meinen, sobald wir alles fühlen, dass es dadurch „richtig“ anstrengend wird, sorgen Zulassen, Sein-Lassen und Geschehen-Lassen im richtigen Kontext langfristig für mehr Gelassenheit in uns und unserem Leben. Das Anstrengende, das, was erschöpft, sind der Widerstand und die Wertung, nicht die Annahme. Falls du übrigens bemerkst, dass du bei dem Thema „Fühlen“ aktuell noch an unüberwindbare Grenzen und Blockaden stößt, besorge dir Unterstützung in Form von Therapie oder Coaches. Es ist ein Akt von Stärke und Selbstliebe, sich selbst die bestmögliche Hilfestellung zu ermöglichen, und absolut kein Anlass für Scham.

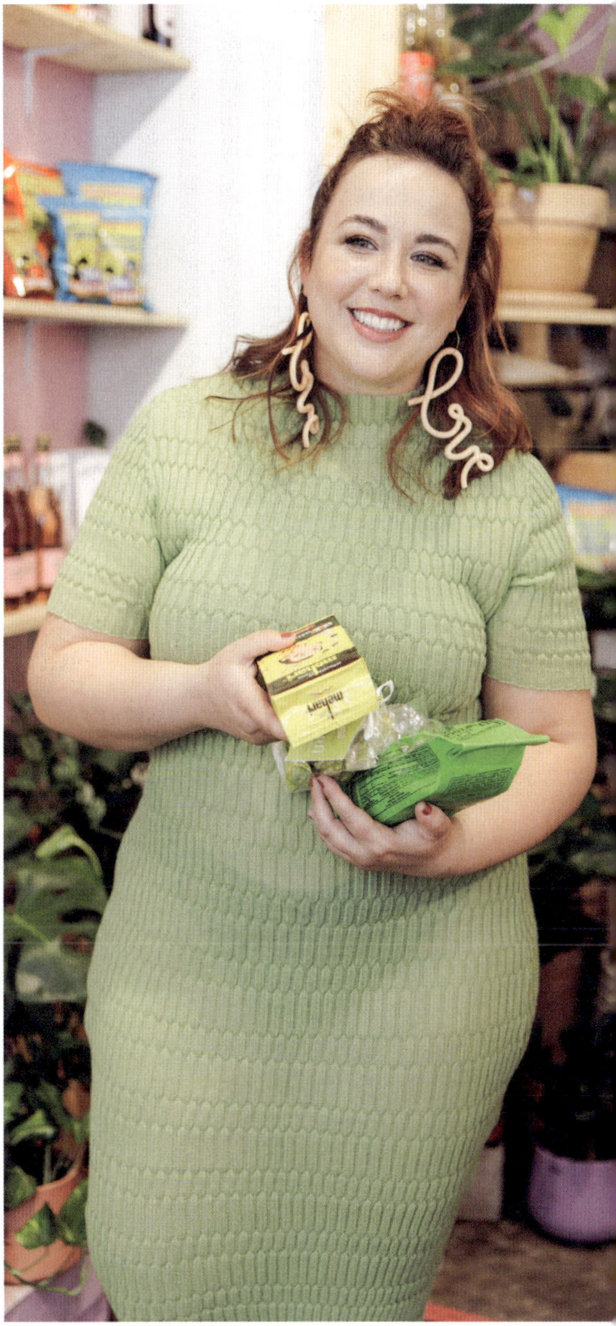

Kennst du eine der schönsten Selbstbewusstseinsformen? Gelassenheit.

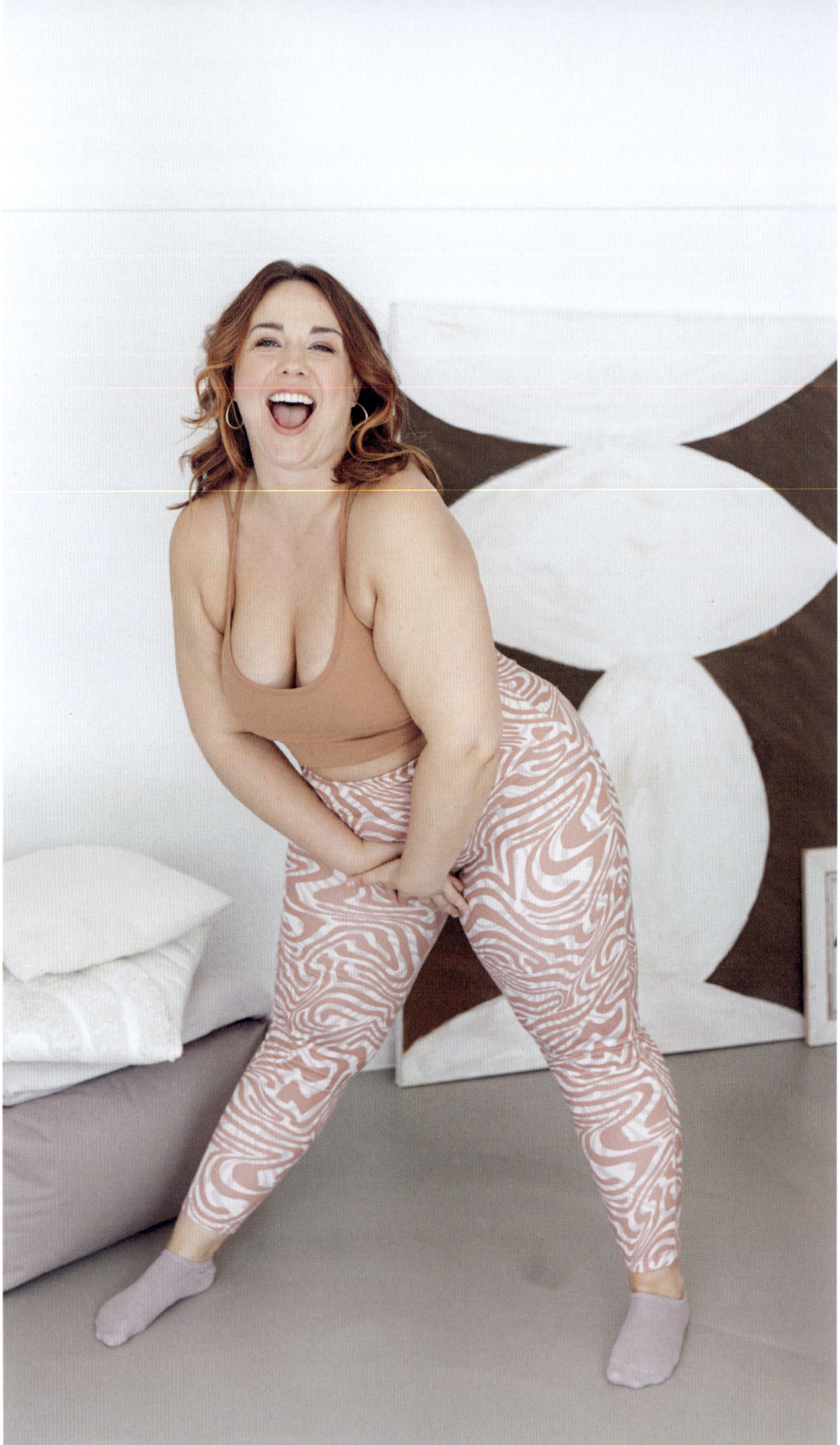

Choreografien

Ich weiß, ich bin gerade ziemlich vom eigentlichen Thema abgekommen, oder eben doch nicht? Schließlich spricht unsere kopflastige Gesellschaft viel zu selten über unbequeme und tiefe Gefühle, doch was haben diese nun mit Tanzen zu tun? Das Ziel beim Tanzen ist unter anderem die Auseinandersetzung mit seinen Gefühlen, ihnen zu begegnen, um sich durch sie ausdrücken zu können. Hier beginnt meines Erachtens auch die Kunst- und Heilungsform Tanz, die sich von vielen anderen Sportarten unterscheidet.

Die meisten Choreograf*innen, Tanzpädagog*innen und Trainer*innen versuchen, eine bestimmte Geschichte, eine Handlung tänzerisch und musikalisch zu erzählen. Ein Tanz ohne Emotionen ist für die meisten so trocken wie ein Brot ohne Butter. Deshalb bedienen sich Tanztrainer*innen, Tanzpädagogen*innen und Choreograf*innen bewusst der unterschiedlichen Persönlichkeitsanteile und Emotionen ihrer Tänzer*innen. Abhängig von der tänzerischen Leitung muss allerdings nicht immer das aktuell Getanzte und Thematisierte sichtlich in Verbindung mit einem selbst stehen. Dann kann frau es als Probefahrt für sich nutzen, diesen Anteil in sich, dieses Gefühl spielerisch zu entdecken und zu erforschen.

In eine „Rolle“, in ein „Gefühl“ hineinzuschlüpfen, „so tun, als ob“, etwas Bestimmtes zur Schau stellen spielt im Tanzen eine wichtige Rolle und sorgt nebenbei für mehr Vertrautheit zu sich selbst und seinem Innenleben. Stichwort Kopf aus, Fühlen an. Falls du damit, den Kopf „auszuschalten“ und stattdessen deinen Körper mehr zu spüren, Schwierigkeiten haben solltest, bleib sanft zu dir, mich würde es wundern, wenn du keine Schwierigkeiten damit hättest.

DER KÖRPER KANN VIEL MEHR, ALS WIR MEINEN

In der Schule hatten die meisten nicht häufiger als zwei Stunden Schulsport pro Woche, wenn überhaupt, und dieser diente nicht allen dazu, eine gesunde und vertraute Beziehung zu ihrem Körper aufbauen zu können. Stets ein bestimmtes Ziel verfolgen zu müssen, zu gewinnen oder eine bestimmte Zeit zu erreichen, sorgte bei vielen Menschen rückblickend für traumatisierende Schulsporterinnerungen. Die wohltuende Energie von Bewegung blieb dadurch für einen Teil unentdeckt.

Und wie sieht es heute in deinem Alltag aus? Vertraust du deinem Gefühl, deinem Bauch? Traust du dich, in einem wichtigen Meeting oder generell vor der Wahl wichtiger Entscheidungen dich zurückzuziehen und nachzuspüren?

Sich nur auf sein Gefühl zu verlassen ist in einigen Situationen nicht ideal, wir brauchen ein gesundes Gleichgewicht zwischen Verstand, Herz und Körper. Doch wie weit entfernt sind wir tatsächlich da-

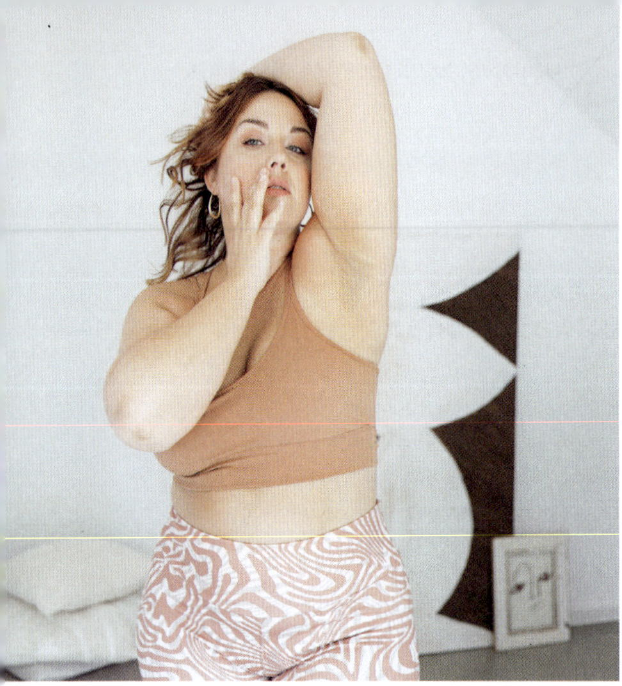

Sich selbst zu fühlen ist essenziell, um zu sein.

von, wenn wir lieber bei jeder wichtigen Entscheidung nur den Verstand einbeziehen und uns so lange die Birne zermürben, bis wir Kopfschmerztabletten brauchen?
Nicht alle Antworten sind in unseren Köpfen. Um wieder zu einem besseren Gleichgewicht zu finden, dürfen wir von unserer „eigenen Dreifaltigkeit", Körper, Herz und Verstand, lernen, das ganze Potenzial holistischer zu schöpfen. Dafür ist das Sich-selbst-spüren-und-Fühlen unverzichtbar.
Die Tatsache, dass das Erste, was wir im Bauch unserer Mutter tun, Fühlen ist, sollte uns zeigen, dass Fühlen wichtiger ist, als wir meinen. Spannend ist darüber hinaus die Tatsache, dass das Gefühl für Bewegung und Musik angeboren ist. Ich sagte ja bereits, keine Ausreden mehr. Menschenbabys sind im Gegensatz zu vielen Tierbabys komplett abhängig und hilflos, dennoch können sie tanzen, erstaunlich, nicht?

SPÜRE DICH

Sich zu spüren hat eine essenzielle Bedeutung für uns, unter anderem um zu bemerken, was frau sich erlaubt und was eben nicht, wo frau sich die eigenen Bedürfnisse zu lange abgesprochen hat und Grenzen zu lange überschritten wurden, besonders von sich selbst.
Tanzen kann nicht nur Brücken zwischen Kopf, Herz und Verstand schlagen, son-

SICH ZU SPÜREN = SICH ZU LEBEN

Sich zu spüren ermöglicht, das Leben ganz bewusst durch sich selbst leben zu lassen. Die meisten Menschen orientieren sich im Außen, an anderen Menschen, den Maßstäben der anderen und an dem, „was frau eben so macht". Menschen, die sich spüren, orientieren sich an sich selbst. Und wenn du beginnst, dein Leben wirklich an dir zu orientieren, beginnt dein Leben.

dern uns auch Unentdecktem in uns näherbringen. Es gibt eine Menge unterschiedliche Persönlichkeitsanteile in uns, die wir nicht ansatzweise alle leben. Der Tanz und vor allem bestimmte choreografische Geschichten bieten eine gute Möglichkeit zu überprüfen, ob man diesen Anteil kennt und wie viel Raum man ihm momentan im Leben gibt. Tanz ermöglicht also nicht nur Zugänge zu unterdrückten oder unbequemen Gefühlen, sondern auch zu ganz unentdeckten.

MAGIE DES TANZENS

Etwas sehr Magisches, was dadurch entstehen kann, ist, wenn sich Kursteilnehmerinnen wirklich sicher fühlen – mit sich, aber auch in ihrer tänzerischen Umgebung, mit der Liedwahl, mit dem Thema, und sich ganz in die Choreografie fallen lassen können, also quasi ein „perfektes Match“ erleben, dass sie dann ein Geheimnis von sich in den Tanz legen. Etwas sehr Persönliches, das zwischen der tanzenden Person, ihren Gefühlen und dem Tanz geschieht. Es ist sehr schwer zu beschreiben, eine der Sachen, die jenseits von Worten ist, doch wenn frau es sieht, weiß frau sofort, was gemeint ist. Und hier geht es nicht um Perfektion, sondern um echtes Fühlen.

Das kann ganz unterschiedliche Auslöser haben. Aus dem Hineinschlüpfen einer Rolle, einer choreografischen Geschichte, wird die eigene.

Für mich selbst war Tanzen besonders in jüngeren Jahren eine spezielle Art zu leben. In dieser Zeit nahm ich Superheilkräfte in Anspruch, von denen ich lange gar nichts wusste. Aufgrund emotionaler und körperlicher Gewalt, die ich zu Hause erlitt, zog ich bereits mit 15 Jahren von zu Hause aus in eine Außenwohngruppe, umgangssprachlich als „Heim“ bekannt.

Zwar war dieser Schritt pure Selbstermächtigung, aber auch die brutale und ungefilterte Konfrontation mit all dem Übel, das ich erlitten hatte, und dem, was noch vor mir lag. In dieser Zeit tanzte ich viel, sei es in meinem Zimmer oder während ich andere unterrichtete. Ich spürte bereits die heilsame Energie von Tanz und dass es mir half, etwas zu verarbeiten, worüber ich noch nicht sprechen konnte. Mein bevorzugter Tanzstil „Hip-Hop“ und einige weitere Urbantanzstile gaben mir durch ihre maskulinen Schrittkombinationen, ihre ausdrucksstarken Laute und auch aggressiven Ausführungen den Raum, meine Wut nicht nur zu fühlen, sondern sie auch auszudrücken mit meinem Körper. Ich lebte meine wütenden Anteile im Tanzsaal mit aller Macht aus, schwitzte mir wortwörtlich einen Teil meiner Frustration aus dem Körper und bemerkte dabei nicht einmal, dass diese Bewegungsformen mich in meiner Heilung unterstützten, während ich meinen Hintern auf Missy Elliott schwenkte.

Kraftvolle, maskuline, große, raumgreifende Bewegungen, die mich zwangen, viel Fläche einzunehmen. Schüttelbewegungen in allen Formen halfen mir, traumatische Erlebnisse, die mein Körper abgespeichert hatte, zu integrieren. Schütteln ist eine natürliche Reaktion unseres Körpers, unser Nervensystem wieder zu regulieren, damit uns der Schreck nicht

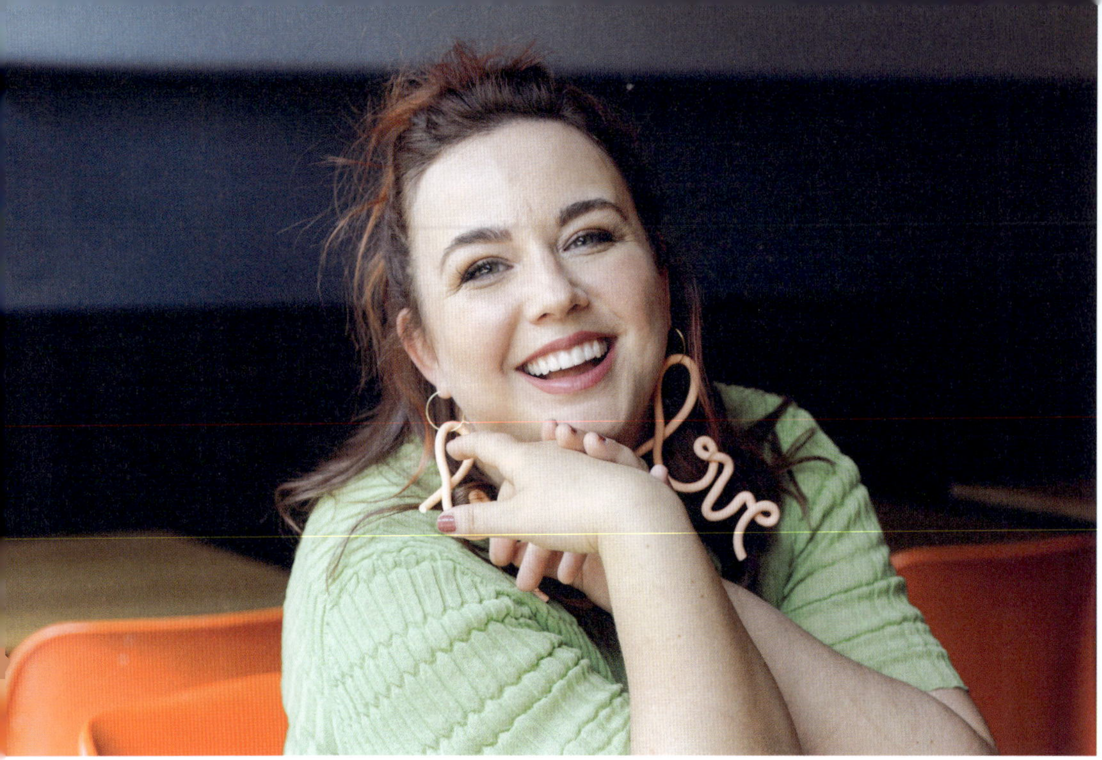

Nicht alles lässt sich im Kopf heilen, was im Körper gespeichert wurde.

sprichwörtlich in den Knochen hängenbleibt. Diese machtvolle Verarbeitungshilfe machte ich mir ständig zunutze, ohne es zu wissen. Ja, ich gestehe, die Sanftheit und Weichheit kam mir etwas abhanden, aber damals hätte ich sie auch nicht gebrauchen können. In den folgenden Jahren habe ich sie mir Stück für Stück wieder zurückerobert, indem ich mich mehr mit meiner weiblichen Energie auseinandergesetzt habe. Erst viele Jahre später war ich in der Lage, meine Traumata therapeutisch aufzuarbeiten. Immer wieder hörte ich von Expertinnen Sätze wie: „Du bist für dein Alter sehr weit auf deinem eigenem Heilungsweg vorangeschritten." Dies schrieb ich damals der Fachlektüre, die ich verschlang, und meinem ständig reflektierenden Verstand zu. Heute weiß ich, dass ich es auch vor allem dem Tanzen zu verdanken habe, nicht unter Schlafstörungen, innerer Unruhe, Niedergeschlagenheit, Schuldgefühlen, Angespanntheit oder Grübeln und Gedankenkreisen zu leiden.

Die meisten von uns haben mehr traumatische Erfahrungen gesammelt, als sie vermuten, unaufgelöste Traumata sorgen für Stress und dieser schlägt oft noch weitere große Wellen im Körper. Neuere Erkenntnisse aus der Forschung zeigen, dass wir häufig etwas im Kopf heilen wollen, das vor allem im Körper gespeichert ist. Trauma trennt Körper und Seele, wir versuchen, nicht zu fühlen, und dafür müssen wir uns ein Stück weit aus dem eigenen Körper zurückziehen. Traumaheilung heißt, in den Körper zurückzufinden. Empfindungen, Emotionen und Gedanken voneinander trennen zu können und wahrzunehmen, was wirklich ist. Tanzen ist eine Art, den Emotionen einen Ausdruck geben zu können, mit und durch den Körper.

DIE GEFÄHRLICHE FRAU

Was ich in den letzten Jahren leider zunehmend beobachten musste, ist die enorme Befangenheit von Frauen. Selten habe ich junge Mädchen und Frauen erlebt, die sich wahrhaftig frei fühlten, geschweige denn frei bewegten. Bestimmte Isolationsübungen im Tanztraining, besonders um unsere Yoni, Hüfte und den Beckenraum, sorgen bei einigen Frauen für ein wahrhaftiges Erwachen. Meist zunächst für Beklemmung, kaum verwunderlich. Wird den meisten Mädchen schließlich, wie auch mir, von klein auf beigebracht, unseren „Schambereich" – schreckliches Wort – stets hygienisch zu halten und zu verstecken. Was ja impliziert, ansonsten irgendwie „schmutzig" und „nicht richtig" zu sein.

Zudem sollen wir willig und bereit sein, vor allem für die Lust der anderen, gleichzeitig aber nicht mit unseren angeborenen „Reizen" übertreiben. Durch Werbung und Plakate, von denen sich kaum jemand angesprochen fühlt und auf denen hauptsächlich junge und faltenfreie, dünne und langhaarige Frauen gezeigt werden, soll die manipulierende Botschaft, der Frauenkörper sei das Problem, vermittelt werden. Schließlich kauft der Mensch, der sich hässlich fühlt, um einiges mehr, um sich besser, schöner oder dazugehöriger zu fühlen. Bitte vergiss nicht, niemand verdient an dir, wenn du dich gut fühlst. Übrigens, nicht du oder dein Körper sind das Problem, sondern ganz klar eine Gesellschaft, eine Welt, die

„ZU VIEL"

Ich habe bereits früher jugendlichen Tänzerinnen ganz intuitiv im Tanzsaal einen geschützten Raum geboten, um mit ihren eigenen sinnlichen Bewegungen herumzuexperimentieren. Manchmal waren die Bewegungen sanfterer Natur und manchmal poppten wir förmlich den Boden. Ich erhielt dafür häufig starke Kritik, und frau gab mir das Gefühl, etwas Schlechtes zu tun. Rückblickend betrachtet und in Anbetracht dessen, dass vor allem Frauen seit Jahrhunderten schreckliche Gefahr und Leid droht, wenn sie „zu viel" Freude mit sich, ihrem Leben und ihrem Körper haben, habe ich nichts Falsches gemacht. Die Bedrohung war nicht mein Unterricht, sondern, wie Menschen im Allgemeinen über Sinnlichkeit und die weibliche Lust denken.

nicht begreift, wohin uns Botschaften führen, in denen keine weibliche Vielfalt existiert. Ist wirklich irgendjemand noch über die wertende, schambesetzte und verzerrte Beziehung, die die meisten Frauen mit ihrem Körper führen, verwundert?! Nachvollziehbar, dass, wenn frau im Tanzsaal angefeuert wird, die Hüften zu kreisen, und das dann auch noch genießen soll, das ziemlich Intensives auslösen kann. Besonders der Beckenraum ist eine wichtige Körperregion der Weiblichkeit, der Sitz von Menstruation, Lust und Schwangerschaft. Und ich sage ganz bewusst, lasst uns die Hüften kreisen, schneller, größer und freudvoller, und somit unseren Körper zurückerobern. Das kollektive weibliche Trauma und auch jenes, das eventuell über mehrere Generationen in der eigenen Familienreihe weitergereicht wurde, schmilzt. Schließlich haben wir nicht unsere Körper verloren, nur das Vertrauen zu ihnen.

Und das soll mit lasziven kreisenden Bewegungen funktionieren? Berechtigte Frage – und meine Antwort lautet: Ja. Wir dürfen die Angst davor, zu viel zu zeigen, zu viel zu sein, zu viel Freude vor allem an uns selbst zu besitzen, bewusst wandeln. Im Idealfall in geschützten Räumen, wie es Tanzsäle sein können.

Eine selbstbestimmte und unabhängige Frau ist fürs Patriarchat gefährlich und in vielen Teilen dieser Welt immer noch unerwünscht. Ich vermute, dass unsere Großmütter und auch unsere Mütter sich aus Schutz vor Gefahr kleingemacht haben und uns so dieses angepasste Verhalten automatisch weiterreichten.

Wir können das nun ganz bewusst aufbrechen, und ja: Sich obszöne Bewegungen zu erlauben, kann dabei viel feministischer sein, als wir es vielleicht auf den ersten Blick erahnen können. Wenn ich frei und ohne die Angst davor, bewertet zu werden, bestimmte Schritte wähle, um mich in meiner Lust, meiner Vielfalt zu erforschen, erobere ich mir in dem Moment auch mein Recht, mich so bewegen und kleiden zu dürfen, wie ich es eben möchte, zurück.

Tanzarten wie „Pole Dance“ und auch „Burlesque“ erhalten immer mehr Popularität. Frauen haben immer mehr Lust, ihren Körper wieder wahrhaftig in ihrer Essenz spüren zu lernen und ihm zu vertrauen. Und ja, bestimmt sind nun auch einige Pole-Stangen zu Hause vorzufinden, weil der Trend an sich lockt und einige Frauen dennoch die Motive des „Begehrt-werden-Wollens“ von anderen und des „Verführerisch-sein-Müssens“ in sich wahrnehmen. Doch die Trainingseinheiten an sich und somit auch das Auseinandersetzen mit der eigenen Weiblichkeit hemmt bewusst die Scham, und das kommt uns allen zugute.

Mir geht es vor allem darum, dass Frauen sich erlauben, sich selbst begehren zu dürfen. Das ist ein wesentlicher Aspekt der weiblichen Natur, der uns genommen wurde. Doch dazu ist es wichtig, das Bild einer lustvollen Frau nicht mehr als Bedrohung wahrzunehmen und zu überprüfen, wo unser eigenes Gedankengut herstammt. Sich etwas nicht zu gestatten, weil es „einfach“ schon immer so war, ist für mich der wahre Abturner.

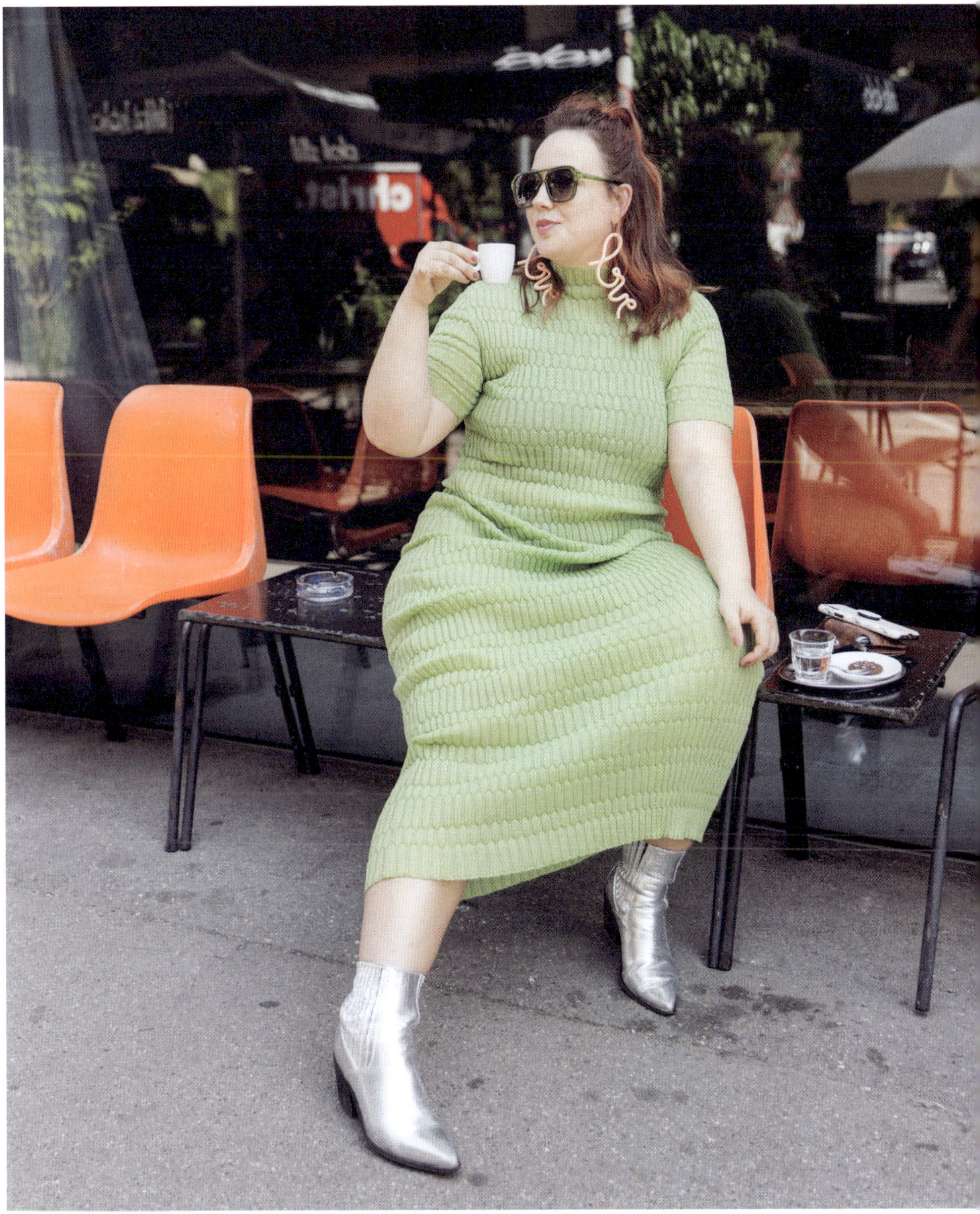

Eine Frau, die genießt, sich und das Leben – wie unverschämt.

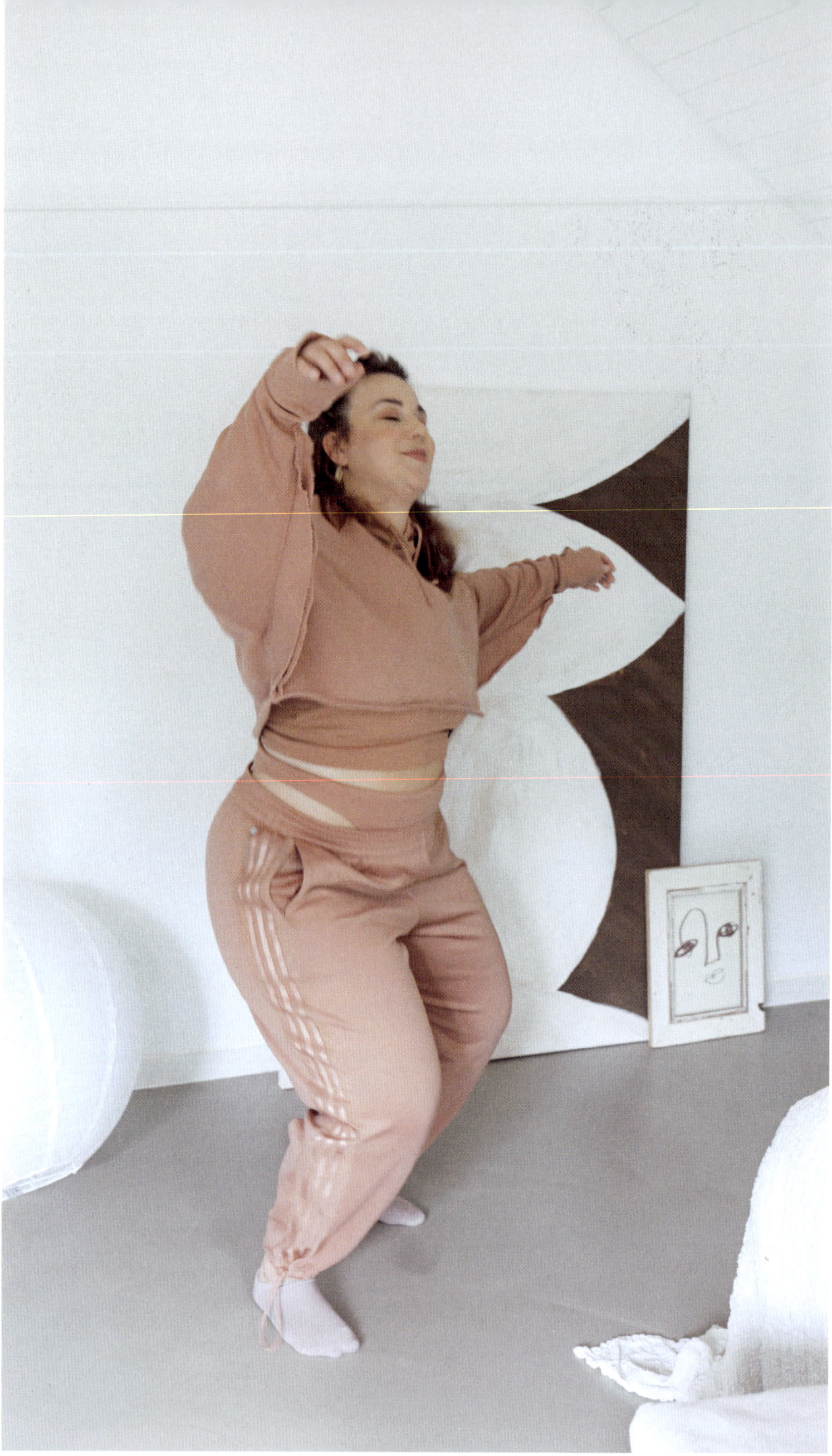

Wie gesund ist Tanzen wirklich?

Was mich immer noch fasziniert, ist, dass es kaum Kursstunden, in denen ich Tanz unterrichte, gibt, aus denen ich nicht gestärkter, gelöster und oftmals auch glücklicher herauskomme, als ich hineingegangen bin. Mir ist bewusst, dass Bewegung an sich Dopamin, das bekannte „Glückshormon", ausschüttet und somit dafür sorgt, dass frau sich meist nach Bewegung besser fühlt als zuvor. Aber es ist mehr als das. Tanzen war für mich schon immer ein enormer Energiebringer, wobei Musik auch eine wesentliche Rolle dabei spielt. Viele Tätigkeiten, die wir „lieben" und für die wir uns bewusst in unserem Leben entscheiden, können dies sein. Doch ich gehe weiter – ich kann natürlich nur für mich sprechen –, der Tanz erhöht auch meine innere Frequenz, was sich wiederum im Außen, ersichtlich durch meine Stimmung, zeigt.

Wenn sich kleine Erkältungen anschleichen, habe ich schon öfter geschafft, sie wegzutanzen – oder es mir zumindest erfolgreich eingeredet. Mir steht nicht zu, medizinische Ratschläge zu verteilen, dennoch finde ich es erstaunlich, wie kraftvoll Freude, Spaß und „glücklich zu sein", besonders für unterschiedliche Heilungsprozesse, sein kann. Die Geschichten über Menschen mit schweren Erkrankungen, die sich diese Energien bewusst selbst verschreiben und wie durch ein Wunder genesen, sind für mich mehr als reine Zufälle.

Doch „das Wunder" verbirgt sich meines Erachtens in der Freude selbst, die eben viele Menschen bedauerlicherweise meist auf später verschieben, zudem auch brutal unterschätzen. Ich habe nicht nur das Gefühl, mutmaßliche Bakterien betanzen zu können, sondern mir auch meine ganzen inneren „Soll und Muss"-Monster auszuschwitzen. Blockiert oder hemmt mich etwas auf emotionaler Ebene, tanze ich mich frei und komme vom Kopf mehr in meinem Körper, ins Fühlen, bei mir selbst an.

DIE ZAUBERKUGEL: VOM SCHEIN INS SEIN

Von dem persönlichen therapeutischen Nutzen, den das Tanzen bieten kann, habe ich als „Magie des Tanzens" berichtet. Und auch wenn das „nur" meine eigenen Erfahrungswerte waren, gibt es nicht ohne Grund tanztherapeutische Konzepte, die sich besonders für Menschen eignen, die aufgrund von schweren Krisen oder stark belastenden Lebensumständen Spannung, Druck und Beengung erleben. Die eigenen Emotionen und Gefühle sind dadurch oftmals wie erstarrt oder werden zurückgedrängt. Ein In-Beziehung-Gehen mit sich selbst, aber auch mit anderen ist dadurch kaum möglich. Tanztherapeutische Konzepte pflegen zwar unterschiedliche Ansätze, doch letztendlich geht es bei allen im Kern darum, die hemmende innere Anspannung der Patient*innen zu

SANDRAS SELFCARE-TIPP: DAS KANNST DU AUCH FÜR DICH NUTZEN

Unser Unterbewusstsein kann nicht unterscheiden, ob das, was du gerade fühlst, real oder irreal ist. Glaubst du mir nicht? Dann bitte ich dich, dich an eine Situation zurückzuerinnern, in der du Angst hattest und dich gesorgt hast. Welche körperlichen Symptome hattest du damals? Innerliche Unruhe, Kopfschmerzen, Bauchschmerzen, oder konntest du vielleicht schlecht oder kaum schlafen?

Und das, obwohl wir meistens, während wir uns sorgen, völlig sicher sind, eventuell sogar auf unserer Couch, in den eigenen vier Wänden. Ist das nicht erstaunlich? Doch unsere Gedanken, unser Fokus und unsere Vorstellungskraft sind eben ganz woanders, und das bereits kann für ziemlichen Stress in uns sorgen. Mach gleich den Test, ich habe da etwas tolles im ShakeYou-Bereich für dich vorbereitet: **https://bauchfrauen.com/pages/shake-you.**

Wichtig ist, dass du, wenn du dich mit deiner Vorstellungskraft und Visualisierungsübungen im Allgemeinen mehr auseinandersetzen möchtest, nicht unbewusste Botschaften an dich selbst schickst, die dein heutiges Ich, dein heutiges Leben schmälern.

Das entdecke ich häufig bei Menschen mit stark ausgeprägten zukunftsorientierten Gedanken und Handlungen wie: „Wenn ich ..., dann ..." oder: „Ich tue das, um später ... " Daran ist nichts verwerflich. Es gibt wichtige Themen, wie zum Beispiel die eigene Altersvorsorge, die frau sogar unbedingt jetzt angehen sollte, um später nicht, wie die meisten älteren Frauen in Deutschland, von Altersarmut betroffen zu sein. Doch das ständige Kümmern um „später einmal" sorgt dafür, dass wir häufig den Moment nicht genießen können oder sogar ganz verpassen. Und somit auch die aktuellen Schönheiten, Wunder und Geschenke des Lebens versäumen.

Wer sich nicht darüber freuen kann, was er besitzt, wird sich später auch nicht über noch mehr freuen. Wer ständig dem „Später" mehr Aufmerksamkeit widmet als dem „Jetzt", darf sich fragen, worauf er eigentlich wartet. Auf Freitag, das Wochenende, den nächsten Urlaub, körperliche

Veränderung oder den/die „Traumpartner*in"? Unser Leben wird erst dann schöner und wir mit ihm oder in ihm „glücklicher", wenn wir bereit sind, aufzuhören zu warten und weniger „Ums" leben (mehr „Darums"), und das Beste aus dem Moment, in dem wir uns befinden, machen. Und wenn du wissen willst, wie deine Zukunft aussieht, dann schau dir deinen heutigen Tag an (Zen-Weisheit).

lösen und durch unterschiedliche kreative Prozesse wieder freien emotionalen Ausdruck zu ermöglichen, sich auf tieferer Ebene wieder selbst spüren zu lernen. Heute erkenne ich zusätzlich, dass ich oft vom „Scheinmodus" in den „Seinmodus" abrutschte. Das kennst du vielleicht auch, wenn du mit deinen Geschwistern, deinen Eltern oder mit deinem/er Partner*in streitest und ihr direkt im Anschluss mit der Familie oder Freunden verabredet seid. Und weil frau nicht möchte, dass die anderen etwas von der angespannten Situation zuvor erfahren, tut frau oft, als wäre alles in Ordnung. Es wird ein bestimmter Schein erstellt und etwas vorgespielt. Vor allem bei kleineren Auseinandersetzungen kann es gut vorkommen, wenn frau den ganzen Tag so getan hat, als wäre alles in Ordnung, dass am Abend wirklich wieder alles in Ordnung ist, jedenfalls mehr als noch vor der Verabredung. Manchmal weil frau es einfach vergisst oder das Streitthema für nicht mehr wichtig genug empfindet. Erinnerst du dich, unser Unterbewusstsein kann nicht unterscheiden zwischen real und irreal. Sobald du ins wahrhaftige Fühlen kommst, ist es um dich geschehen.

Bei Schauspieler*innen kann frau das gut erkennen. Sie haben gesetzte Eingewöhnungs- und Abgewöhnungsphasen und unterschiedliche Methoden, um jeweils in die Rolle, die sie spielen sollen, hinein und auch wieder herauszuschlüpfen. Nicht bewusste Grenzen zu setzen zwischen den Rollen, die frau spielt, und dem eigenen wahren Selbst, kann zu vermischten Welten führen.

Doch eins steht für mich außer Frage: Wem oder was wir unsere Aufmerksamkeit widmen, dem folgt automatisch die Energie und wächst somit in unserem Leben, ob wir wollen oder nicht. Und das kann frau sich zunutze machen. Unter anderem durch Tanzgeschichten, in denen wir eingeladen werden, unterschiedliche Rollen einzunehmen. Ich kreiere bewusst für meine Kursteilnehmerinnen immer wieder kleine Tanzgeschichten, in denen tabuisierte Gefühle und Themen wie weibliche Wut und Lust eine Rolle spielen. Weitere Themen sind Selbstbewusstsein, Selbstbestimmtheit und Individualität. Bei mir ist Aus-der-Reihe-Tanzen nicht nur erlaubt, sondern erwünscht, die eigene Originalität anzuerkennen ist mir besonders wichtig.

Die Erfahrung als solches, zum Beispiel in einer Tanzeinheit nicht wahrhaftig selbstbewusst sein zu müssen, aber so tun zu dürfen, sich darin auszuprobieren, eine bestimmte innere Haltung anzunehmen, wie ein bestimmtes Kleidungsstück zu testen, ist bereits ermächtigend. Für manch eine beginnt hier Heilung oder persönliches Wachstum. Dass sich „Welten“, Energien also, vermischen können, muss nicht immer schlechter Natur sein.

POWERPOSE

Übrigens ist das sogar erforscht, Powerposen (Posen = eine bestimmte Körperhaltung einnehmen), die frau über eine bestimmte Zeit hält, können uns innerlich aufrichten und für einen ordentlichen Selbstbewusstseins-Boost sorgen. Vor Vorträgen, TV-Auftritten und sonstigen größeren Veranstaltungen nehme ich mir immer, kurz bevor es losgeht, fünf Minuten für mich und ziehe mich zurück. Wähle eins meiner Powerlieder – meist eines von Missy Elliott –, und dann wird getanzt und gepost. Dabei wähle ich die bossigsten Posen, die ich kenne, und sage zu mir selbst: „Ich bin toll, genieß es, du kannst das, habe Spaß und haue sie um.“ Affirmationen, positive Zusprechungen, in Kombination mit Powerposen sind unschlagbar und meine ganz persönliche Zauberkugel, wie bei der TV-Sendung „Mini Playback Show“. Wo kleine Persönlichkeiten hineingingen und große Stars herauskamen.

SANDRAS SELFCARE-TIPP: KREIERE DIR DEINE EIGENEN POWERPOSEN

Hast du dir schon eine Playlist für deine Powerposen kreiert? Falls nicht, dann wird es jetzt Zeit. Schließlich können wir alle vor besonderen Anlässen wie wichtigen Präsentationen, dem Gespräch mit deiner Chefin oder dem ersten Date nach langer Zeit einen Selbstbewusstseins-Boost gut gebrauchen, oder nicht? Also sei vorbereitet, und wenn es so weit ist, zieh dich zurück, falls du auf der Arbeit sein solltest, auch notfalls auf die Toilette. Musikohrstöpsel ermöglichen uns, in andere Welten abzutauchen, ohne dass es jemand mitbekommen muss, wie großartig! Lied an und posiere für drei Minuten. Hört sich noch etwas „komisch“ an, aber was hast du zu verlieren, probiere es aus! Schließlich weißt du doch jetzt, dass dein Köper alles hört, was du zu ihm sagst.

SPORT – ENERGIEBRINGER ODER ENERGIERÄUBER?

Dass das Tanzen für mich persönlich mehr als energiebringend war und ist, tanzt sich bestimmt so langsam in dich ein. Doch was für mich zutrifft, muss dein Herz noch lange nicht zum Tanzen bringen. Wir sind mehrdimensionale Wesen und können uns für mehr als eine Bewegungsform begeistern, wenn wir uns dafür öffnen. Lass uns doch mal tiefer beleuchten, wieso körperliche Aktivitäten wichtig für uns sind, und wann sie beginnen, negative Auswirkungen für uns haben zu können.

War, ist oder soll Sport, regelmäßige Bewegung, ein Energiebringer für dich werden? Zu Recht, schließlich ist unser Körper ein Bewegungsapparat und wird durchs lange Sitzen oder Stehen steif, unflexibel und auf Dauer auch krank. Der Körper will sich bewegen, die meisten Menschen, die in ihm stecken – surprise, surprise – übrigens auch.

Doch wenn das Vertrauen in den eigenen Körper fehlt und zusätzlich liebevolle Herangehensweisen wie auch Angebote somit nicht alle abgeholt werden, hapert es auch an der Umsetzung.

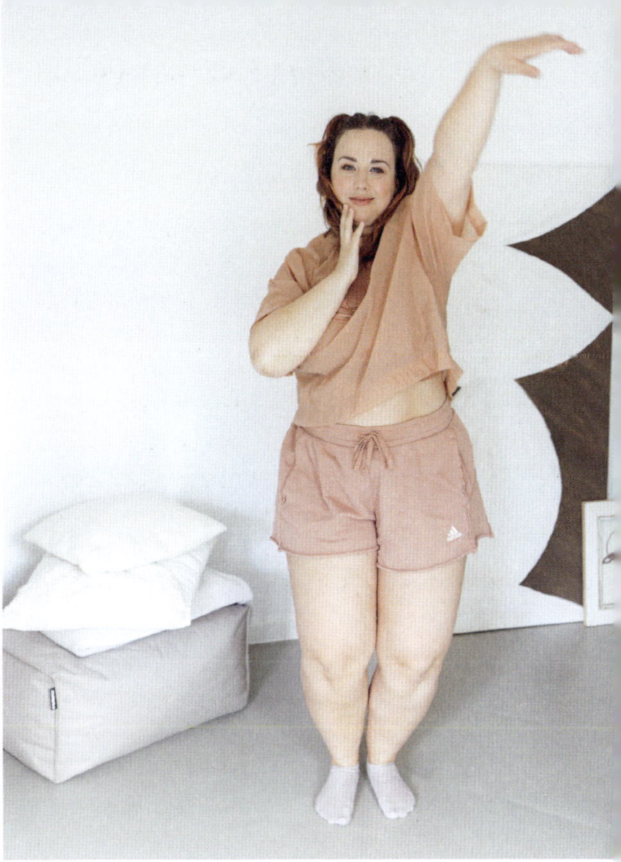

Gönne dir eine Extraportion Dopamin.

FREUDVOLLE BEWEGUNG

Wichtig: Der Körper schüttet nicht nur Dopamin aus, während wir uns bewegen, sondern auch, während wir uns freuen. Beides zu kombinieren lohnt sich doppelt. Und weil mir selbst diese wichtige Botschaft zwischenzeitlich abhandengekommen ist, finde ich es umso wichtiger, dir, mir, uns allen nochmals in aller Deutlichkeit zu sagen: Wir dürfen uns „nur“ der Freude wegen bewegen, und freudvolle Bewegung ist erreichbar für dich. Körperfreundliche und wertungsfreie Bewegungsangebote, in denen die Freude an oder durch die körperliche Aktivität selbst im Fokus stehen, verdienen zu Recht immer mehr Beliebtheit. Doch auch 20 Minuten Bewegung reichen in der Regel aus, damit weitere wichtige Botenstoffe wie Serotonin und Endorphin in unserem Gehirn ausgeschüttet werden. Ein Spaziergang in deinem Lieblingspark, am Wochenende eine neue Stadt mit dem Fahrrad erkunden, mit den Kollegen ein paar Bahnen beim Afterwork-Schwimmen ziehen oder vier- bis fünfmal hintereinander zu deinem Lieblingslied tanzen – das sind genau diese 20 Minuten. Bei angestrengteren Bewegungsformen fängt das Gehirn meist bereits nach wenigen Minuten mit der Ausschüttung von Dopamin an. Zwar sinkt der Dopaminspiegel langsam nach der körperlichen Anstrengung, doch der Gegenspieler Serotonin, das Wohlfühlhormon, erhöht sich im Gegenzug. Serotonin hat viele Funktionen in unserem Körper, unter anderem die Steuerung des Schlaf-Wach-Rhythmus, Körpertemperatur und es lindert die Schmerzsensibilität. Bei regelmäßiger körperlicher Betätigung oder Training können die Konzentration, das Glücksempfinden und die eigene Zufriedenheit zusätzlich gesteigert werden.

INTUITIVE BEWEGUNG ODER TRAININGSPLAN

Falls du allerdings aktuell eher Überwindung in dir wahrnimmst, deinem Körper überhaupt zu vertrauen und Bewegung als etwas Freudvolles zu empfinden, widersetze dich dem unnötigen Druck, gleich zu Beginn eine Bewegungsform oder auch eine Tanzart und die passende Institution finden zu müssen, geschweige denn, dich gleich zeitlich und finanziell festzulegen. Besonders unterstützend vor allem zu Beginn könnte die bewusste Wahl sein, ohne Zieldruck und nicht zweckorientiert für dich herauszufinden, was freudvolle Bewegung ist.

Übrigens empfehle ich bewusst, fürs Erste das allein für dich herauszufinden, um

WERTUNGSFREIE ANGEBOTE

Fragst du dich, wo du wertungsfreie und körperfreundliche Angebote und Kurse findest? Wirf in Google mal folgende Begriffe ein: wertungsfreies Tanzen, intuitives Tanzen, Impro Tanzen, Curvy Dance, spirituelles Tanzen, Fat Yoga, körperfreundliches Yoga, therapeutisches Boxen + deine Umgebung. Das gefundene Angebot klingt spannend, doch gemeinsam mit anderen zu sporteln überrumpelt dich gerade noch zu sehr? Es gibt auch viele Onlineangebote, die darauf ausgerichtet sind, dass du sie zu Hause, in deinem privaten Safespace, praktizieren kannst.

Meine Empfehlungen:

- www.mindandmuscle.at und Instagram @mindandmuscle.intuition
- www.gymiverse.de und Instagram @gymiverse
- www.sophiessafespace.com und Instagram @studio_sophies_safespace
- www.Bauchfrauen.com und Instagram @diesandrawurster

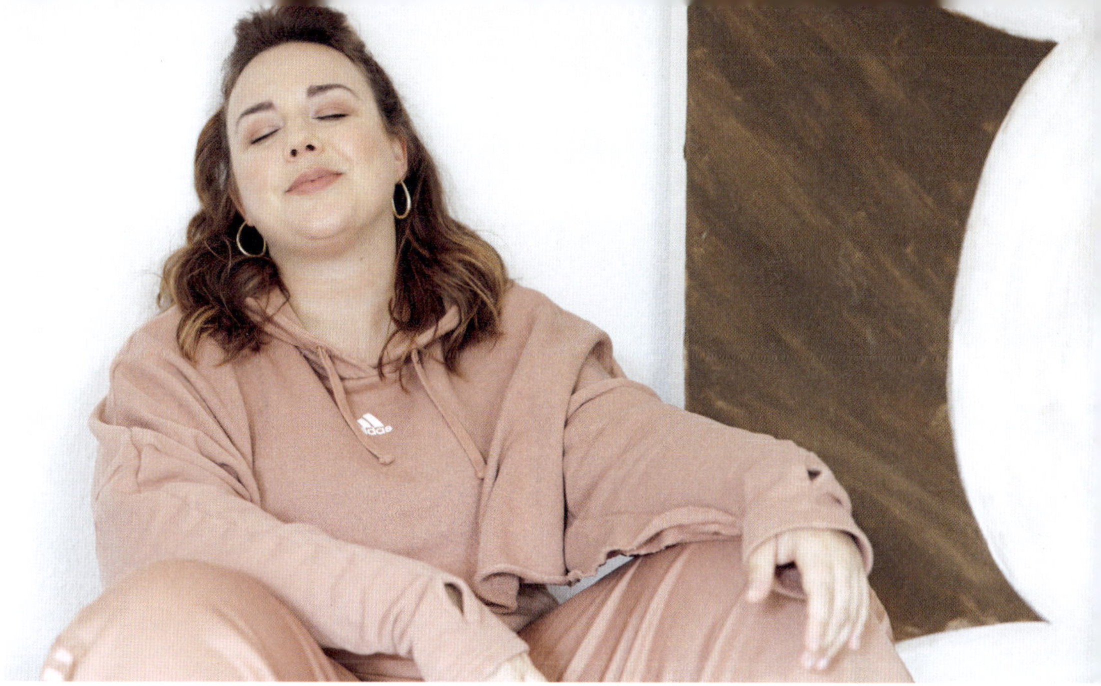

Kennst und lebst du deine Bedürfnisse bereits?

deinen Bedürfnissen auch wirklich den Raum zu geben, den sie verdienen. Je nach Motivationstyp kann eine Begleiterin für den Prozess unterstützender sein. Verstehe mich bitte nicht falsch, mit Freunden gemeinsam etwas zu erleben kann viel Spaß machen und tolle Momente schaffen. Doch den meisten Menschen, auch mir, fällt es viel schwerer, in einer größeren Gemeinschaft die eigenen Bedürfnisse wirklich zu kommunizieren. Manchmal weil es einem unangenehm ist, sich verletzlich und offen zu zeigen, um zum Beispiel um eine weitere Trinkpause oder um ein langsameres Grundtempo zu bitten, während frau mit der Gruppe auf Fahrrädern unterwegs ist. Besonders weiblich gelesene Personen fühlen sich oft verantwortlich für die Gefühle von anderen, stellen aufgrund dessen ihre Bedürfnisse hintan oder meinen, dass diese nicht wichtig genug seien, um sich mitteilen zu dürfen. Manchmal, und das ist vielleicht der wichtigste Aspekt, den wir am dringendsten wandeln müssen, weil frau selbst ihre Bedürfnisse gar nicht spürt und kennt, somit auch gar nicht mitteilen kann.

Zudem haben einige Menschen aufgrund vergangener schlechter Erfahrungen, die sie in Sportvereinen, Tanzschulen oder Fitnessstudios machen mussten, verzerrte Eigenwahrnehmungen entwickelt und falsche Überzeugungen – wie: sie dürften „dort" nicht sein oder verdienten es nicht, sich sorglos und schamfrei, wie die anderen, zu bewegen. Nicht zu vergessen, die zusätzliche Prägung aus all dem Bildinformationen und Vorurteilen, mit denen wir alle groß geworden sind.

Meiner Erinnerung nach gibt es kaum Filme aus den Neunzigerjahren und frühen Zweitausendern, in denen Menschen mit großen Körpern oder generell abweichend von klassischen Schönheitsnormen beliebte Hauptdarstellerinnen waren. Ganz im Gegenteil, dicke Menschen wurden und werden leider immer noch zum größten Teil als die witzige Nebendarstellerin besetzt – der Klassiker; die beste und lustige Freundin von jemandem zu sein, wenn frau Glück hatte.

In den meisten anderen Fällen wurden Menschen mit großen Körpern hauptsächlich uncool, eklig, unschön, faul, unattraktiv und natürlich unsportlich dargestellt. Filmszenen, wo dicke Menschen bloßstellend inszeniert werden, indem sie „mal wieder" etwas Großes und Ungesundes in sich hineinstopfen oder ständig schwitzen, ertrage ich kaum. Denn genau diese Bilder sind dafür mitverantwortlich, dass ich und so viele weitere Menschen eine ungesunde und verzerrte Körperwahrnehmung hatten und noch haben. Die in meinem Leben wiederum für viele Diätversuche sorgte und für eine komplexe Beziehung zu Essen.

Ich kenne kaum eine Frau, die intuitiv und wirklich genüsslich isst. Rückblickend muss ich leider erkennen, dass ich fast meine ganze Jugend damit verbracht habe, zu beweisen, dass ich cool, nicht ekelig, schön, sportlich bin. Anderen stets beweisen zu müssen, etwas nicht zu sein, ist ganz schön ermüdend, und es raubte mir viel Kraft. Dabei bemerkte ich gar nicht, dass ich damit, meine Energie dafür zu verschwenden, „etwas nicht zu sein", statt sie dafür bewusst einzusetzen herauszufinden, „wer ich alles sein könnte", mich zur Nebendarstellerin meines eigenen Lebens machte.

Heute ist das nicht mehr so. Aber dem gingen einige große Aha-Momente, die bewusste Auseinandersetzung mit Vorurteilen und intensiven Gamechangern, wie die Wahl von heilsameren Perspektiven, voraus. Zudem ist der Prozess von Selbstliebe, Selbstermächtigung und Eigenentfaltung nie wirklich beendet. „Dort" in uns, wo Fülle und Liebe warten, gibt es meines Erachtens keine Grenzen und immer noch mehr für uns zu entdecken. Und dazu gehörte für mich, meine eigenen schlechten Überzeugungen über Sport zu wandeln und meine verzerrte Wahrnehmung endlich zu entzerren.

DIE POWER VON KLEINEN (TANZ-)SCHRITTEN

Ich möchte dir bewusst von meinem Weg zu mehr Bewegung berichten, weil er langsam war und immer noch ist, das darf deiner übrigens auch sein. Als ich vor ca. sieben Jahren das Selbstliebe-Unternehmen „Bauchfrauen" gründete und aufhörte, aktiv als hauptberufliche Tanzpädagogin zu arbeiten, brach mir dadurch mein tägliches Bewegungspensum auf einmal weg. Zu Beginn fand ich es sehr erfrischend, nicht mehr den ganzen Tag in Sportkleidung unterwegs zu sein, von einer Tanzschule zur nächsten zu hetzen und vor allem, diese extrem schweren und viel zu großen Taschen, in denen Handtücher, Trinkflaschen und meine Tanzschuhe Platz fanden, mitzuschleppen. Ich genoss jedenfalls zu Beginn die Inaktivität, bis ich nach kürzester Zeit am Computer und langen Bürotagen schnell merkte, dass mein Körper nicht nur die

KÖRPERVIELFALT LEBEN

Schließlich sollten uns Körperbeschreibungen wie „Großer Körper" oder „Dicke Frauen" nicht ängstigen. Dass viele stattdessen lieber Bezeichnungen wie „Curvy" oder „Plus Size" wählen, zeigt unsere Befangenheit und auch den Widerspruch im Allgemeinen. Wenn wir Körpervielfalt wirklich akzeptieren und leben würden, hätten wir nicht ständig den Drang, verschönern zu müssen. Wo bereits alles genau so sein darf und richtig ist, wie es ist, braucht es keine umschmeichelnde Beschreibung. Alles andere impliziert doch nur wieder, dass etwas verkehrt oder hässlich ist. Aber warum haben wir das Gefühl, andere damit vor den Kopf zu stoßen? Oder stoßen wir uns nur an unseren eigenen Vorurteilen?

Bewegung vermisste, sondern sie brauchte. Immer häufiger spürte ich Verspannungen, besonders im Nacken- und Schulterbereich, mein Rücken litt immer häufiger. Zudem konnte ich beobachten, wie sich meine Flexibilität und Dehnfähigkeit immer mehr verabschiedeten. So fing ich gezwungenermaßen wieder an, mich mehr zu bewegen.

HAU MIR AB MIT WORKOUT-APPS

Zu diesem Zeitpunkt waren Workout-Apps im Trend, alle meine Freundinnen hatten mindestens eine oder sogar mehrere unterschiedliche Bewegungsapps auf ihrem Handy. Eine kurze Zeit konnte auch ich mich dadurch „motivieren". Schließlich schafften es ja meine Freundinnen auch. Erstaunlich und zugleich auch erschreckend, wie lange frau in der Lage ist, etwas „durchzuziehen", besonders wenn sie davon überzeugt ist, sonst zu versagen – dabei betrieb ich damals völligen Verrat an meinen Bedürfnissen. Nicht verwunderlich, dass ich damit recht schnell wieder aufhörte. Bis zum Pandemiebeginn 2020 schlug ich mich irgendwie mit kleinen Workout-Reihen und Yoga-Flows weiterhin durch. Kaufte mir damals das Buch „Yoga für starke Frauen" von Daphne Patellis und Christian München, fand den Titel des Buches unglücklich gewählt. Ich weiß aber noch, was für ein neues und wohltuendes Gefühl das Buch in mir auslöste. Alle „Yoga-Flow-Illustrationen" zeigten dicke Frauen. Das schenkte mir Vertrauen und die Zuversicht, die vorgeschlagenen Yoga-Flows selbstverständlich schaffen zu können. Ich fand das Buch heilsam, sodass ich es zwei weiteren Freundinnen schenkte. Dass ich vier Jahre später selbst dazu beitragen darf, dass noch mehr Menschen in diesen Genuss

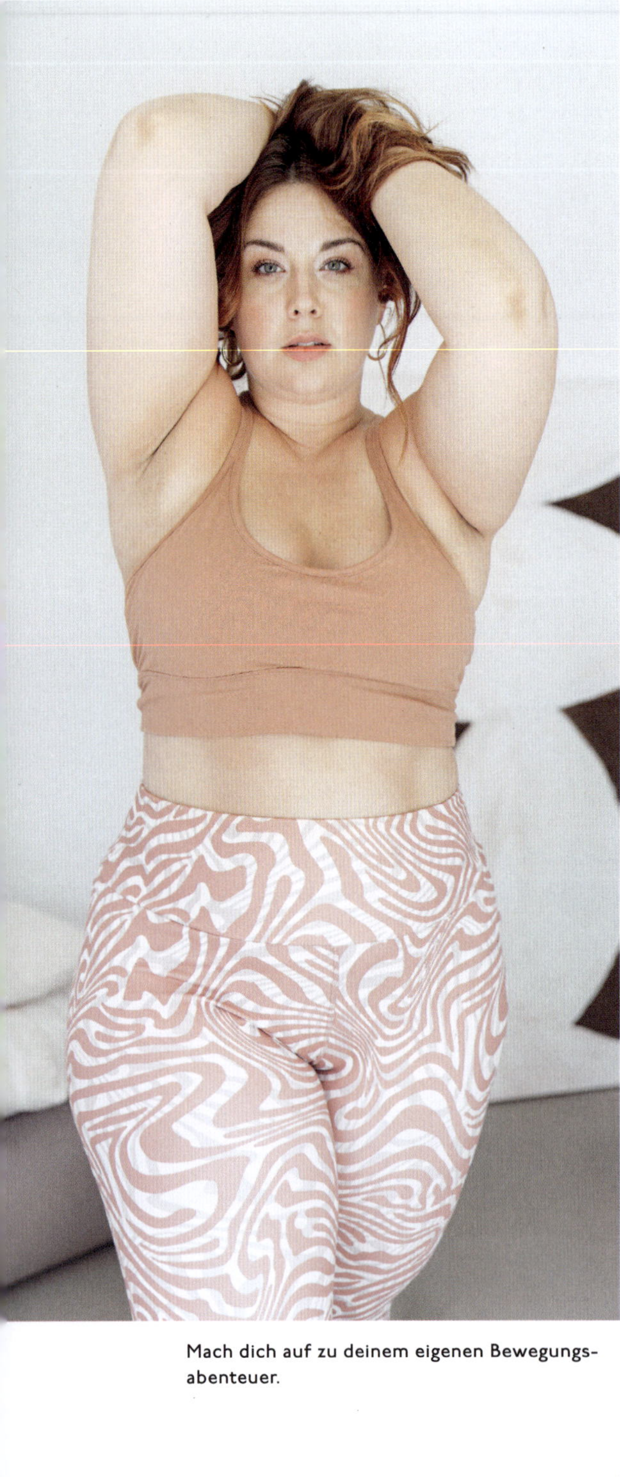

Mach dich auf zu deinem eigenen Bewegungsabenteuer.

kommen, ihr Selbst -und Körpervertrauen zu stärken, und sie motivieren darf, sich zu ihrem eigenen Bewegungsabenteuer aufzumachen, bringt mein Herz gerade zum Tanzen. Kurzer Pipi-in-den-Augen-Moment.

TRANSFORMATION EINER LAUFMUFFELIN

Dann kamen die Ausgangsverbote und mir wurde erstmals bewusst, wie sehr mir der Kontakt zur Natur fehlte. Ich fing langsam wieder an, Spaziergänge zu unternehmen, und nach dem 200. Spaziergang im selben Park fängt frau plötzlich an, die eigene Umgebung mehr zu erkunden. Ich lernte Orte kennen in meiner Heimat, die ich zuvor noch nie gesehen hatte, ging es dir ähnlich? Dabei entdeckte ich auch wieder die Schönheit und die Fülle, die uns alle täglich umgibt, die allerdings viel zu oft von uns als Selbstverständlichkeit betrachtet wird. Da begann ich, Bewegung ganzheitlicher zu betrachten und nicht mehr bloß aus Schmerzvermeidung zu praktizieren. Mir wurde bewusst, dass mir der Bezug zur Natur abhandengekommen war.

All die Jahre zuvor betitelte ich mich selbst als Lauf- und Spazier-Muffelin, doch in Corona-Zeiten, wo kaum etwas anderes ging, erkannte ich, wie gut mir das Laufen tat. Es half mir zudem, den Kopf freizubekommen. Heute baue ich den ein oder anderen Spaziergang bewusst in meine Kreativprozesse ein, weil das Laufen gut dabei unterstützen kann – Gedanken laufen zu lassen, sie zum Fließen zu bringen. Bei der Entstehung von neuen Projekten ist das für mich oft viel ideenbringender, als starr zu Hause am Schreibtisch zu sitzen.

WOBEI HAT DEIN „SIEBENJÄHRIGES ICH“ FREUDE?

Und während ich langsam eine Bewegungsform fand, die mir wieder mehr Spaß machte, erwischte mich während einer Coachingeinheit ein spannender Impuls. Ich fragte meine Klientin, was ihr siebenjähriges Ich gern getan hat, und erhielt die Antwort: „Wassereis essen und Inliner fahren.“ Nach der Einheit beleuchtete ich den Impuls etwas näher und konnte mich wieder daran erinnern, wie ich als Kind den ganzen Tag draußen spielte und durch die Straßen cruiste, auf meinen Inlinern. Also bestellte ich mir im Internet rosa Inliner. Am Anfang war ich ziemlich aufgeregt. Schließlich waren einige Jahre vergangen und ich musste testen, wie es um meinen Gleichgewichtssinn stand. Ich entschied mich für einen sicheren Parkplatz und war erstaunt, wie viel Spaß mir das Fahren sofort machte. Relativ schnell drehte ich danach meine erste Runde.

SANDRAS SELFCARE-TIPP: DIE POWER VON KLEINEN STEPS

Mein Tipp an dich, mach es für dich möglich. Und sei dabei ehrlich zu dir, die meisten Menschen unterschätzen die Power von kleinen Steps, „die Magie des Zerlegens“, und wollen alles schnell, am liebsten bereits gestern. Nehmen sich dadurch zu große Ziele vor und scheitern dann an ihrer eigenen Frustration. Mach du es bewusst anders. Du willst Inliner fahren, dann erlaube dir unterschiedliche Zwischenziele, fahre kleine Strecken und mache so viele Pausen, wie du brauchst. Vielleicht hast du ja auch das Glück, Streckenkombinationen zu finden, die auch mit den öffentlichen Verkehrsmitteln gut zu erreichen sind. Besonders wenn wir unsere Ausdauer noch nicht gut einschätzen können, hilft es zu wissen, dass frau auch auf anderen Wege wieder nach Hause kommen wird, um nicht aus der Angst vor langen Strecken sich gleich ganz dieser wertvollen Erfahrungen zu berauben. Pack also Schlappen ein, für den Fall, dass du aus der Puste kommen solltest, du trainierst nicht für ein Inlinerrennen, sondern sollst auf dein siebenjähriges Ich zufahren.

UMGEBUNG EINNEHMEN, ICH DARF DAS

So entdeckte ich wieder die Freude an schneller Bewegung und plante deshalb auch in meinem ersten längeren Urlaub, den ich allein in den wunderschönen Niederlanden verbrachte, mehrere kleine E-Bike-Touren, und es machte mir unendlich viel Spaß, durch die flachen Landschaften Hollands zu radeln. Zusätzlich entwickelte ich ein immer größeres Selbstvertrauen, meiner leidenschaftlichen Neugier nach Bewegung noch mehr nachzugehen.

Da im Herbst und Winter, aufgrund von Nässe und Matsch, die Rutschgefahr zu groß ist, um Inliner zu fahren, fing ich an, wieder regelmäßiger zu schwimmen. Ich konnte das gut mit meiner weiteren Leidenschaft, dem Saunieren, kombinieren. Nackt sein erdet ekstatisch. Erst schwamm ich einige Bahnen und anschließend freute ich mich auf die wohltuende Sauna, eine schöne Kombination.

Mein Bewegungsbewusstsein hat sich in den letzten Jahren erweitert. Dankbarer und aktiver nehme ich die Umgebungen, in denen ich mich befinde, wahr und nutze sie. Ich bin vor Kurzem umgezogen, zwar sind nun „meine" geschätzten Mineralbäder etwas weiter weg als zuvor, doch dafür habe ich jetzt den Wald vor meiner Tür, und ja, ich bin gerade dabei, ihn zu erkunden.

Nutzt du bereits die Geschenke vor deiner Haustür, das kleine Bad ums Eck oder den Wald, ein paar Minuten entfernt? Aktuell genieße ich, wie in meiner Kindheit, „draußen zu sein", mich treiben zu lassen und die Welt um mich herum wieder ganzheitlicher einzunehmen. Mich von der Welt und ihrer Schönheit bewegen lassen, ich glaube, genau das hat mir gefehlt.

MEINE EIGENE BEWEGUNGS-REALITÄT KREIEREN

Mittlerweile hat sich mein Repertoire an unterschiedlichen Bewegungsmöglichkeiten erweitert, aktuell mache ich kleinere Mini-Kraftworkouts mit 1,5 kg-Armhanteln. Begonnen habe ich mit 0,5 l-Trinkflaschen, habe mich der Power kleiner Schritte bedient. Ich hätte nie für möglich gehalten, dass mir das Spaß macht, bis ich es ausprobierte. Zudem arbeite ich gezielter, mit einer Physiotherapeutin, an meiner etwas schwächeren Rückenregion. Sie gibt mir nicht nur spezifische Übungen mit, um gezielter vorzubeugen, sondern verwöhnt mich auch mit der ein oder anderen Massage. Stichwort Investition in mich.

Schlittschuhlaufen habe ich auch wieder für mich entdeckt, vereint es so schön das Element Tanzen mit Schnelligkeit. Wer weiß, vielleicht lasse ich aus dieser Bewunderung und Neugier mehr entstehen, vielleicht auch nicht. Zudem bin ich gerade am Überlegen, ob ich mir ein schickes E-Bike und ein Stand-up-Board zulege. Ich liebe die Verbindung zum Wasser, allerdings bietet Stuttgart diesbezüglich nicht so viel an. Mal schauen, wohin mich dieser Impuls noch tragen wird. Ich habe ja keine Eile, stehe erst am Anfang meiner eigenen „Ich erobere mir freudvolle Bewegungen wieder zurück"-Reise und verliebe mich nicht mehr ausschließlich ins Ziel, sondern immer mehr in die Prozesse.

Für einige Menschen, besonders für die, die mich selbstsicher aus dem Unterrichtssaal oder aus Social Media kennen, ist es schwer vorstellbar, dass ich lange so viel Scham und Hemmungen bei dem Thema Sport empfand und manchmal noch heute empfinde. Doch über den Tanzunterricht hinaus fühle mich öfter unsicher, als Leute vermuten. Aus Schutz vor weiteren Bodyshaming-Erfahrungen und abwertenden Kommentaren belog ich mich lange selbst und versperrte mich dadurch vor neuen wunderbaren Erfahrungen und Momenten. Erst als ich anfing, mich meinen Schutzmechanismen und negativen Überzeugungen zu stellen, begann, mir meine eigenen Erfahrungen zu erlauben, kreierte ich mir eine neue bewegte Realität: meine.

WILLKOMMEN IN DER „BEGINNERINNEN-ÄRA“

Habe auch du den Mut, deine Überzeugungen genauer zu beleuchten und deine Verletzbarkeit zu leben. Während du zum Beispiel einen neuen Yogakurs ausprobierst, können deine Bedenken tatsächlich eintreffen, ich will dir da nichts vormachen. Vielleicht wirst du nicht gleich alle Yogapositionen bestmöglich und wie die anderen ausführen, schneller aus der Puste sein oder sogar hinfallen. Na und?! Was ist dieser kurze unangenehme Moment im Verhältnis zu deinem noch lan-

Es klappt nicht alles auf Anhieb? Na und?!

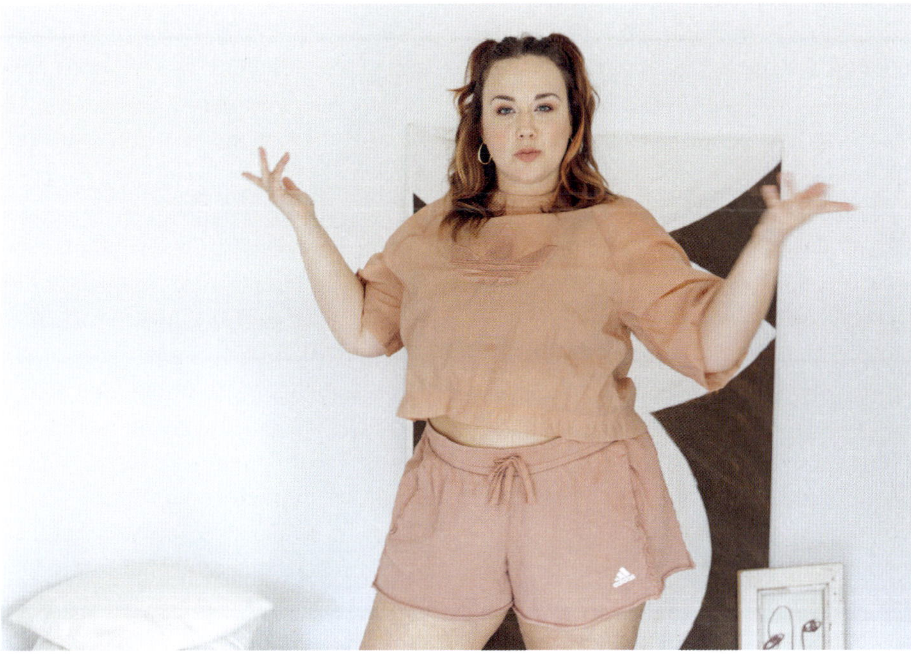

gen und großen Leben, das vor dir liegt? Willkommen in der „Beginnerinnen-Ära", wo alles erst mal schwerer ist, bevor es leichter wird, und unendlich viel Wachstum auf dich wartet. Und lass uns bitte auch den Aspekt würdigen und feiern, dass du deinen Interessen und Wünschen mehr nachgegangen bist als deinen Bedenken und Ängsten. Nur dein Ego möchte sich ständig gut fühlen, dein Herz und dein Körper wollen vor allem erfahren, experimentieren und sich erweitern.

WAS BRAUCHST DU?

Was für den einen Druck ist, kann dem anderen zu Motivation und Orientierung dienen. Fühl hinein, ob das Einplanen von festen Bewegungszeitslots dich darin unterstützt, das Vorgenommene umzusetzen. Vielleicht erhält Bewegung einen neuen Raum in deinem „Alltag", wenn du sie bereits im Voraus in deiner Wochenplanung fest einplanst. Zudem kann es auch wohltuend sein, durch einen festen Kurs, den frau regelmäßig besucht, den eigenen Prozess besser beobachten zu können und anzuerkennen. Das steigert oftmals das eigene Selbstvertrauen.

Einer der größten Vorteile, den frau hat, wenn frau sich für einen festen Kurs entscheidet, ist die geschulte Kursleitung, in deren Verantwortung es liegt, einen didaktischen Aufbau zu gewährleisten. Zudem erhält frau gezielte Hilfestellungen und Verbesserungsvorschläge und kann sich direkt bei Fragen und mit Unsicherheiten an die Trainerin wenden. Das fehlt meist bei Home-Trainingsangeboten, wodurch falsche Durchführungen unterschiedlicher Übungen zu Fehlhaltungen oder im schlimmsten Fall zu Verletzungen führen können.

Vielleicht ist auch eine Mischform für dich geeignet. Das könnte bedeuten, dass du einem Kurs beitrittst und dir darüber hinaus genug Raum verschaffst für intuitive Bewegungserlebnisse. Zerbrich dir nicht deinen Kopf, wenn du dich gerade mit (d)einer Entscheidung schwertust, hab Vertrauen, dass du es herausfinden wirst, indem du es ausprobierst. Vergiss nicht, viele Antworten finden wir nicht in unseren Köpfen. Und hab keine Angst vor „falschen Entscheidungen", auch diese führen uns letztendlich zu den „richtigen".

Ich habe früher viel gegrübelt, bis mir bewusst wurde, dass alle Wege, Entscheidungen und Erfahrungen immer zu mir führen, dass ich immer das Ziel bin und mich deshalb nicht wirklich verfehlen kann. Ich konnte mich so von begrenzten Entweder-oder-Gedanken befreien, es wurde egal, ob es der richtige oder der falsche Weg war, den ich wählte, Hauptsache es war mein Weg. Und wenn die getroffene Entscheidung sich nicht passend für mich anfühlte – und glaube mir, das kam vor und wird noch öfter vorkommen –, wählte ich neu, ging einen anderen Weg. Schließlich führen viele Wege nach Rom, wieso sollte das bei mir anders sein? Je bewusster wir werden, umso klarer erkennen wir, dass wir gar nicht daran vorbeikommen zu entscheiden und zu wählen. Keine Wahl zu treffen ist schließlich auch eine Wahl. Wähle, dass du es herausfinden wirst.

LOOK-BOTSCHAFTEN AN DEIN SEIN

Erst durch den Kommentar eines Freundes wurde ich darauf aufmerksam, dass ich Sport hauptsächlich in schwarzer Kleidung ausübte. „Frau könnte meinen, du gehst zu einer Beerdigung, wenn frau deinen sonst eher bunten Kleiderschrank betrachtet.“ Das saß, irgendetwas an dieser Äußerung traf mich und ich fand relativ schnell heraus, weshalb. Zum Sport nutzte ich bis dato hauptsächlich alte Kleidung, liegengebliebene Pullis meiner Ex-Partner oder andere schwarze Kleidung. Ich machte mir nicht so viele Gedanken darüber, in was ich hineinschwitzte. Ich verstand auch nicht den Hype um all die fancy und bunten Sportkleider, die es überall gab. Leider immer noch nicht in allen Kleidergrößen, aber das wird kommen. Und je mehr ich meinen inneren Widerstand beleuchtete, umso klarer wurde mir: Ich wählte die Kleidungsfarbe, um so unauffällig wie nur möglich zu sein und um nicht noch mehr Aufmerksamkeit auf meine dicken Beine zu lenken.

So unwichtig Kleidung an sich auch ist, ist allerdings der Grund, weshalb wir sie wählen, oder auch das Gefühl, das sie uns vermitteln kann, nicht unwichtig.

Mir wurde plötzlich klar, dass ich mich immer noch schuldig fühlte, wenn ich Sport in der Öffentlichkeit praktizierte. In mir kursierte tatsächlich solch schreckliches Gedanken-„Gut“ wie: „Jetzt müssen die

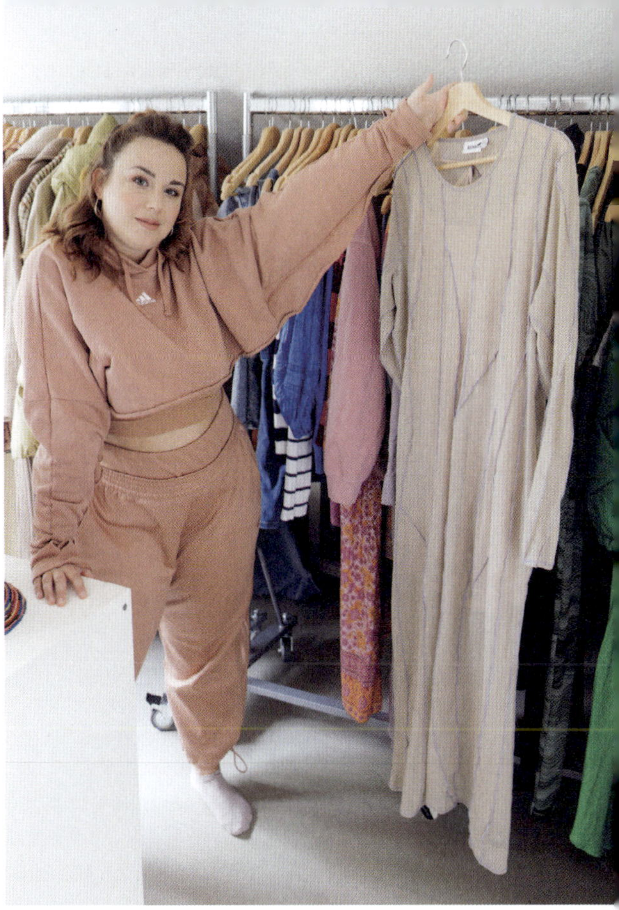

Welches Kleidungsstück gibt dir ein gutes Gefühl und unterstützt dich?

amen Menschen im Park meine schwabbelnden Oberschenkel ertragen.“ Meine Schwarze-Kleidung-Wahl war eine „indirekte“ Entschuldigung für mein Sein, jedenfalls während ich mich sportlich bewegte. Als mir das bewusst wurde, änderte ich es sofort. Zuerst spendete ich die noch tauglichen „Ex-Partner“-Pullis, den Rest warf ich weg. Alles, was wir besitzen, besetzt Fläche und eine gewisse Energie, und was rum ist, ist schließlich aus gutem Grund rum. Dann beschloss ich, nicht nur schwarze Sportkleidung zu tragen, sondern mich zu öffnen für – du ahnst es schon, oder? – fancy und bunte

Trainingskleidung. Natürlich wurde ich recht schnell fündig. Adidas hatte zu dieser Zeit eine ganze Kollektion in meinen Lieblingsfarbtönen „altrosa" rausgebracht und ich kaufte mir vier Sets davon. Einiges davon erkennst du auf den Tanzflow-Fotos. So viel Geld hatte ich zuvor nie in Sportkleidung investiert, ich hatte allerdings auch noch nie so schöne Sportkleidung. Und in diese hineinzuschwitzen fühlt sich tatsächlich anders an.

Neue Kleidung zu wählen, die mir gefiel, ermächtigte mich auch, mich „neuer" zu fühlen, Neues zu wagen. Zusätzlich schließt mein „neues Ich" auch immer mehr Frieden mit meinen unübersehbaren Anteilen, jedes Mal, wenn ich die neue Sportkleidung trage, trage ich auch die Botschaft an mir: „Du darfst dich freudvoll bewegen. Es ist okay, sichtbar zu sein, und du verdienst, dich wohlzufühlen – auch mit dicken Beinen. Du darfst dich freudvoll bewegen, ohne dabei abnehmen zu wollen."

Der Satz zuvor eignet sich ideal für einen Schlusssatz des Kapitels, doch ich will dir nichts vormachen: Die Scham und die Schuldgefühle kamen wieder zurück, nur diesmal habe ich damit gerechnet.

NEXT LEVEL

Nachdem ich mich mehr mit meiner Trainingskleidung auseinandergesetzt hatte, fiel mir auf, dass ich fast nur lange Hosen zum Training verwendete und kaum kurze Tops. Kurze Kleidung im Alltag fiel mir weniger schwer. Die Hürde bestand darin, den bewegten Körper selbst zu sehen und mit ihm gesehen zu werden.

Ich setzte mir kleine Challenges und bediente mich der Power kleiner Steps. Ich begann mit kürzeren Hosen, dann probierte ich ein kürzeres Oberteil und dann wählte ich beide Varianten gemeinsam.

NICHT JEDER VERDIENT MEINE AUFMERKSAMKEIT

Was ich gegen Blicke oder Kommentare von anderen tue? Nichts! Die Meinung der anderen geht mich nichts an. Bedeutet nicht, dass sie mir nicht manchmal zusetzt, doch ich selbst entscheide, ob ich sie „annehme" und mich damit länger und intensiver auseinandersetzen möchte. Nicht jeder bekommt und verdient meine Aufmerksamkeit! Zudem bekomme ich die wenigsten Kommentare mit. Vielleicht sind es auch gar nicht so viele Blicke, wie ich meine. Schließlich bin ich beschäftigt, während ich Inliner fahre, auf meine Atmung achte, die Aussicht genieße und versuche, niemanden zu überfahren. Im Yoga gibt es den schönen Spruch: Bleib auf deiner Matte, und ich bleibe auf meiner Strecke.

Mir geht es darum, langfristig wieder mehr auf mein intuitives Gefühl zurückgreifen zu können, um letztendlich das anzuziehen, was ich möchte. Und um nicht das zu wählen, was ich meine, wählen zu müssen, damit ich nicht auffalle. Du kannst hineinspüren, ob solche Challenges auch etwas für dich sind. Doch unabhängig davon, welche Kleidung du trägst, ist es wichtig, wie du dich durchs Leben trägst, und dabei solltest du freudvolle Bewegung nicht missen müssen.

OPTIMIERUNGSWAHN GETURNT IN „GESUNDHEIT"

Wenn wir das „Workout" nur durchziehen, um es von unserer To-do-Liste streichen zu können, ist das nicht unbedingt die Energie, die uns zu dem Potenzial heranführt, das Bewegung für uns bereithält. Selbstredend, dass wir nicht jeden Tag gleich motiviert sein können und frau sich manchmal auch der Eigenmanipulation bedienen muss/will. Doch wenn immer häufiger aus einem „Ich will" ein „Ich muss" wird, kann schnell aus einem Energiebringer ein Energieräuber werden. Druck auf Dauer macht krank.

DIE ANGST VORM ALTERN

Die Flut an Bildinformationen, vor allem von inszenierten und überarbeiteten Bildern, denen wir täglich ausgeliefert sind, sorgt in uns nicht nur für eine unrealistische Vorstellung von Schönheit, sondern auch für zusätzlichen Druck und die gefährliche Annahme, dass frau so aussehen müsse. Dabei vergessen die meisten, dass das, was uns in Magazinen, auf Plakaten oder auch im Fernsehen gezeigt wird, bewusst unerreichbar scheinen soll. Nur grobe fünf Prozent der Gesellschaft fühlt sich von den aktuellen Schönheitsnormen repräsentiert.

Frauen ab dem 50. Lebensjahr existieren praktisch nicht mehr.

Das alles trägt drastisch dazu bei, dass besonders weiblich gelesene Personen Unerreichbares anstreben, ganz vorn mit dabei: nicht zu altern. Die Erwartungshaltung, stets jung, knackig und straff zu sein, macht langfristig nicht nur unglücklich, sondern auch krank. So sehr wir uns auch bemühen, der Schwerkraft wird letztendlich keiner entkommen. Sich über die Versuche „gegen das Altern" – wie zum Beispiel Botox oder Hyaluron zu spritzen, Vergrößerungen jeglicher Form oder Fettabsaugungen – lustig zu machen, wird der Dramatik, die sich dahinter verbirgt, nicht gerecht. Wir müssen erkennen, was sich dahinter verbirgt: verängstigte Frauen und der inständige Wunsch, nicht in Vergessenheit zu geraten. Meist erkennen wir die patriarchalen Strukturen – also soziale Systeme, die vorwiegend von Männern geprägt wurden und sie auch begünstigen –, in denen wir uns befinden, nicht.
Ich ging lange davon aus, dass die Welt, die Gesellschaft, nur das Beste für mich wolle, doch die Realität sieht anders aus. Mir wurden als junger Frau bewusst Komplexe und Selbstzweifel durch Marketingmethoden und andere manipulierende Wege eingetrichtert, um mir im gleichen

ÜBERPRÜFE DEINE BEWEGUNGSMOTIVE UND DEIN BEWUSSTSEIN

- Erlaubst du dir Pausen in deinen Trainingseinheiten, auch längere zwischen den einzelnen Trainingseinheiten?

___

- Wie viel Spaß an der Bewegung als solche hast du?

___

- Ziehst du sportliche Aktivität durch und bist auf das Ende fokussiert, oder genießt du den Prozess, erschafft der Sport Raum für deine Gefühle und Neues?

___

- Bist du generell offen für Neues und probierst unterschiedliche Sportarten gern aus?

___

- Nimmst du häufiger ein „Ich Muss" als ein „Ich darf" gegenüber Bewegung wahr oder ist es andersherum?

___

- Bist du im Frieden damit, dass du unterschiedliche Lust- und Motivationsphasen besitzt?

___

- Fühlst du dich schuldig oder hast ein schlechtes Gewissen bei Trainingsentfall?

___

Moment Lösungen und Gegenmittel anzubieten, die mich wie von Zauberhand zur starken Konsumentin werden ließen. Bevor frau sich solch drastischen Maßnahmen wie „Schönheitsoperationen" unterzieht, hat sie höchstwahrscheinlich die Hälfte aller Drogeriemarktprodukte durchgetestet. Möchte frau doch den Versprechungen der Kosmetika glauben, um sich in einer Welt dazugehörig und sichtbar zu fühlen, die dafür verantwortlich ist, dass wir es nicht sind. Im Jahr 2022 lag der Umsatz im weltweiten Markt für Kosmetik und Körperpflege bei rund 473 Milliarden Euro.

Die Anti-Aging-Creme der unter 30-jährigen Frauen ist der Sport. Besonders in unseren frühen Zwanzigern konnte ich das bei mir und meinen Freundinnen erkennen, wir diäteten wie die Weltmeisterinnen, rannten ins Fitnessstudio oder machten das, was uns irgendwelche Menschen aus unserem Handy befahlen – Workout-Apps, du erinnerst dich? Unser Training war nur zweckorientiert, mit der ständigen Absicht, das eigene Aussehen zu verändern und zu verbessern. Ohne es zu wissen, sendeten wir uns selbst damit die Botschaft: So, wie du bist, bist du nicht gut genug.

Bedeutet Selbst- und Körperliebe, dass ich nichts an mir und meinem Körper verändern darf? Oh doch, immer – dein Körper, deine Regeln! Doch kenne deine Motive. Entstammen sie aus einem Gefühl der Angst und dem Mangel? Zum Beispiel der Annahme, du müsstest stets an deinem Körper arbeiten, um überhaupt liebenswert sein zu können? Oder aus einem Motiv von Liebe und Fülle, weil du etwas erfahren willst, austesten möchtest, dich eventuell sogar entfalten oder erweitern. Spürst du bereits anhand der Wort-Seele den Unterschied? Ich bin keine Anti-Sport-Verfechterin, ganz im Gegenteil, ich will dich zur Bewegung hinführen. Doch ich bezweifle, dass das zwanghafte Einhalten von Trainingsplänen dabei immer eine Bereicherung ist.

FÜR ALLE MUMU-MENSCHEN

Alle Menschen, die, unabhängig von ihrem Geschlecht, eine Vagina besitzen, sind MuMu-Menschen. Doch nicht nur aus den „falschen Motiven" zu handeln, kann Bewegung zu einem Energieräuber werden lassen, sondern auch, wenn wir uns den Bedürfnissen unserer unterschiedlichen Zyklusphasen widersetzen, „Aufgeben" stets als Schwäche verbuchen und uns einreden, dass frau für manche Tanzstile oder bestimmte Bewegungsformen zu alt ist. In den letzten zwei Jahren, bevor ich aufhörte, hauptberuflich als Tanzpädagogin zu arbeiten, stellte sich Steffi, eine 40-jährige Lehrerin, in „meinem" Hip-Hop-Kurs neben all die 18-jährigen Tänzerinnen, und sie blieb – die coole Socke.

Du stellst dich nicht an

Doch der Reihe nach: Besonders seit ich versuche, zyklischer zu leben, also meinen unterschiedlichen Bedürfnissen aufgrund meines weiblichen Zyklus nicht nur während ich menstruiere mehr Raum zu geben, sondern fortlaufend und allumfassend, erkenne ich immer deutlicher,

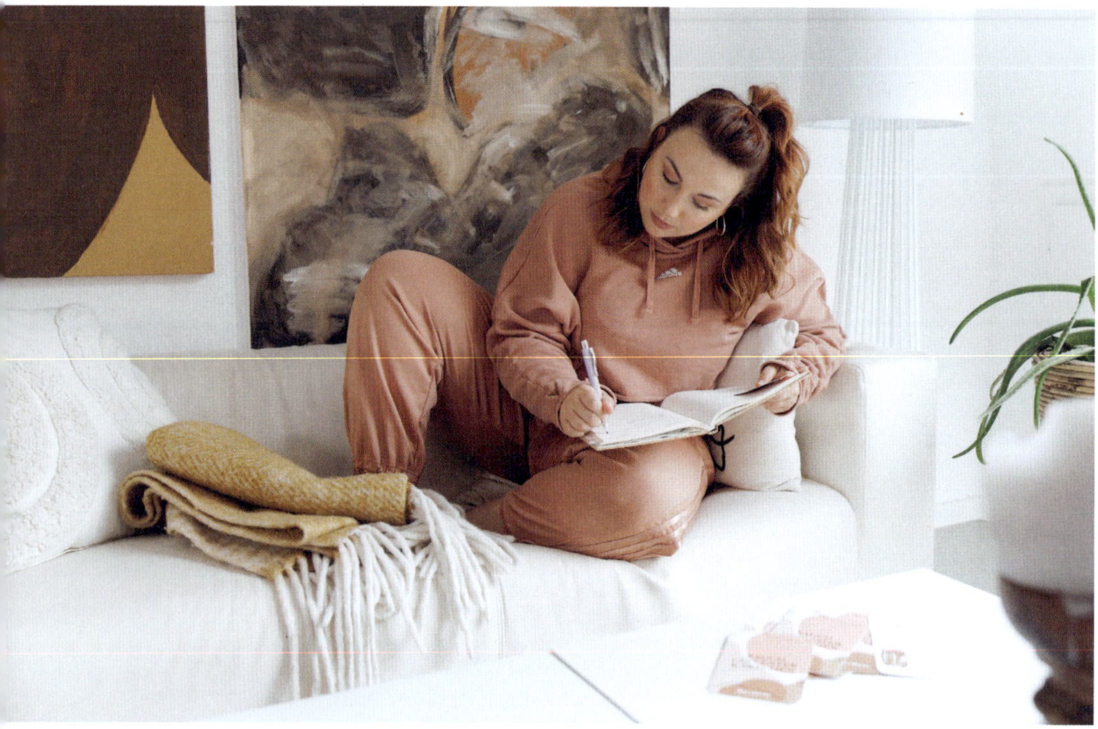

Höre auf deinen Körper und entdecke die Power deines Zyklus.

dass das starre Festhalten an Vorgenommenem in mir für viel Widerstand sorgt. Und diesen ständig bezwingen zu müssen, raubt uns Mumu-Menschen wertvolle Kraft.

Hingabe und Leichtigkeit fühlen sich anders an. Kurz vor Zyklusstart und bis Zyklustag 4 braucht mein Körper sanfte und leichte Bewegungsformen wie einen gemütlichen Spaziergang oder eine kleine entspannende Dehnungseinheit, oftmals einfach auch nur ganz viel Ruhe. Mir zu erlauben, intuitiv in mich hineinzufühlen und dann mitfühlend auf die Forderungen meines Körpers ein- und nachzugehen, musste ich erst lernen. Es war ein langwieriger Prozess, der noch nicht abgeschlossen ist.

Meine Menstruation und die damit einkehrenden Symptome waren nicht nur an sich schmerzhaft und belastend, sondern ich empfand zusätzlich, dass sie mich von (m)einem Leben abhielten, wegen ihnen verpasste ich ein aktives Leben. „Frau kann sich aber auch anstellen." So dachte ich jahrelang selbst und betrachtete meinen Schmerz als eine fragile Ausrede, die es von mir selbst zu besiegen galt. So habe ich mir die ein oder andere Schmerztablette eingeworfen, auf die Zähne gebissen, manchmal ein paar Tränchen heimlich auf der Toilette weggewischt, und schon konnte die Show weitergehen. Mein Schmerztablettenkonsum ließ meinen Magen erkranken. und das ständige „Überwinden“ meiner Symptome sorgte an den darauffolgenden Tagen für noch mehr Erschöpfung und Kraftlosigkeit. Das Schlimmste war, dass mir mein Selbst- und Körpervertrauen, also eine vorurteilsfreie Zu- oder Einordnung meines Befindens, abhandenkam.

Übrigens, damit das ganz klar ist, „das Weibliche“ ist nichts, was besiegt oder überwunden werden muss. Das Einzige, was für immer mehr Wunden sorgt, ist der unnatürliche Umgang mit dem Femininen.

Bekomme da nur ich den Eindruck, dass die Bedürfnisse der meisten Mumu-Menschen nicht beachtet werden? Besonders vielen Männern ist nicht klar, was Frauen täglich leisten, damit überhaupt das Zusammenleben und die Gesellschaft, wie wir sie erfahren, funktionieren. Wie wäre es, wenn wir riskieren würden, nicht zu funktionieren, Carearbeit nicht mehr unentgeltlich machen würden? Schließlich fängt Wandel vor allem in uns selbst an. Dazu dürfen wir uns unser Selbst -und Körpervertrauen zurückerobern, lass dir nicht einreden, auch von dir selbst nicht, du seist nicht taff genug für diese Welt. Fühle, was du fühlst, und steh dazu. Mal sehen, ob die Welt bereits taff genug ist, um damit umgehen zu können.

WEIBLICHE ENERGIE UND ZYKLISCH LEBEN

Weder die weibliche noch die männliche Energie ist besser als die andere. Doch hauptsächlich eine Energieform zu leben, vernachlässigt die andere und sorgt dafür, dass wir aus dem Gleichgewicht kommen. Das schadet uns allen, auch Männern. Rückblickend erkenne ich immer mehr, wie stark und aktiv ich zwar im Außen war, meine männlichen Anteile auslebte, doch mich oft selbst verpasste, Schwierigkeiten hatte, regelmäßige Ruhepausen einzuhalten, geschweige denn mir generell innerlich zu begegnen. Glücklicherweise forderte mich meine Menstruation dazu auf.

Um nicht nur akut in Schmerzsituationen mitfühlend zu reagieren und passendere Bewegungsformen für sich selbst zu wählen, vorausschauender sich selbst durchs Leben zu führen, kann es hilfreich sein, sich mit den unterschiedlichen Phasen seines Zyklus und den damit einhergehenden Interessen und Sehnsüchten eingehender auseinanderzusetzen. Mir hat es geholfen herauszufinden, was weibliche Energien sind. Hingebungsvoll sein zu dürfen, empfangend sein zu dürfen, prozessorientiert sein zu dürfen, intuitiv sein zu dürfen, weich sein zu dürfen, ruhig sein zu dürfen, passiv und emotional sein zu dürfen sind weibliche Energien. Ich fragte mich, wie viel Platz diese Anteile in meinem Leben aktuell haben und ich ihnen generell bieten möchte.

Zusätzlich bediene ich mich einer ganz simplen Methodik, um die unterschiedlichen Phasen meines Zyklus bei der Planung von wichtigen Geschäftsterminen, Verabredungen, Urlaub, Ruhe-Slots oder Tanzpartys mehr miteinzubeziehen. Ich habe mir in meinem Terminkalender die unterschiedlichen Zyklusphasen mit unterschiedlichen Farben vormarkiert.

ZYKLUSPHASEN

Winter: ab Zyklusstart. Jetzt kann und brauche ich: Ruhe und Wärme, wichtige Termine und größere Gruppenveranstaltungen meide ich bewusst. Mein Immunsystem ist aktuell viel anfälliger als sonst, habe öfters erhöhte Temperatur, Durchfall wie auch Bauch- und Unterleibskrämpfe und wenig Appetit.

Frühling: ab Zyklustag 7. Jetzt kann und brauche ich: Bin noch etwas erschöpft von der Winterphase, fühle mich in dieser Zeit besonders wohl in meinem Körper. Zusätzlich blühen Ideen und meine innere Kreativität auf.

Sommer: ab Zyklustag 14. Jetzt kann und brauche ich: Spüre eine kraftvolle Power, ideal um Nächte durchzutanzen, mich auf Neues einzulassen und wichtige Termine anzugehen. Spüre einen starken Drang und Motivation, mich zu bewegen und für Aktionismus.

Herbst: 7.–10. Tag vor neuem Zyklusstart. Jetzt kann und brauche ich: mehr Zeit für mich und heilsame Selbstfürsorge, neige zu „düsteren Gedanken", nehme Kritik persönlicher und spüre einen größeren Drang zu Dramatik als sonst. Körperliche Intimität, Lust und Sinnlichkeit empfinde ich in dieser Zeit als besonders wohltuend und entspannend. Zusätzlich nehme ich eine intensivere Müdigkeit und größeren Hunger wahr, Brust -und Rückenschmerzen wie auch einen empfindsameren Magen.

Auch wenn viele Frauen von ähnlichen Symptomen und Bedürfnissen in den unterschiedlichen „Jahreszeitperioden" berichten, kann es dennoch bei jedem Mumu-Menschen anders sein. Mich, meine körperlichen Sehnsüchte und Empfindungen zu beobachten und meine Erkenntnisse festzuhalten – ich führte dazu ein Jahr lang Buch – war sehr aufschlussreich. Ich konnte einiges Neues über mich erfahren. Zudem waren meine unterschiedlichen Stimmungen nachvollziehbarer für mich selbst geworden, besonders in intensiven Zyklusphasen wie dem Herbst. Ging für mich gefühlt die Welt gerade unter in einer Herbstperiode, nahm ich es nicht mehr „so" ernst wie zuvor, sondern beleuchtete den Aspekt bewusst zu einem späteren Zeitpunkt noch einmal. Surprise, ich erkenne dann häufig, dass es gar nicht dieser Dramatik bedurft hätte. Zu verstehen, in welcher Energie der Körper sich gerade befindet, hilft, besser nachvollziehen zu können, wieso frau fühlt und handelt, wie frau eben fühlt und handelt.

Falls das alles noch Neuland für dich sein sollte, hört es sich bestimmt ungewohnt und vielleicht auch anstrengend an, und das ist okay. Niemand zwingt dich, dich damit näher auseinandersetzen zu müssen. Bleib einfach offen für das, was mit dir räsoniert. Einen abschließenden Gedanken noch dazu: Wenn wir uns bewusster unserer Eigenenergien bedienen, ist das langfristig betrachtet die effizienteste Art, um wohltuender und mitfühlender mit unserem Energiehaushalt umzugehen, aber auch mit dem der anderen.

MITFÜHLENDER UMGANG

Das ganze Leben besteht aus Zyklen und befindet sich somit auch im ständigen Wandel. Sich an Schablonendenken festzuklammern, die irgendwann mal geklappt haben, wird unseren Bedürfnissen auf lange Sicht nicht gerecht. Es fühlt sich oft anstrengend an, sich selbst zu erlauben, neu wählen zu dürfen, sich bewusst fragen zu dürfen: „Was brauche ich heute? Was dient mir?" Doch diese Frage bringt auch so viel Freiheit mit sich und ein größeres Verständnis von unserem eigenen Sein. Es ist also völlig legitim, dass etwas, das du vor einiger Zeit beschlossen und geplant hast – das kann ein Jahr, aber auch eine Woche zuvor gewesen sein –, sich heute für dich nicht mehr stimmig anfühlt. Wir sind bereits morgen nicht mehr die Person, die wir heute waren, ob uns das gefällt oder nicht. Und ja, das bringt spannende Fragen, besonders organisatorischer Natur mit sich, unter anderem, wie wir dann künftig bestmöglich planen und uns verabreden können.

„Wirklich sein zu dürfen, mit allem", hätte welche Konsequenzen langfristig? Würden wir dann nur noch arbeiten, wann wir wollen, würden dadurch alle Firmen dieser Welt bankrott gehen oder wir nur all unsere Freundschaften verlieren, weil wir ständig absagen würden?

Was brauchst du heute?

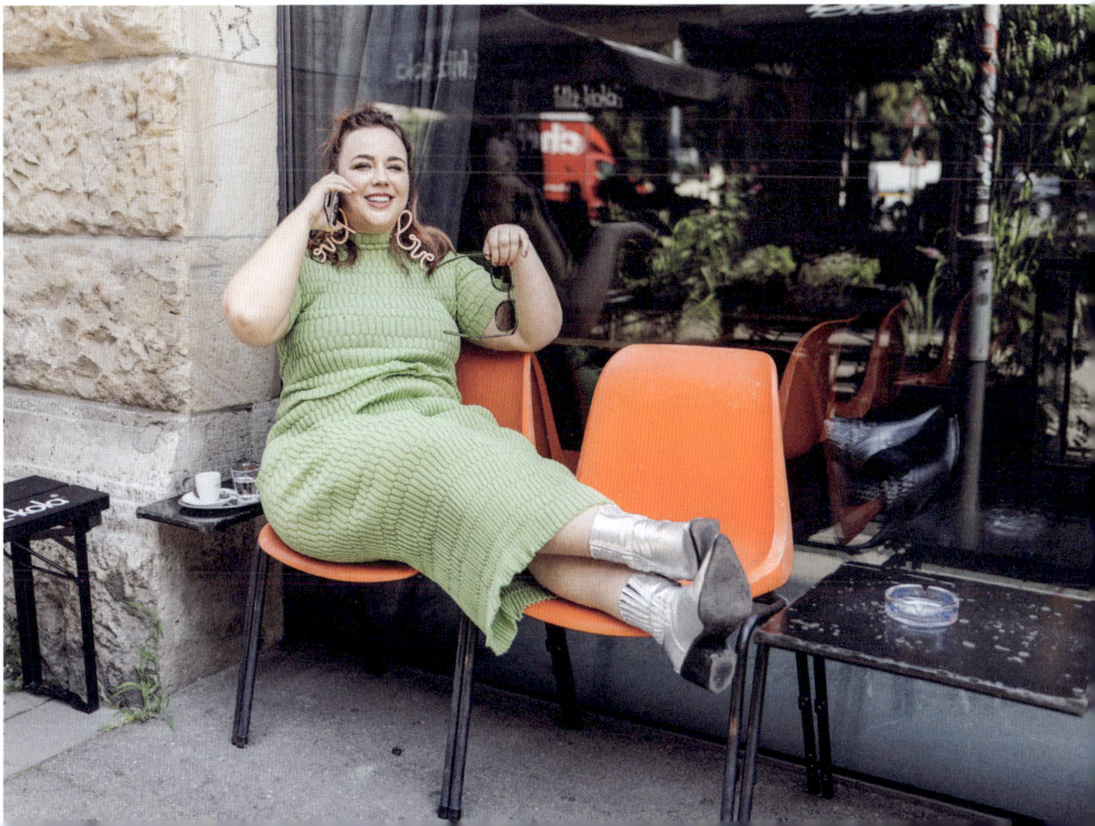

Eine Welt, die uns wirklich erlaubt, „sein zu dürfen, mit allem", wirkt für mich noch sehr fern, doch in deinem eigenen Kosmos kannst du bereits dazu beitragen. Sich zum Beispiel die eigenen Tage und Wochen nicht mit unendlichen Terminen, Erledigungen und Verabredungen vollzuballern, könnte dazu beitragen, dass wir lernen, wieder besser zu spüren, was wir wirklich brauchen. Das können auch Verabredungen intuitiver Natur sein, doch dafür braucht es einen mitfühlenden Umgang mit sich selbst und seinen Bedürfnissen, aber auch den Raum. Vielleicht ist unser Leben, so wie es aktuell funktioniert, nicht unbedingt „leichter", sondern einfach nur kleiner. Kleiner an Möglichkeiten und unterschiedlichen Optionen.

Bewusstes Aufgeben = Sanftheit erlauben

Wenn wir weniger Ängste hätten, ohne Vorlagen und Orientierungen auf dieser großen Leinwand namens Leben unser wahrstes Ich zu erfahren, würden wir die große Freiheit darin erkennen und wirklich unser eigenes Leben kreieren. Ich wiederhole mich zwar, doch das Ziel bist und bleibst du, immer.

Manchmal verlangt es uns einiges an Größe ab, sich zu erlauben, „bewusst aufzugeben", es für heute „bewusst sein zu lassen" – abzulassen von dem, was man sich „irgendwann mal" vorgenommen hat. Eventuell hat dir das Vorgenommene auch bereits gedient, indem es dich motivierte, Vorfreude produzierte oder dich zu

AUFGEBEN DÜRFEN

Eine Klientin von mir hatte vor einiger Zeit zum zweiten Mal die gleiche Wandertour durch die Berge für sich gebucht. Sie bemerkte bereits am ersten Tag, dass sie aktuell nicht fit genug dafür war. Der Kopf wollte nicht akzeptieren, was der Körper bereits spürte. An Tag 2 versuchte sie gegen den Widerstand anzukämpfen und sich dies als motivierende Challenge zu verkaufen. Zum Mittag hin verließ sie all ihre Freude an der Tour, sie konnte kaum noch die faszinierende Aussicht genießen, weil sie so mit der Bekämpfung ihrer Schmerzen beschäftigt war. Sie beschloss, die Wanderung zu beenden. Ich erhielt folgende WhatsApp: „Sandra, ich habe mir heute selbst geschenkt, aufgeben zu dürfen. Weil mir klar wurde, dass ich mir selbst und den anderen nicht schulde, beweisen zu müssen, wie gut ich bin im Durchziehen und Mich-selbst-Quälen. Ich bin immer wertvoll, ob ich die Wanderung packe oder sie früher beende. Ich darf sanft zu mir sein, die Liebe zu mir fließt, kompromisslos."

einem nächsten spannenderen Impuls führte. Und oftmals ist es gar nicht so simpel, den Unterschied zwischen „fürsorglichem Neuwählen“ und „sabotierendem Selbstbelügen“ zu erkennen. Aber du wirst es nie erfahren, wenn du dir die unterschiedlichen Erfahrungen nicht erlaubst.

ES IST NIE ZU SPÄT

Videos auf Social Media von älteren Menschen, die untypischerweise noch besonders aktiv sind und zum Beispiel an Geräten turnen, surfen oder skaten, feiere anscheinend nicht nur ich stark, diese Videos gehen oftmals viral. Sie beinhalten für uns alle die wertvolle Botschaft: „Es ist nie zu spät.“ Und es stimmt, es gibt keinen Grund, außer gesundheitlich, einzustellen, was einem Freude bereitet. Wenn wir älter werden, kommen oftmals ähnliche Schamgedanken, die uns bereits in der Pubertät quälten, wie: „Jetzt in meinem Alter ...“, „Es ist schon Jahre her ...“, oder der Klassiker: „Oh Gott, was werden die Nachbarn dazu bloß sagen ...“ Na ja, sagen wir es mal so, wenn du Super-duper-Nachbarn hast, dann feuern sie dich sogar so aus dem Fenster aus an, dass du meinst, auf einer Parade zu sein.

Zusammenfassend kann ich für mich sagen, dass es ein großes Geschenk ist, mich bewegen zu können, und zwar so, wie ich will. Dadurch erfahre ich mich, andere und die Umwelt nochmals intensiver. Warum sollte das für dich nicht auch möglich sein, vor allem möglicher, als du vielleicht jetzt gerade aus dem Bett oder von der Couch aus meinst. Erinnere dich zurück, was dein siebenjähriges Ich gern gemacht hat, und bediene dich der Power von kleinen Schritten. Und vor allem erlaube dir „wohltuenderes Gedankengut“, es kreiert unsere Realität.

Obwohl ich staatlich anerkannte Tanzpädagogin bin, meine Ausbildung auf einer Sportakademie absolviert habe, mein ganzes Leben lang sehr aktiv war, habe ich mich selbst lange als unsportlich betitelt, weil es andere taten, dies dann leider auch gedacht und lange gelebt. Und auch heute noch, nachdem ich dieses Kapitel mehrere Male gelesen habe, bin ich immer noch überrascht, wie bewegungs- und abenteuerlustig ich schon immer war und glücklicherweise mir selbst wieder ermöglicht habe zu werden. „Sportlich sein“ sieht einfach in den meisten Fällen ganz anders aus, als uns versucht wurde beizubringen. Ich bin Sandra Wurster, ich mag es schnell, oft auch lässig und ruhig, bin eine aktive Lebensverschönerin meines eigenen Lebens und endlich wieder meine eigene Hauptdarstellerin, weil ich jetzt selbst Regie führe.

MENTALE GESUNDHEIT

Der Tanz hat auf gesundheitlicher Ebene viel zu bieten. Er sorgt für einen besseren Gleichgewichtssinn, fördert die Koordination, steigert das Selbstbewusstsein und soll gegen Demenz helfen. Außerdem kann er Ängste und Depressionen schwächen. Bewegung im Allgemeinen reduziert Stress, setzt Endorphine im Hirn und im Nervensystem frei, diese Hormone haben ähnliche Wirkungen wie Opiate oder Antidepressiva. Besonders letzterer Aspekt ist wichtig in Anbetracht dessen, dass die Zahl der Verschreibungen von Antidepressiva in Deutschland sich von 2007 bis 2016 fast verdoppelt hat. Laut einem neuen Bericht der Weltgesundheitsorganisation (WHO) zur weltweiten mentalen Gesundheit hat die Corona-Pandemie für einen starken Anstieg von psychischen Erkrankungen geführt. Demnach sind die Fälle von Depressionen und Angststörungen weltweit bereits im ersten Pandemiejahr um 25 Prozent gestiegen.

In den letzten Jahren mussten sich also so viele Menschen wie noch nie zuvor mit ihrer mentalen Gesundheit auseinandersetzen, die Zusammenhänge und Auswirkungen unseres schlechten Gefühlsmanagements werden dabei für alle erkennbarer.

Dass immer häufiger Personen des öffentlichen Lebens („Stars und Sternchen"), bei denen oftmals alles sorgenfrei und nahezu perfekt scheint, offen über ihre Depressionen und psychische Gesundheit sprechen, ist eine Entwicklung, die kollektiv zu einem positiven Verständnis und somit auch für einen „besseren" Umgang in unserer Gesellschaft sorgt. Langsam wird jeder klar, wir alle haben unterschiedliche Themen, Gefühle, Erfahrungen und Traumata, die sich unserer Aufmerksamkeit bedienen. Darunter zu „leiden" ist keine Schwäche, wie wir sie im wörtlichen Sinne verstehen, sondern einfach nur menschlich.

Psychische Krankheiten, die zuvor unter dem Deckmantel „des Versagens" und des „hausgemachten Selbstverschuldens" verdrängt wurden, erhalten nun wachsende Ernsthaftigkeit.

Die Ursachen von Depressionen sind sehr individuell und vielfältig. Einige stammen aus Verlusterfahrungen in der Kindheit, generellen traumatischen Erlebnissen, emotionaler oder körperlicher Gewalt wie auch Missbrauchserfahrungen und schweren Krankheiten oder chronischem Stress. Doch auch genetische Veranlagungen sowie neurobiologische Faktoren spielen eine Rolle. Weitere Risiken, die zu psychischen Krankheiten beitragen und uns mit enormen Ängsten konfrontieren, sind soziale und wirtschaftliche Ungleichheiten, Kriege, die Klimakrise und gesundheitsbedrohende Pandemien. Doch glücklicherweise beginnt das Tabu zu bröckeln, betroffene Personen erlauben sich mittlerweile, Hilfe in Anspruch zu nehmen. Vergiss bitte nicht, die Gespenster, die wir verstecken, werden größer.

KLEINER SOS-GUIDE

Was nun folgt, ersetzt keinen ärztlichen Rat oder eine Therapie, kann jedoch begleitend eingesetzt werden. Nicht selten höre ich von Menschen, dass sie enttäuscht von ihren Therapieerfahrungen und ihren Fortschritten – die nicht eintrafen – sind. Warum ist das so, und was kann dagegen getan werden?

Die meisten Therapieansätze bedienen sich der Gesprächsführung. Durch Gesprächssitzungen wird die Patientin auf ihrer eigenen Reise zu mehr Bewusstsein und Aufarbeitung ihrer unterschiedlichen Themen begleitet. Zwar wird in den Therapieeinheiten ein geschützter und wertfreier Raum dafür geboten, doch „die Lösung“, „der Aha-Moment“ soll vom Patienten selbst stammen. Allerdings kann solch eine Therapie Jahre dauern, und das sorgt wiederum für Ungeduld und Frustration, besonders wenn frau sich akut bescheiden fühlt. Ich erlaube mir kein Urteil, in unterschiedlichen Fällen, bei unterschiedlichen Menschen werden unterschiedliche Methoden und Ansätze heilsamer sein als andere. Doch für mich ist es nachvollziehbar, dass vielen Menschen Gesprächstherapie allein nicht ausreicht und sie ein dringendes Bedürfnis haben, sich weniger ohnmächtig und dafür besser zu fühlen.

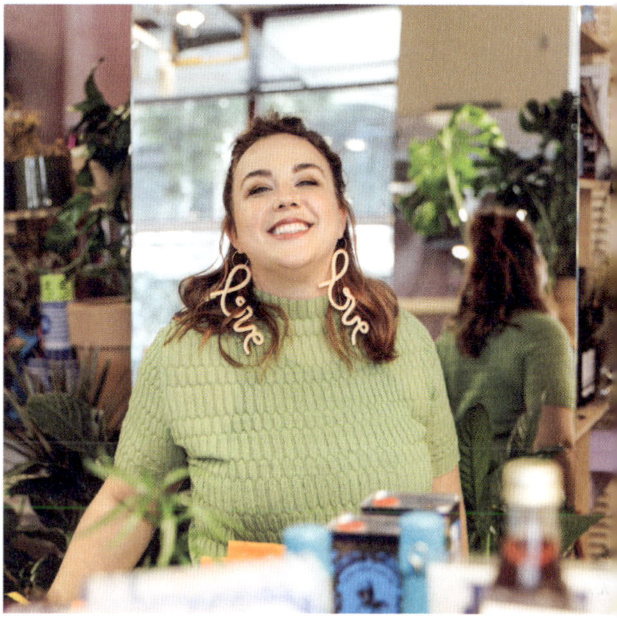

Mobilisiere deine Lebenskraft.

Orientierungshilfe für dich

Kümmere dich zuerst um deine Lebenskraft, sie wird dich langfristig wieder zu deiner Lebenslust und -freude führen. Das wird nicht alle deine Probleme lösen, aber es wird dafür sorgen, dass es dir besser gehen wird. Im Anschluss, Schritt für Schritt, kannst du alle weiteren Probleme angehen. Lass uns deine Lebenskraft mobilisieren.

Deine Lebenskraft besteht aus drei Ebenen:

1. **Untere Ebene:** physischer Körper
2. **Mittlere Ebene:** soziales Umfeld
3. **Obere Ebene:** die Beziehung zu dir selbst

Beginne, indem du dich um die untere Ebene zuerst kümmerst. Sich selbst wieder mehr zu spüren und in Verbindung mit seinen körperlichen Grundbedürfnissen zu kommen, spielt eine wesentliche Rolle. Das können ganz unterschiedliche Dinge sein, wie zum Beispiel kreativ zu werden, Solo-Sex, also Selbstbefriedigung, oder weitere Selbstlieberoutinen wie Meditation und Achtsamkeitsübungen. Simpel ausgedrückt, sorge für Bewegung, eine abwechslungsreiche Ernährung, an der du Freude haben darfst, und einen guten Schlaf. Beobachte, was du vorm Schlafengehen konsumierst, regelmäßige Bettzeiten und vor allem, dass du genügend schläfst. Psychologen gehen davon aus, dass bereits diese Ebene zu stärken dazu beitragen kann, dass du 85 Prozent deines Wohlbefindens steigerst.

Die mittlere Ebene fordert uns auf, uns mehr mit unseren Beziehungen, die wir führen, auseinanderzusetzen. Viele Men-

SICH SELBST VERLIEREN

Anhand meines eigenen und des Lebens vieler Menschen, die ich bereits begleiten durfte, erkenne ich, dass sich die Wenigsten ihrer Lebenskraft wahrhaftig bedienen, Lebensfreude in Erledigungen und Stress untergehen und oftmals destruktive Gewohnheiten gepflegt werden, damit alles weiter, vor allem frau selbst, funktionieren kann. Das kann zu depressiven Verstimmungen führen oder zu anderen psychischen Erkrankungen. Generell gibt es in unser aller Leben Phasen, in denen nicht nur ausschließlich Menschen mit Depressionen von ungesunden Gewohnheiten,„Overthinking", also ungesundem Grübeln, Sinn- und Strukturlosigkeit betroffen sind und das Gefühl besitzen, sich selbst verloren zu haben. Kennst du das? Das Verlangen danach, sich „besser" zu fühlen, gesund, glücklich und erfolgreich zu sein - ist unser gutes Recht. Deshalb ist es auch so verständlich, dass sich Menschen eine Orientierungshilfe wünschen, um aus Negativspiralen schneller herauszukommen.

schen haben Schwierigkeiten, Beziehungen hinter sich zu lassen, die ihnen mehr schaden als nutzen. Die Angst vor der eigenen Einsamkeit lässt Menschen in Zweisamkeiten und anderen Systemen – wie zum Beispiel den Kontakt zu narzisstischen Familienangehörigen zwanghaft aufrechterhalten – feststecken, die sich zu gefährlichen Energieräubern entwickeln können. Im gleichen Zug isolieren sich einige Menschen allerdings auch aufgrund von schlechten Erfahrungen in Beziehungen. Doch nicht in Beziehung zu treten kann nicht die Lösung sein. Sich verabreden, neue Bekanntschaften pflegen, um sich austauschen zu können, ist in der „richtigen Dosis", im „richtigen Umfeld" wohltuend.

In der oberen Ebene, „die Beziehung zu sich selbst", geht es darum, sich selbst tiefer zu begegnen, in den Kontakt mit seinem Unterbewusstsein zu treten. Dabei können unterschiedliche Tools förderlich sein, wie das Schreiben, auch als „journaling" bekannt. Schreiben kann hier wie ein Spiegel wirken, der einem Dinge aufzeigt, die so meist nicht bewusst waren. Damit kreiert frau automatisch mehr Raum für Reflexion und Bewusstsein. Einfach drauflosschreiben? Ja.

Fokus

Diese Handlungen sorgen in den meisten Fällen für einen Wandel in unserem Leben und bewirken, dass wir uns weniger ohnmächtig fühlen, indem wir uns wieder

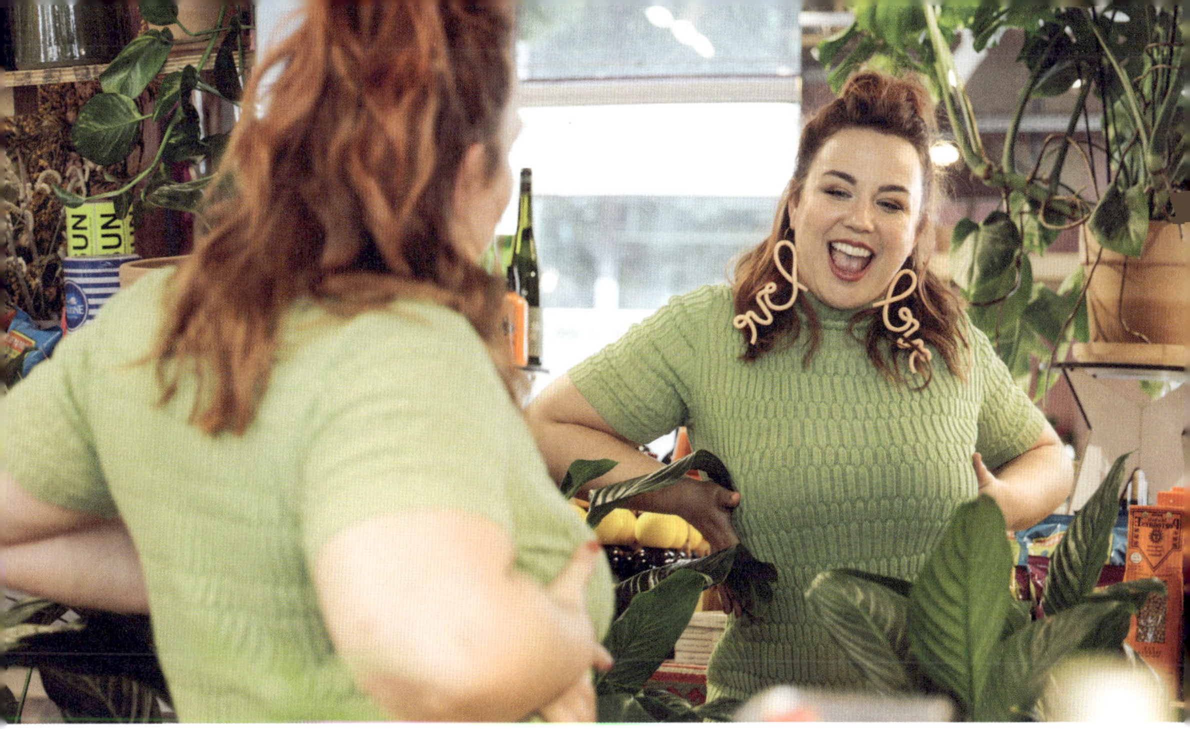

Willst du etwas aus dir herausschütteln oder auf dich selbst zutanzen?

mehr auf das konzentrieren, was wir wirklich beeinflussen können. Falls es untergegangen sein sollte: Expertinnen gehen davon aus, dass aufgrund der Stärkung der unteren Ebene „physischer Körper" bereits ca. 85 Prozent unseres Wohlergehens gesteigert werden können. Das ist eine Menge.

> *Für mich persönlich stellt sich gar nicht mehr die Frage, ob Bewegung wichtig ist oder ob wir uns bewegen sollten. Die einzige spannende Frage, die bleibt, ist, wie wir uns bewegen wollen.*

Ich mache es am liebsten tanzend – bewegen natürlich, an was hast du gedacht? Generell kann ich allen Menschen, die sich selbst noch als „unsportlich" sehen oder betiteln, Tanzen schwerstens empfehlen. Tanz kann die ideale heilsame Brücke zu deinem Körper sein, ohne das Gefühl zu haben, Sport zu treiben. Dazu musst du kein Partylied anschmeißen und fröhlich wie ein Glücksbärchi tanzen. Bediene dich lieber Musik, die deine Stimmung aktuell präsentiert, und tanze auf dich und deine Gefühle zu, biete ihnen gern eine Bühne. Doch du kannst natürlich auch Stress, Wut und andere unangenehmen Gefühle bewusst raustanzen. Die Kombination aus Tanzbewegung und Seinen-Gefühlen-Begegnen gefällt mir besonders gut. Nebenbei kommt frau zusätzlich in den engeren Kontakt des eigenen Gefühlsmanagements. Ich sag ja, eine heilsame Brücke. Dazu musst du keine erstklassigen Tanzmoves beherrschen oder unbedingt ins Tanzstudio, geschweige denn auf die Bühne gehen, oder doch?

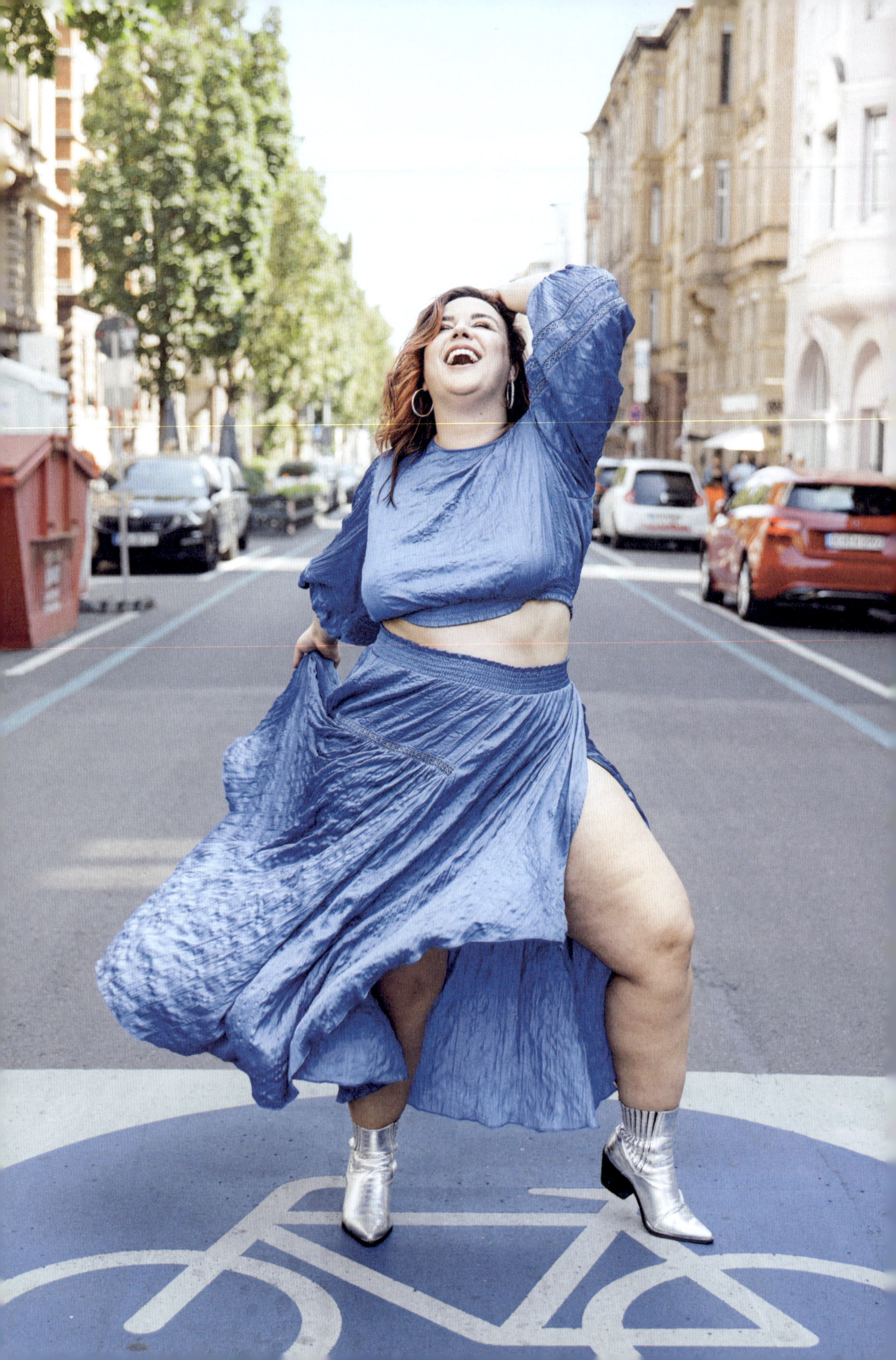

KAPITEL 3

DIE BÜHNE

Und so heilsam und freudebringend Tanzen auch sein kann, bietet die Tanzwelt leider auch viel Fläche für Bodyshaming, Essstörungen, ungesunde Vergleiche und Wettbewerbe. Es fällt mir nicht leicht, Tacheles über einen Bereich in meinem Leben zu sprechen und die negativen Seiten zu beleuchten, der mir so viel bedeutet und gegeben hat, doch da müssen wir jetzt durch. Schließlich kann sich auch nichts ändern, wenn frau nicht darüber spricht, dass das Werte- und Leistungssystem in einigen (Hobby-)Tanzschulen mehr als fragwürdig ist. Einige Tanztrainer*innen folgen kaum oder keinen pädagogischen Ansätzen, alte Ideologien fördern oft Bodyshaming und Rassismus. Aber alles schön der Reihe nach.

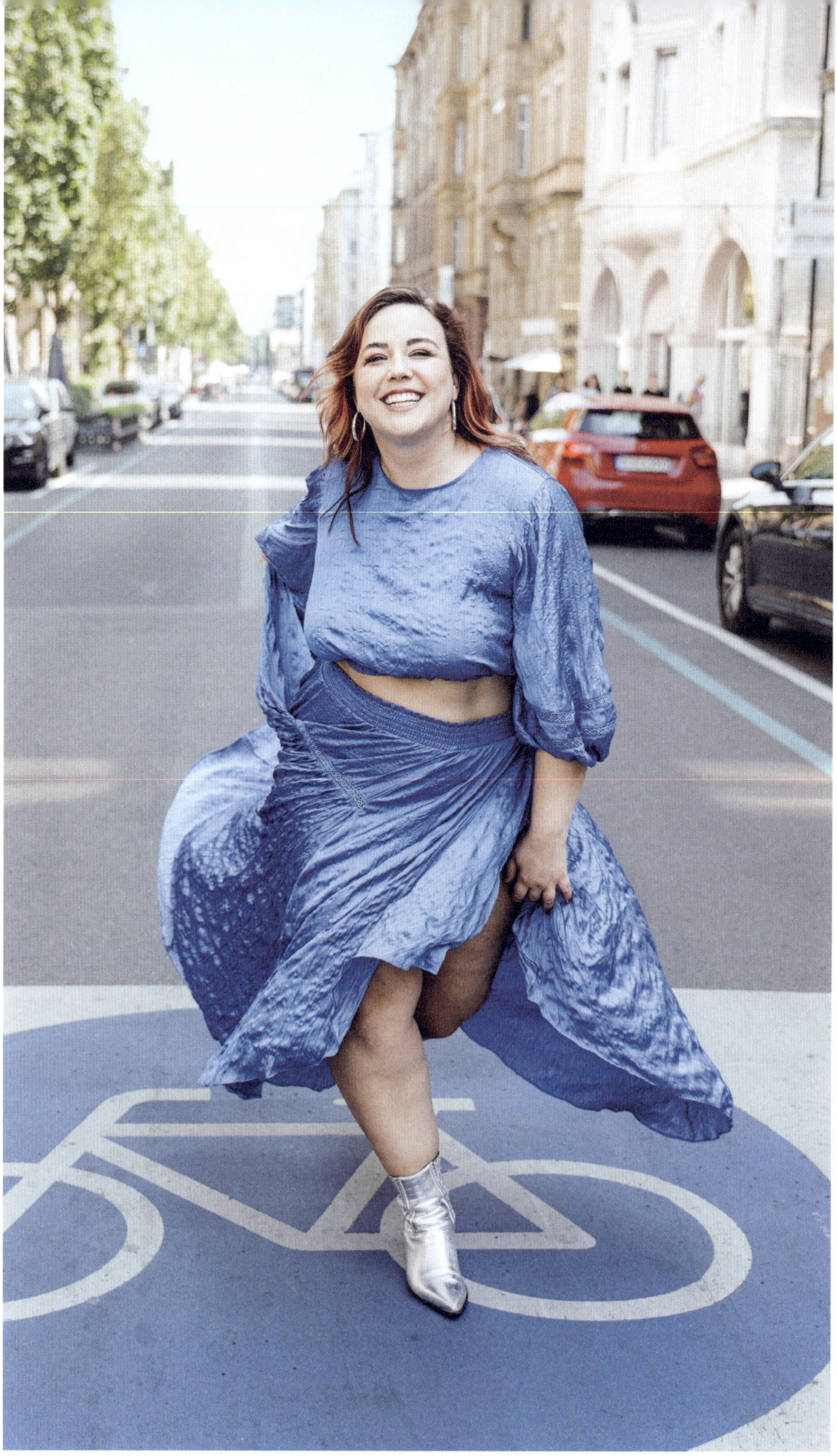

Tanz und Bodyshaming

Ich war bestimmt nicht das einzige kleine Mädchen, das zum Fasching mindestens einmal als Primaballerina ging und generell eine sein wollte, sobald sie groß ist – natürlich nur, bis ich „Dirty Dancing“ sah. Sie waren alle so wunderschön in ihren Tutus, wurden von allen bewundert und schwebten förmlich über die Bühne. Was mich verzauberte und mir im Gedächtnis blieb, ist die Symbiose aus Musik, Bewegung und Emotion. Es hat etwas Magisches, wenn die Dinge in Harmonie scheinen. Es beruhigt, fühlt sich friedlich an, wie nicht von dieser Welt. Natürlich hatte ich damals keinen Schimmer, was damit alles einhergeht, wie tägliches und stundenlanges Training, überschaubares Einkommen und ein schnelles Karriereende, das in den meisten Fällen bereits kurz nach dem 30. Lebensjahr eintritt. Zwar fehlte mir in jungen Jahren auch das Verständnis von Technik und Haltung, doch wofür ich keine Grundlagenkenntnisse benötigte, war, die Hingabe und Freude zu erkennen und dass die Bühne ein besonderer Ort ist.

EIN BESONDERER ORT

Die meisten Bühnenprogramme gehören zu den ältesten Unterhaltungsformen der Welt, Tanzaufführungen eingeschlossen. Dabei sind die Botschaften wie auch die Dynamiken der jeweiligen Aufführungen je nach Stil und Genre unterschiedlich: Im Tanztheater wird oft abstrakt, provokant und zum Teil bewusst unharmonisch ge-

NEUE WAHRHEITEN

An dieser Stelle ist mir besonders wichtig, dass frau nicht das Gefühl bekommt, dass ich belehrend und aggressiv mit meinem Finger auf „die anderen“ zeige, zumal ich selbst Unmengen „falsch“ aus den „richtigen Motiven“ gemacht habe – das geht. Angst vor Neuem und mangelndes Bewusstsein sorgen oftmals dafür, dass an Altem, in diesem Fall an alten Tanzideologien festgehalten wird, und es bedarf Raum und Zeit für Veränderungen, um neue Wahrheiten und Identitäten zu etablieren. Veränderung findet selten statt, wenn wir uns angeprangert fühlen. Sie entsteht in Ruhe, meist wenn wir mit uns allein sind und uns sicher fühlen.

arbeitet, um das Widersprüchliche im Menschsein aufzuzeigen. Es soll nicht unbedingt „schön" sein, dafür bewusst zum Nachdenken anregen. Nach Pina Bausch: „Mich interessiert nicht so sehr, wie sich Menschen bewegen, als, was sie bewegt." Dagegen zeigen Opern und Ballettháuser meist klassische Stücke wie Schwanensee und Nussknacker, original oder neu inszeniert. Für viele findet sich genau das in Musicals wieder, was sie im Ballett vermissen: Diese ahmen auf tänzerische und musikalische Art meist das Leben berühmter Menschen nach oder inszenieren Disneyklassiker neu. Die wohl bekanntesten und unvergesslichsten Musicalstücke sind „West Side Story" (von Stephen Sondheim als Texter und Leonard Bernstein als Komponist), „Das Phantom der Oper" (von Andrew Lloyd Webber und Richard Stilgoe), „Cats" (von Andrew Lloyd Webber), um nur einige aufzuzählen. Selbstredend sind das Geschichten und Lieder, die wir bereits kennen, die eventuell Kindheitserinnerungen in uns wecken, Verbindungen und ein Gefühl von Vertrautheit spüren lassen. Das abwechslungsreiche Bühnenbild und die bunten Kostüme sorgen für eine spannende Dynamik, mit der sich Laien oft mehr abgeholt fühlen als mit Tanzbühnenstücken, die auf dem Fernsehsender Arte laufen. Wenn uns etwas „zu" fremd, zu abstrakt ist, können wir uns oftmals nicht wirklich darauf einlassen, uns nicht damit auseinandersetzen und verlieren dann meist schnell das Interesse daran.

Obwohl die Subkultur Hip-Hop und die daraus resultierenden unterschiedlichen Urban-Tänze viele Jahre wie Stiefkinder des Tanzens angesehen wurden und dadurch wenig Ernsthaftigkeit erhielten, ist es umso erfreulicher, dass sie es von den Straßen-Battles auch auf die Bühne geschafft haben, wie zum Beispiel die Flying Stepp Academy mit ihrer bekannten „Flying Bach"-Show. Auch immer mehr Burlesque-Shows und viele weitere freie unterschiedliche Tanzensembles erobern sich inzwischen die Bühne.

Tanzschulen, Vereine und Schulen führen in der Regel auch kleine oder größere Bühnenstücke, Kinder-Musicals oder Theaterstücke auf. Zu einen, um jedem Kind die Möglichkeit zu bieten, sich und seine Fähigkeiten zu präsentieren, aber auch, um Eltern und anderen Familienangehörigen einen Einblick zu verschaffen, was ihre Kinder lernen. Das handhabt jede Institution anders, manche Tanzschulen fahren dafür ganz groß auf, mit Kostümen, Bühnenbild und gebuchter Location, andere halten es etwas entspannter, schieben die Tische beiseite und führen im Klassenzimmer mit anschließendem gemeinsamem Abschlussgrillen auf.

Erstaunlicherweise ist der allgegenwärtige Respekt für die Bühne, sowohl, etwas präsentieren zu dürfen, sich selbst und auch durch sie, in den Meisten, ob klein oder groß, vorhanden. Es wird Wochen dafür trainiert und geprobt, frau erhält einen Platz und manchmal sogar ein eigenes Kostüm. Es wird einem wichtig, frau bemüht sich, gibt ihr Bestes, für die Gruppe, die Tanzschule und um die Trainer*in nicht zu enttäuschen. Dann kommt der Tag der Tage. Aufregung macht sich breit,

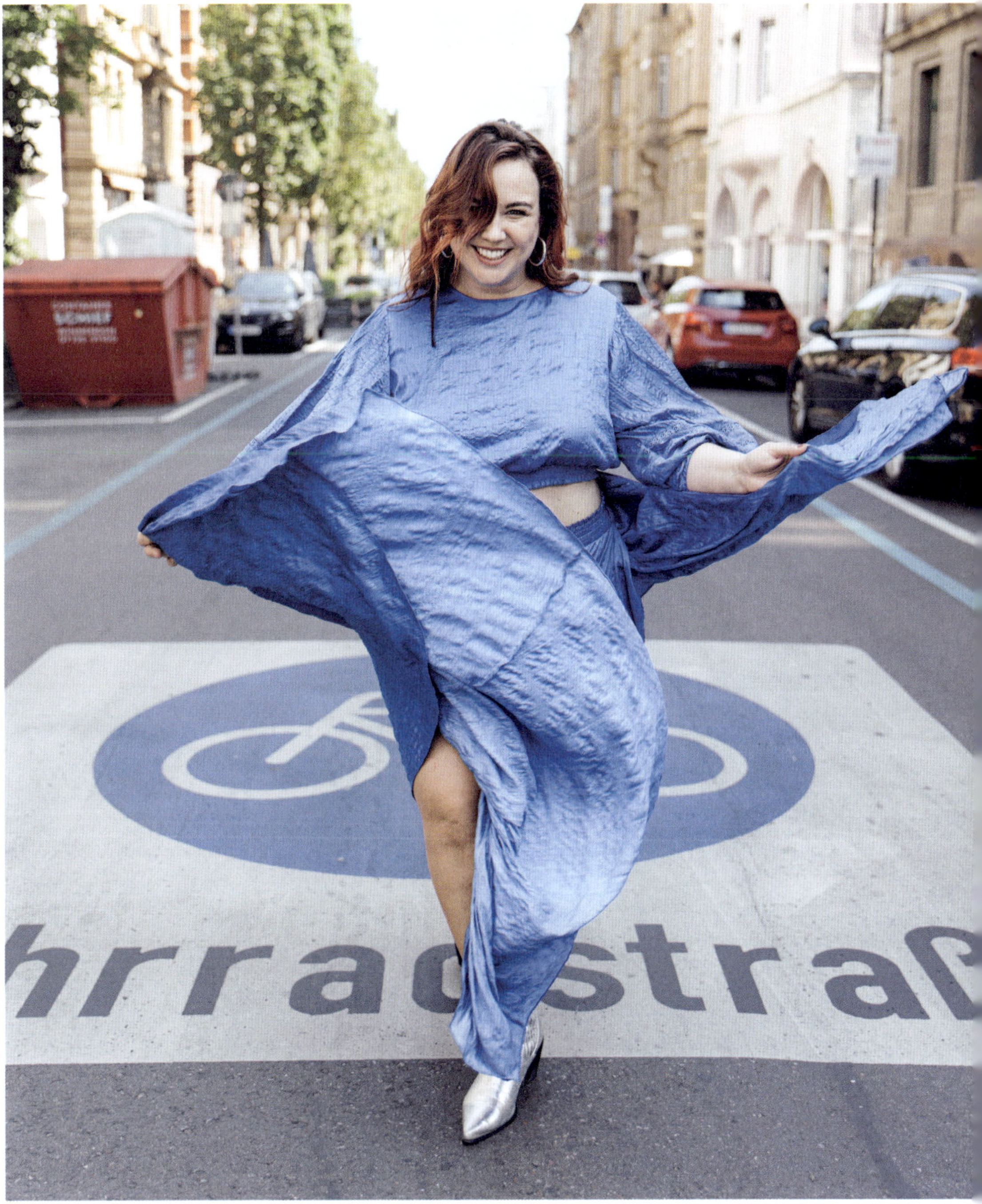

Sei deine eigene Bühne.

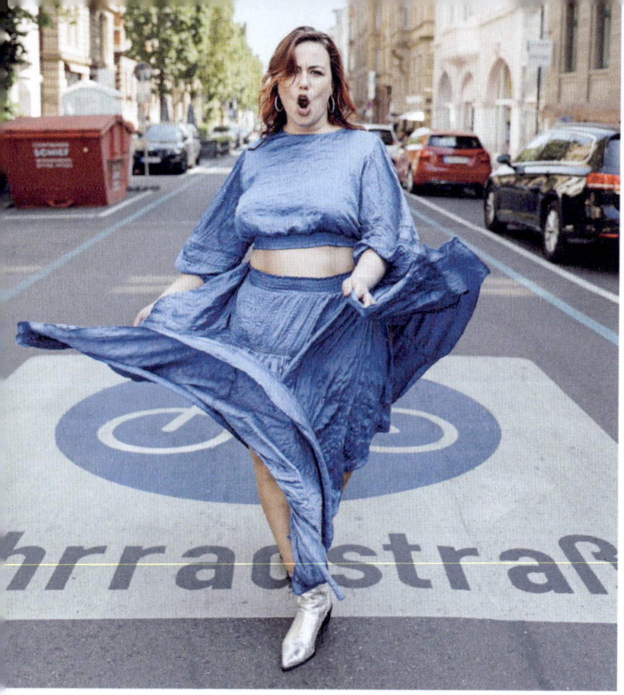

Stimmungen können sich auf das Publikum übertragen, ein berauschendes Gefühl.

das lange Warten und die Stimmung hinter der Bühne sind nervenaufreibend. Gleich geht es auf die Bühne, wieder Warten, dann endlich kommt der Augenblick, es geht los – drei Minuten später ist alles vorbei, das Publikum applaudiert.

DREI MINUTEN?!

Die drei Minuten selbst, wie auch weitere erste Auftrittserfahrungen, lösten ein Gefühl von Benommenheit in mir aus. Sobald es losging, war es auch schon wieder rum – ich funktionierte. Keine Fehler zu machen trotz des ganzen Drumherums und meiner inneren Anspannung war ein beachtlicher Erfolg für mich. Ich hatte viele Patzer und Aussetzer zu Beginn. Erst einige Aufführungen später verunsicherten mich das Licht, die Blicke der Zuschauer*innen und meine eigene Nervosität weniger. Irgendwann tat ich nicht mehr nur so, als hätte ich Spaß, sondern konnte es beginnen zu genießen. Die Inszenierung selbst, die Tanzchoreografie dem Publikum so zu präsentieren, dass es synchron, leicht und geschmeidig wirkt, während im selben Moment das Tanzstück körperlich viel abverlangt und monatelanges Training voraussetzt, gehört auch zur Vorstellung.

Dieser Aspekt unterscheidet Tanz stark von vielen anderen Sportarten wie Fußball, Basketball oder Handball. Niemand erwartet von einer Fußballspielerin, während sie dem Ball hinterherjagt, dass sie oder ihre Laufbewegungen besonders anmutig aussehen. Vielleicht ist der Vergleich auch nicht gelungen, schließlich erwarten Fans und ist das Ziel beim Fußball: Tore. Wohingegen es bei einer Tanzaufführung, beim Tanzen an sich sichtlich schwieriger ist, ein genaues Ziel zu definieren: Geht es um den Ausdruck selbst, um die Kunstform wie auch um eine gewisse Ästhetik – über die wir noch reden. Gleichzeitig soll auch etwas bei den Zuschauer*innen ausgelöst werden, sie sollen sich abgeholt und unterhalten fühlen. Und tatsächlich es ist erstaunlich, wie empfänglich das Publikum für Stimmungen und Energien ist, wie ein großer Spiegel. Schämen sich die Tänzerinnen, fühlen sich unsicher, wird es unangenehm für die Zuschauer*innen, da sie auch die Scham spüren und sehen können. Ja, andersherum hat es denselben Effekt: Wenn wir Menschen auf der Bühne sehen, die sich sicher fühlen und Freude empfinden, überträgt sich auch dieses Gefühl auf das Publikum.

DER WEG ALS ZIEL

2006, nach der Veröffentlichung des ersten Teils der erfolgreichen Filmreihe StepUp (ein Streetdance-Tanz-Film), verdoppelte sich die Teilnehmerinnenanzahl meiner Hip-Hop-Kurse. Sie leerten sich allerdings auch genauso schnell wieder auf die vorigen Kursgrößen. Ich werde nie vergessen, wie ein Teenagerjunge, der bei mir neu begonnen hatte, mich verwundert fragte: „Sandra, das ganze Training, das ständige Wiederholen und Schwitzen, machen wir alles nur für drei Minuten auf der Bühne?" Ich versuchte zu erklären, dass der Weg auch ein Teilziel ist und jeder Anfang schwerer, bevor er leichter wird. Dass Tanz sich durch seine Kunstform von anderen Sportarten unterschied. Der Prozess, das Training deshalb nicht nur dazugehörte, sondern bewusst auch genossen werden durfte. Er blieb skeptisch.

Die Frustration, die viele Quereinsteiger*innen empfinden, ist verständlich. Wir sind enttäuscht, wenn die Täuschung auffliegt, also unsere Vorstellung nicht mit der Realität übereinstimmt. Es dient Beginner*innen nicht, sich an einem Tanzfilm zu orientieren, in dem Laientänzer*innen, die in Wirklichkeit Profi-Streetdance-Tänzer*innen sind, so dargestellt werden, als würden sie Saltos schlagen und die coolsten Moves nach bereits einigen Trainingswochen draufhaben, wozu frau im wirklichen Leben manchmal Jahre braucht. Gleich für einen Auftritt zu proben, kann einige Anfänger*innen zusätzlich unter Druck setzen. Doch was für den einen Druck ist, kann wiederum für den anderen eine Motivation sein.

Meiner Erfahrung nach ist die eigene Pubertät für viele Tanzbeginner*innen zusätzlich herausfordernd. Der Körper macht, was er will, Emotionen und Hormone suchen ihren Platz. Frau hat ständig das Gefühl, keine Kontrolle über den eigenen Körper zu besitzen, was einem viel abverlangt. Das erhöhte Schamgefühl in dieser lebensverändernden Entwicklungsphase lässt es kaum zu, sich noch verletzlicher machen zu können. Und wer nicht das Risiko eingehen kann, dass etwas „komisch" aussehen wird, frau Fehler machen wird, wird sich auch nicht wirklich auf das Neue einlassen können, nicht wirklich etwas lernen, keine Fortschritte erfahren und frustriert wieder aufhören.

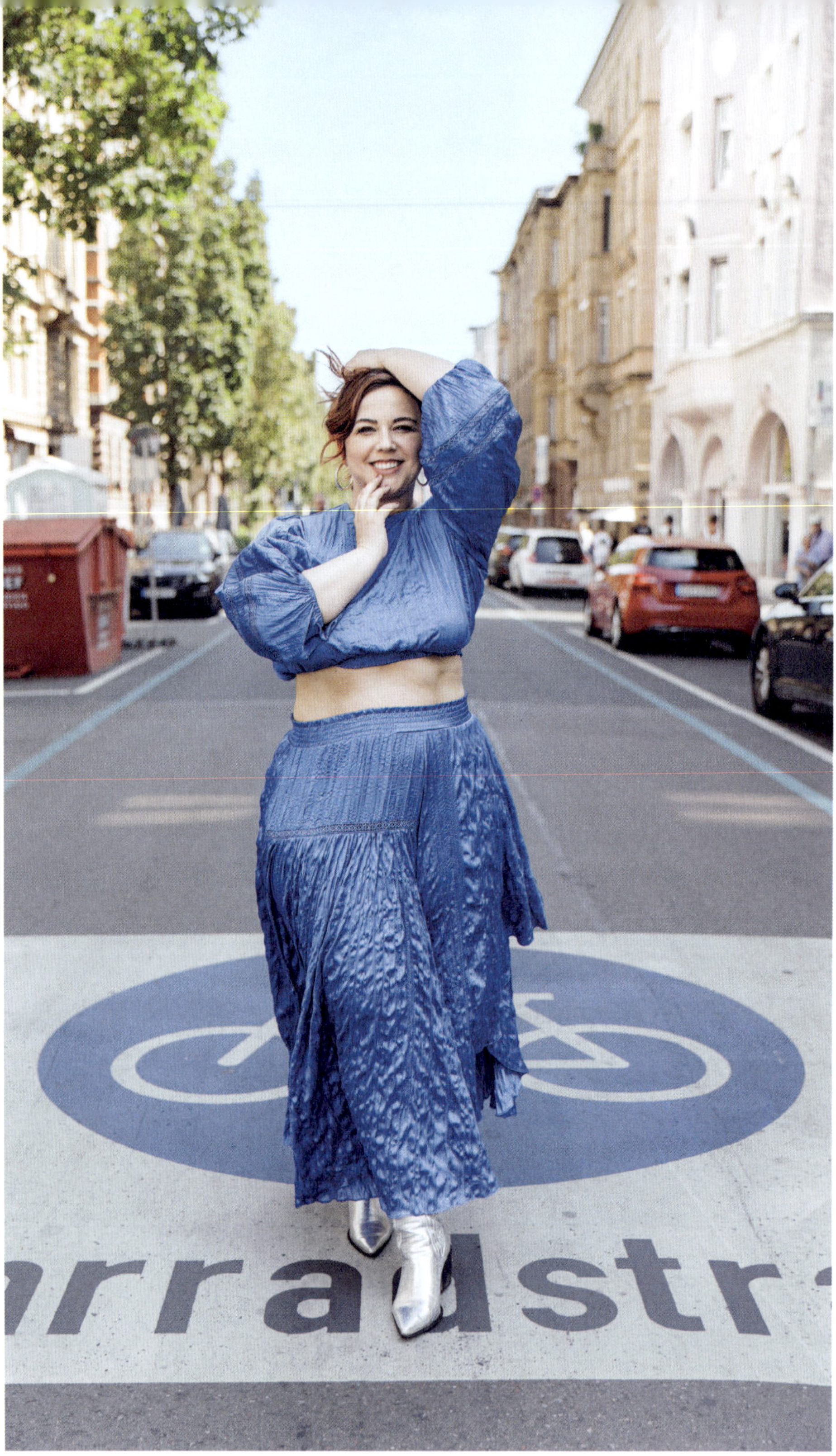
rradstr

Tanzen nur schöne Menschen, oder sind sie schön, weil sie tanzen?

Ästhetik ist ein Wort, das oft im Zusammenhang mit Tanz verwendet wird. Aber was ist diese Ästhetik überhaupt? Google sagt, Ästhetik ist die Wissenschaft, die Lehre von Schönheit. Sind also alle Menschen schön, die tanzen, oder tanzen nur schöne Menschen? Und was ist „Schönheit" überhaupt?
Umgangssprachlich verstehen und beziehen wir diesen Begriff vor allem auf unser äußeres Erscheinungsbild und orientieren uns dabei häufig an den Normschönheiten, die hauptsächlich von Medien, Filmen und Plakaten präsentiert werden. Ein durchtrainierter, muskulöser Körper gilt als ästhetisches Ideal. Ästhetische Bewegungen im Sport werden vor allem mit (Kunst-)Turnen, Eiskunstlauf, Rhythmischer Sportgymnastik und Tanzen assoziiert. Hier findet frau oftmals auch traditionelle und ideologische Ästhetikvorstellungen, die relativ wenig bis gar keinen Raum für Körper und Schönheitsvielfalt zulassen. Durch diese Körperdiskriminierung fühlen sich viele Menschen, die dem Schönheitsideal nicht entsprechen, nicht nur nicht angesprochen, sondern regelrecht ausgeladen und gehen ihren Bewegungsinteressen erst gar nicht nach. Das „traurige Phänomen", dass bei den meisten Tanzschulen und auch Yogastudios hauptsächlich dünne Menschen ein und aus gehen, liegt nicht daran, dass dicke Menschen nicht gern tanzen oder Yoga machen würden, sondern dass sie sich unerwünscht fühlen.
Doch auch für Personen, die bereits einen ästhetischen Sport ausführen, herrscht meist der ständige Anspruch, „in Form zu bleiben", „sein Gewicht zu halten". Das sorgt für Druck und eine angespannte Beziehung zum eigenen Körper, aber auch zum Essen selbst. In leistungsfördernden und wettkampforientierten Gruppen steht oftmals nicht nur die sportliche Leistung im Fokus, sondern eben auch das eigene Aussehen in Kombination mit dem eigenen Gewicht. Ex-Sportlerinnen, die von ihrem ehemaligen ungesunden Diätwahn, ungesunden Ernährungsplänen und ihren Esskrankheiten sprechen – wie die mutige deutsche Turnerin Kim Bui im Sportteil der Süddeutschen Zeitung –, beleuchten Ansichten und Herangehensweisen, die nicht länger unter dem Deckmantel von „Disziplin" versteckt oder, schlimmer noch, weiterhin akzeptiert werden dürfen. Die Dunkelziffer über „Essstörungen" und „Körperhass" im Spitzensport ist hoch, und dennoch sprechen die Wenigsten über den hungernden Preis des ständigen Dünn-sein-Müssens.

ÄSTHETIK ALS ANSATZ FÜR SINNLICHE ERKENNTNIS

Doch die Ästhetik als eine reine Wunschvorstellung von „Schönem" zu betrachten, macht nicht nur vielen Menschen

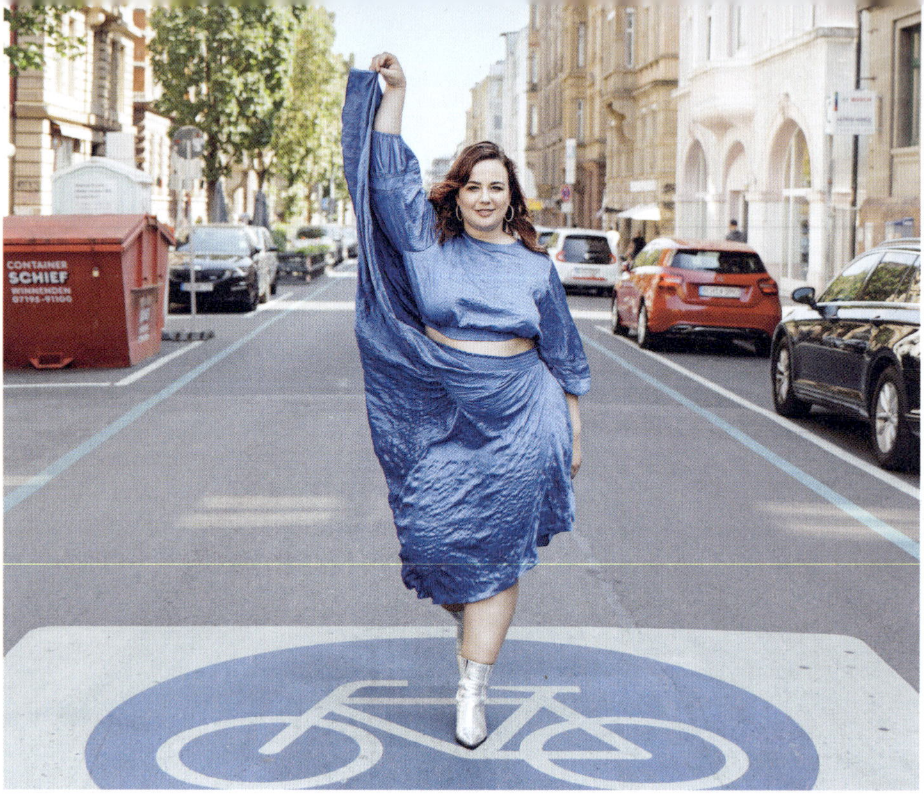

Es gibt keinen „richtigen" oder „falschen" Weg, du bist das Ziel.

Druck, sondern scheint mir zu begrenzt und wird der umfänglichen Kraft von Ästhetik an sich nicht gerecht. Meist jagen wir dem Schönen so lange hinterher, bis wir Dienerinnen einer Wunschvorstellung geworden sind. Es bedarf einer neuen, allumfassenderen Definitionserweiterung: Ästhetik als Denkansatz von Kunst und als Denkansatz der sinnlichen Erkenntnis und Erlebnisse. Besonders Letzteres, Ästhetik als Ansatz sinnlicher Erkenntnis und Erlebnisse in Kombination mit pädagogischen Methoden würde für eine freudvollere und körperfreundliche Bewegungserziehung sorgen. Die Betrachtung sorgt für eine Aufgabenerweiterung, in der nicht hauptsächlich „das Schöne" oder die Kunst erkundet werden würden, sondern die unterschiedlichen Prozesse und Seinzustände der jeweiligen Kursteilnehmerinnen selbst. Die selbständige Erkenntnisfindung sowie Tänze aktiv mitzugestalten würde gefördert werden. Seine Sinne dabei neu zu erfahren, mehr einzubeziehen, wäre wesentlich. Lernen, sein eigentliches Ich ganzheitlich zu betrachten. Um somit komplexere Antworten und Wahrheiten zuzulassen als simples „Richtig und Falsch"-Denken, das wiederum unterstützt, das eigene Sein in seiner wahren Tiefe begegnen und spüren zu können. Es gibt einiges, was von und in uns entdeckt werden kann und will, wenn wir unsere Fähigkeit, „uns selbst zu beobachten", mehr nützten, in einem Safespace, wo wir unsere eigene Definition von Ästhetik endlich leben und tanzen dürfen.

ÄSTHETIK UND BÜHNE IM WANDEL

„Die Bühne" und das Entertainment haben sich in den letzten Jahren vor allem durch den Fernseher und das Internet enorm verändert. Doch nicht nur das Entertainmentangebot ist ins Unendliche gestiegen, sondern durch die Nutzung von Smartphones tragen die meisten ihren eigenen Zugang zur sofortigen Unterhaltung stets bei sich, in der eigenen Hosentasche. Na, und was konsumiert „die gängige" Smartphone-Besitzerin? Richtig, Social Media!

Nicht nur berühmte Stars nutzen TikTok, X vormals Twitter, YouTube, Snapchat und Instagram, um ihre eigene Presse und ihre Werke zu promoten, sondern immer mehr Influencerinnen tun dies auch. Sie, wie auch Reality-TV- „Berühmtheiten", eben die „normale" Frau von nebenan, sind sogar für viele Menschen die Stars von heute. Bedeutet, jeder kann aus seinem Wohnzimmer seine eigene Bühne erstellen und somit zum nahbaren Star oder Coach werden? Genau, und ja, das kann gefährlich sein, wenn überall scheinbare Expert*innen und Coaches aufploppen, doch auch extrem gelegenheitsbringend. So müssen unter anderem Künstler*innen nicht mehr ewig darauf warten, entdeckt zu werden, sondern können selbst losgehen, um eine eigenständige Fanbase und Community aufzubauen.

DIE SCHAM, KEINE DÜNNE FRAU ZU SEIN

In meiner Teenagerzeit liebte ich die TV-Sender MTV und VIVA, in den frühen 2000ern wurden dort viele legendäre Songs gespielt, die auch noch heute in den besten Clubs aufgelegt werden. Dass allerdings in all den Videoclips kaum Körpervielfalt gezeigt wurde, stattdessen nur sehr dünne Frauen zu sehen waren, beeinflusste die Körperwahrnehmung vieler Teenager extrem negativ, wie auch meine. Unter anderem ist hier einer der Ursprünge meiner jahrelangen Bestrebungen, eine dünne Frau sein zu wollen. Und die Scham darüber, es nicht zu sein, fühlt sich bis heute gefährlich vertraut an.

Erstaunlicherweise erkannte ich als junger Mensch gar keine Verbindung zwischen dem zwanghaften Wunsch, dünn sein zu wollen, und Essstörungen, wie zum Beispiel Magersucht. An Magersucht konnte für mich nur jemand erkranken, der wirklich psychische Probleme hatte. Dass das ständige Hungern und Anstreben von ungesunden Schönheitsidealen auch ein Problem ist, dieser Gedanke war für mich außer Reichweite. Wie auch nicht, alle Frauen meiner Familie thematisierten stets ihr Essverhalten, ihr und mein Gewicht. Ich wurde mit dem Glauben groß, dass man sich als Frau für seinen Hunger schämen muss. Und so fing ich mit gerade elf Jahren meine erste Diät an, hasste ein bisschen meinen Körper – wie es eben auch all meine Freundinnen taten – und bemerkte gar nicht, wie ich ein Opfer des Schlankheitswahns, mit dem Millionen gemacht wurden und werden, wurde.

Heute zu sehen, dass meine Stars von damals mit mir „mitaltern", wie zum Beispiel Rihanna, Christina Aguilera und Nelly Furtado, die ihrem Körper nicht nur erlauben, sich zu wandeln, sondern ihn auf den roten Teppichen und auf Social Media stolz präsentieren und zelebrieren, tut so gut und unterstützt meine eigene Heilung. Die Botschaft, die mitschwingt, ist, wir müssen nicht mehr „zwanghaft" wie die jungen Frauen aussehen, die wir bei unserem Karrierestart vor über 18 (Rihanna) oder 24 (Christina und Nelly Furtado) Jahren waren, um weiterhin tolle Frauen sein zu können. Yes, Yes und Yes!

MEIN KÖRPER IST KEIN TREND

Auch wenn aktuell besonders Modehäuser und andere Firmen einen Hype um größere Körper veranstalten, dieser natürlich einer ganzen Körpergruppe zugutekommt, die sich lange ausgeschlossen und nicht gesehen gefühlt hat, darf nicht vergessen werden, dass keine Körperform besser, schöner oder hotter als eine andere ist. So wohltuend der „aktuelle Trend" für viele Menschen ist, einige sogar neues Selbstbewusstsein daraus schöpfen – es wird sich langfristig nicht wirklich etwas ändern. Der Spieß wird einfach nur umgedreht werden, und zur Abwechslung werden sich „die Dünnen" wie Loser fühlen. Doch so schnell Trends entstehen, so schnell sind sie auch wieder hinfällig, wobei uns Modekonzerne gern behilflich sind und uns neue Trends liefern, um weiterhin mit unseren Körperformen so zu spielen, als wären sie austauschbare Kleidungsstücke. Deshalb lasst es uns besser machen, nicht nur große Körper feiern, sondern respektvollen Umgang für jede Körperform einfordern, um die allgemeine Vielfalt zu zelebrieren. Denn auch wenn „Plus Size" und „Curvy" mittlerweile etwas mehr Akzeptanz erhalten als noch vor einigen Jahren, müssen auch hier wieder ein paar Gegebenheiten stimmen, wie „geeignete" Körperproportionen. Sanduhrfiguren mit einer schmalen Taille sind erlaubt, „Eistüten"-Körperformen (oben breiter, unten schmaler oder andersrum) oder generell einfach einen größeren, „unförmigen" Bauch empfinden die meisten weiterhin als unästhetisch. Inwiefern gehören wir uns wirklich selbst, wenn wir ständig im Außen darauf warten, mehr Akzeptanz für unser Sein zu erhalten?

UNTERSCHEIDE ZWISCHEN SELBSTBETRUG UND SELBSTLIEBE

Der tief eingepflanzte Wunsch in mir, „eine dünne Frau" sein zu wollen, sein zu müssen, lässt sich zwar aus mir rausrupfen, doch er wächst schneller nach als Unkraut. Und weil sich viele genau ab diesem Punkt nicht mehr weiterzuhelfen wissen, fangen sie an zu leugnen, dass der Wunsch noch Macht über sie hat. Das ist allerdings keine Selbstliebe, sondern Selbstbetrug. Lasse ihn da und nimm an, dass er dich noch beschäftigt. Je weniger wir bekämpfen, was ist, umso weniger erhält dieses „Was ist" deinen Fokus. Sokrates hat so schön gesagt: „Das Geheimnis der Veränderung ist, dass man sich mit all seiner Energie nicht darauf konzentriert, das Alte zu bekämpfen, sondern darauf, das Neue zu erbauen."

Zum Beispiel einen wunderschönen Garten in mir, mit vielen neuen Wünschen, die ich als Erwachsene Sandra nun bewusster einpflanze. Ich kann den eingepflanzten Wunsch, „eine schöne Frau sein zu wollen“, immer noch erkennen, er wird von mir gesehen, nicht mehr verurteilt oder mit Missachtung bestraft. Ich kenne nun die wahren Sehnsüchte dieses Wunsches, ich konnte ihn sogar umpflanzen in einen kleineren Topf, wodurch er noch weniger bedrohlicher wirkt. Jetzt, wo ich ihn passender platziert habe, er genügend Sonne abbekommt, scheint er sich zu wandeln, ganz langsam. Die Zeit wird zeigen, was aus ihm wird, aber er braucht mich, meine Aufmerksamkeit nicht mehr.

DEIN WAHRES KUNSTWERK BELEBEN

Die optische Ästhetik ist, ob wir wollen oder nicht, das Uninteressanteste an uns, das wirklich Fesselnde ist in uns. Doch in einer Welt, in der der weibliche Körper stets als Problem dargestellt wird, ist den meisten Frauen abhandengekommen, was ihr Körper wirklich ist. Unmengen junge wie auch ältere Frauen betrachten den eigenen Körper, das eigene Aussehen als ihr Hauptkunstwerk, dem sie unendlich viel Zeit widmen. Doch was wäre, wenn wir unseren Körper als einen magischen Pinsel betrachten würden, mit dem wir erst in der Lage sind, Kunstwerke auf unserer Lebensleinwand zu kreieren? Ändert diese heilsame Perspektive nicht alles? Öffne dich für den Gedanken, dass Ästhetik und Schönheit sich nur insofern in deinem Leben wandeln können, wie du

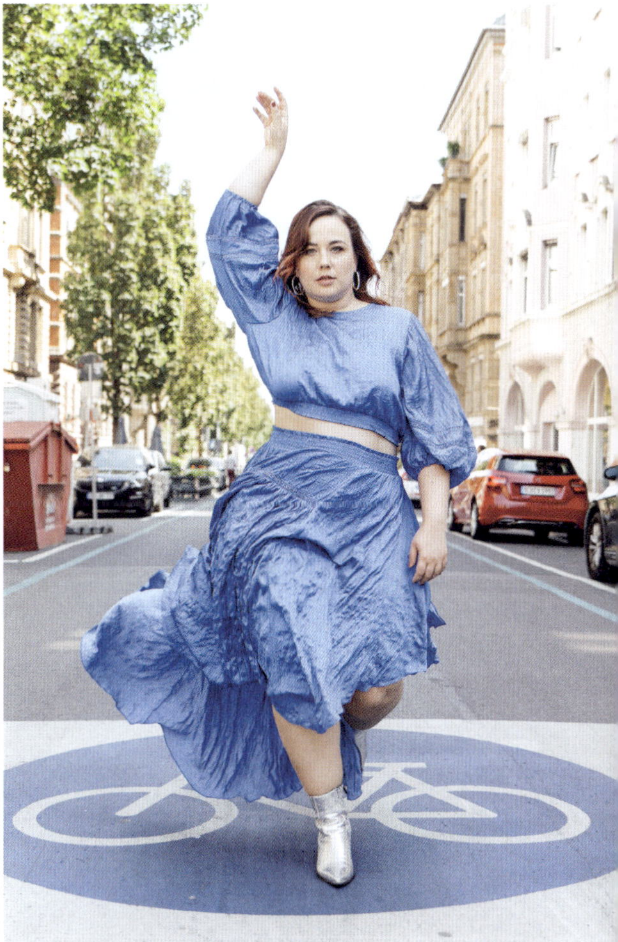

Dein Körper ist ein Pinsel, dein Leben eine Leinwand.

in der Lage bist, neue Wünsche zu pflanzen. Dabei habe ich an mir selbst beobachtet, dass ich das Wort „schön“ mittlerweile häufig verwende, um schöne Erlebnisse zu beschreiben (Glücklichsein = Schönsein). Da stellt sich für mich die Frage, ob Schönheit vielleicht eine Energie ist, die wir nur nie gelernt haben, passend zu benennen? Schön ist für mich, was mein Herz zum Tanzen bringt, das kann und darf natürlich eine schöne Frau sein, aber vor allem ein unverschämt schönes und glückliches Leben.

DIE WEIBLICHE LUST – DEIN LUSTTANZ

Zurück zur Bühne, die erste „unperfekte" Show von Erwachsenen auf einer Bühne, die ich sah, war eine Burlesque-Darbietung vor etwa acht Jahren. Ich liebte es, wie die unterschiedlichen Burlesque-Performerinnen mit dem Publikum spielten, hier war einiges Wildes und Freies dabei. Und obwohl ein Teil von mir die Energie auf der Bühne genoss, kritisierte mein innerer Anspruch die mangelnde Technik. In den letzten Jahren hatte ich einen enorm hohen Anspruch an mich selbst gestellt, als damalige Tanzpädagogin mit dem Schwerpunkt Hip-Hop nahmen mich zu Beginn meines Berufsstarts viele nicht ernst. Dass mein Körper nicht so aussah, wie die meisten sich eine Tanzpädagogin vorstellten, machte es nicht einfacher. Und es sorgte dafür, dass ich immer Hundertelf Prozent gab, das generelle Gefühl hatte, mehr geben zu müssen, vor allem als meine dünneren Tanzkolleginnen. Und die auf der Bühne hatten einfach ihren Spaß, trotz oder vielleicht wegen ihrer Imperfektion.

Ich war selbst überrascht zu erkennen, dass mein damaliger Anspruch mir kaum eine Welt ermöglichte, in der Menschen „nur" auf die Bühne gingen, um sich zu zeigen, Freude an der Sache, aber auch an sich selbst haben durften. Dieses leistungsorientierte Gedankengut schockierte mich selbst, schließlich ist die Bühne nicht auf den Namen Perfektion, Leistung und Abmühen reserviert. Burlesque hat mir das erste Mal überhaupt Performerinnen fern von gängigen Schönheitsnormen gezeigt und dann auch noch leicht bekleidet, sich selbst feiernd. Stichwort Gänsehaut pur.

BURLESQUE

Echtes Burlesque ist nicht einfach ein „Striptease-Tanz", wie viele meinen. Und auch der Film Burlesque mit Cher und Christina Aguilera hat relativ wenig mit dem echten Burlesque zu tun. In den Shows von Burlesque-Performerinnen wie Dita Von Teese geht es nicht primär darum, schnell und viel Haut zu zeigen, sondern auf künstlerische und laszive Art und Weise mit einer Prise Humor zu unterhalten. Die meisten Burlesque-Tänzerinnen geben sich ähnlich wie Dragqueens einen Künstlernamen, eine eigene Persönlichkeit und bauen um ihre Performance eine Geschichte auf.

SANDRAS SELFCARE-TIPP: LEBE DEINE WEIBLICHE LUST (MEHR)

Ich weiß noch, wie begeistert ich nach meinem ersten Burlesque-Tanz-Workshop war, in dem frau ganz ungeniert über den weiblichen Körper sprach, wir aufgefordert wurden, ihn sinnlich, langsam und genussvoll zu berühren. Nach dem Workshop hatte ich eine solch elektrisierende Energie in mir und nahm so viel Lust wahr, und zwar auf mich selbst, fantastisches Gefühl.

Da wurde mir bewusst, wie ermächtigend der Tanz auch auf dieser Ebene besonders für uns Frauen sein kann, in einer Welt, in der vor allem die dominante Lust und Sexualität präsent ist und gelebt wird, sind Räume, auch Tanzsäle, in der die weibliche Lust neu erkundet werden darf, Gold wert. Sich an einem geschützten Ort so lasziv und wild zu bewegen, wie frau das möchte, ohne Angst haben zu müssen, dadurch verurteilt oder bewertet zu werden, ermöglicht für viele das erste Mal überhaupt, ihrer eigenen Lust leicht, spielerisch und ungezähmt zu begegnen.

Die Power beginnt, wenn wir bewusst aufhören, etwas zu verstecken, wozu wir jahrelang aufgefordert wurden oder selbst der Überzeugung waren, es tun zu müssen. Lebe deine Verletzbarkeit, schätze deinen Körper wie eine gute Freundin und erkunde deine fantastische Vulva und Vagina, den Ursprung allen Lebens. So erobern wir uns unseren Körper Stück für Stück zurück.

Heute, in Zeiten von Body Positivity, wo die meisten Social-Media-Accounts von Bodylove-Illustrationen übersät sind, und Lizzo, eine amerikanische schwarze dicke Sängerin, bewiesen hat, dass auch schwarze dicke Sängerinnen Stadien füllen und die Bühne zum Brennen bringen können, scheint der Gedanke, „dass sich jede Frau feiern darf", nicht mehr allzu fremd. Doch vor acht Jahren war die Welt gefühlt noch eine andere und mein Burlesque-Erlebnis eine Art Erwachen für mich.

VERPASSE DICH UND DEINE EIGENE LUST NICHT

Wir sollen „anschaubar" sein, gleichzeitig nicht mit unseren Reizen „provozieren".

Zeigen wir allerdings zu wenig und setzen klare Grenzen, gelten wir oftmals als prüde. Leben wir aber eine spannende und ausgeprägte Sexualität, sind wir Schlampen oder kein fähiges Heiratsmaterial mehr. Selbständige und unabhängige Frauen, die genauso viele Überstunden wie ihre Männer machen, sind Rabenmütter. Und zu guter Letzt die wütende Frau, die exzentrisch und unzumutbar ist.
Erkenne an, so lange du versuchst, dich diesen skurrilen Vorstellungen anzupassen, verpasst du höchstwahrscheinlich dich selbst und deine eigenen Wahrheiten. Ermächtige dich und erlaube dir ein Leben voller Genuss und unersättlicher Lust, werde zu deiner eigenen Lustwandlerin. Deine Lust ist nichts, für das du dich schämen müsstest, ganz im Gegenteil, du verdienst sie.

Ein Luder ist ein Mensch, der voller Freude und Leichtigkeit durchs Leben tänzelt (lat. ludere: spielen).

HÖHEPUNKT-SCHWIERIGKEITEN? TANZ!

Du bist nicht schuld! Besonders der weibliche Höhepunkt erhält kaum Aufmerksamkeit in unserer Gesellschaft, in den meisten Pornos wird dieser nicht mal gezeigt, und wenn doch, dann oft überspitzt und unnatürlich. Warum ist das so?
Frauen, die ihr ganzes Sein beginnen zu erforschen und dadurch unabhängiger ihre Lust leben, scheinen zu gefährlich für die Allgemeinheit zu sein. Zudem erschweren es sich Frauen leider oftmals selbst, indem sie sich nicht wirklich hingeben und entspannen können. Verwundert das, wenn dem eigenen Aussehen mehr Wichtigkeit beigemessen wird als seinem eigenen Sein? Zusätzlich tragen Unwissen und Scham dazu bei, die eigenen Bedürfnisse und Wünsche nicht zu kommunizieren, sie meist auch selbst nicht wirklich zu kennen.
Doch das muss nicht so bleiben. Erlaube dir auch hier mehr leidenschaftliche Neugier. Fernsehsender wie Arte, die ARD-Mediathek und auch Netflix haben in den letzten Jahren spannende Doku-Reihen über die weibliche Lust herausgebracht, alle sehenswert! Auch eine Menge neuer Podcasts sind in den letzten Jahren erschienen. Doch vor allem, wenn es um die Praxis geht, können Sexualpädagoginnen und -therapeutinnen außerordentlich unterstützend sein, für dich allein, aber auch für deine Partnerschaft. Die Sexualpädagogin Julia Henchen führt einen großartigen Instagram-Account @Lustfaktor, von dem ich in den letzten Jahren selbst viel lernen durfte, du ja vielleicht auch?
Hinweis: Die folgenden Tipps ersetzen keine fachliche Beratung, können allerdings begleitend und unterstützend verwendet werden.

Belebe, betanze deinen Solo-Sex

Was oftmals hektisch oder schnell absolviert wird, ist die eigene Lust. Hinlegen, Hose uff und Vibrator an, wenn überhaupt. Dabei muss „Lust leben" nicht immer ein schnelles Ziel sein, das es zu erreichen gilt, sondern kann vielmehr einem genüsslichen Sinnlichkeitslabyrinth gleichen – oh, ich liebe diese Beschreibung. Bedeutet, sorge für mehr Genuss, nimm dir Zeit, mache es dir schön – vielleicht mit Musik, besonderen Duftkerzen oder anderen Ölen, die deine Sinne verwöhnen. Und bevor es jetzt losgeht, darfst du deinen Alltagsstress hinter dir lassen, ihn regelrecht von dir abschütteln. Und wie ginge das besser als mit einem kleinen Tänzchen, das generell dafür sorgen kann, dass du mehr in deinem Körper ankommst. Du kannst daraus auch ein gängiges Ritual machen, deinen eigenen Lusttanz, der dazu beiträgt, dass Stress und Fremdenergien abgeschüttelt werden (Tanzflow-Inspiration folgt), dein Becken sich kreisend bewegt und du tief ein- und ausatmest. Wirkt befreiend und schafft Raum für deine Lust. Zudem kann dein Höhepunkt dadurch eine andere Intensität und Qualität erreichen. Habe es selbst getestet und finde es ekstatisch.

Probiere auch das mal aus

Viele Frauen stumpfen durch Überstimulierung ab. Falls du dich regelmäßiger Stimulierungen wie Vibrations-Sextoys, Erotikfilme oder deiner eigenen Fantasie bedienst, empfehle ich dir, mal bewusst darauf zu verzichten, um besonders deine körperlichen Empfindungen deutlicher wahrnehmen zu können.

Während du dich erkundigst – yes, mit deinen eigenen Händen –, bewege gern dein Becken, das Zentrum unserer Lust, die natürliche Stimulierung durch die kreisende Bewegung sorgt für eine höhere Intensität. Bediene dich gern deiner Beckenbodenmuskulatur und hebe diese bewusst an in Kombination von tiefer Ein- und Ausatmung. Die meisten Frauen ahmen das Stöhnen, das sie aus Erotikfilmen gelernt haben, nach, ohne dass es unserer Lust wahrhaftig dient. Hier gibt es kein Richtig oder Falsch, probiere dich einfach aus und versuche, dich davon zu lösen, dass deine Lustseufzer und -laute reizvoll oder schön klingen müssen, das bereits ist befreiend und berauschend. Kennst du deinen eigenen Sound?

Eine wohltuende körperliche Intimität zu leben, in Zwei- oder Mehrsamkeit oder eben auch allein mit sich, ist das Spiel der Erwachsenen und die sinnliche Erweiterung eines guten Gesprächs, eines sinnlichen Tanzes (wenn frau will). Wir können nur nicht spielen und experimentieren, wenn wir keinen Raum dafür schaffen und die Sache zu ernst nehmen.

Lust, auch deiner Lust etwas mehr oder neuen Raum zu geben? Wie sieht es dann mit einem Burlesque-Workshop aus? Ja ich weiß, der Gedanke kann einen kurz ängstigen. Doch unser aller Leben schaden ein paar Mutausbrüche mehr nicht. Muss allerdings nicht unbedingt ein Burlesque-Workshop sein, Lady-Style oder auch Pole-Dance-Einsteigerworkshops sorgen für ähnliche Wirkungen. Google, was dein Umfeld dir zu bieten hat. Zuvor kannst du allerdings hervorragend mit dem Lied „Lady Marmalade“ von Christina Aguilera (feat. Lil' Kim, Mya, P!nk) warm werden und ergänzend dazu den nächsten Tanzflow erkunden.

2. TANZFLOW: SEI DEINE EIGENE LUSTWANDLERIN

Dieser Flow eignet sich hervorragend, um seiner eigenen Lust näherzukommen, sie zu erforschen oder auch, um sie bewusst als deinen Lusttanz vor körperlicher Intimität zu verwenden. Du weißt ja, die Flows dienen dir als Inspiration, mach dein ganz Eigenes daraus. Doch vernachlässige nicht die bewussten Eigenberührungen, die wohltuenden Streicheleinheiten gleichen. Eine einzige zärtliche Berührung killt Tausende von Stresshormonen. Also lass uns mal dafür sorgen, uns öfter selbst liebevoll und zärtlich zu berühren, schnelles Trockenrubbeln war gestern.

Ja, und auch hier darfst und kannst du begleitend mit bestimmter Kleidung wie zum Beispiel engerer Kleidung oder Unterwäsche für einen bestimmten Vibe sorgen. Schon mal nackt getanzt?

Die Geschichte hinter der Choreografie? Es geht um deine Lust und Fantasie, lass dir gern etwas einfallen oder auch nicht. Vielleicht bist du die angesehenste Tänzerin in einem Nachtclub à la „Moulin Rouge", vielleicht tanzt du bei einer Privataudienz deinem König oder deiner Königin diese Choreografie vor.

Zusätzlich wichtig:

- **Eigenverantwortung:** Du bist die Chefin deines Körpers und deines Seins, deshalb appelliere ich an deine Eigenverantwortung. Gib deinem Körper das, was er braucht. Vielleicht eine kleine Aufwärmung zuvor, Abänderungen von einigen Schrittkombinationen oder Geschwindigkeiten und natürlich Pausen. Lerne, deinem Körper zu vertrauen, ihn zu achten wie eine gute langjährige Freundin, und widersetze dich nicht seinen Forderungen und Zeichen. Achte auf dich und sei höflich zu dir selbst, besonders, wenn du Neues lernst.
- **Vorbereitungen treffen:**
  1. Du kannst alle Tanzflows in deiner Alltagskleidung ausführen, doch du darfst dir auch etwas Bequemeres oder „Dienlicheres" anziehen, es muss nicht immer Sportkleidung sein. Manchmal können uns bewusste Kleidungsstücke zusätzlich dabei unterstützen, einen bestimmten Vibe zu

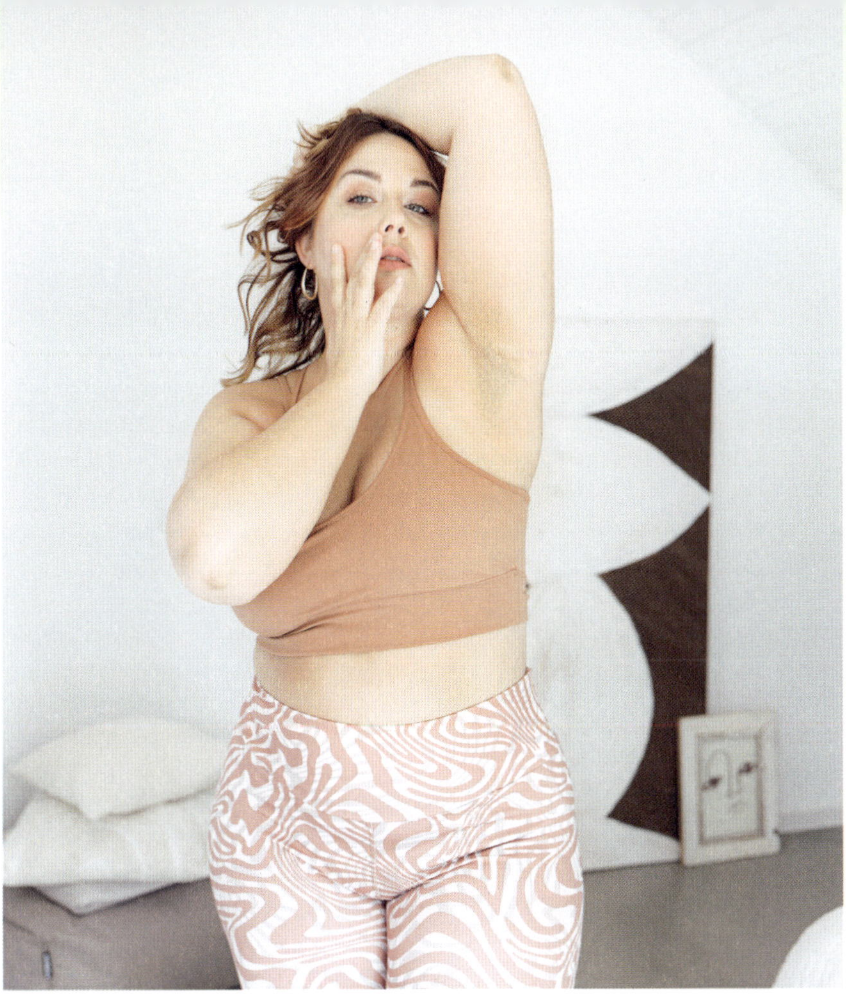

erreichen. Zum Beispiel kann bei einem lasziveren Tanzflow engere Kleidung, die die Formen deines Körpers umspielt, eventuell verlockender sein. Mit Kleidung darf frau spielen und experimentieren, probiere dich aus.

2. Bevor du anfängst, solltest du einen großen Schluck Wasser zu dir nehmen. Versorge dich auch während des Tanzens und im Nachhinein mit genügend Wasser. Die meisten Menschen trinken generell zu wenig. Stell dir, bevor du startest, ganz bewusst Wasser hin.

3. Nimm dir vor jedem Tanzflow zusätzlich fünf Minuten, um dich aufzuwärmen. In der Regel reicht es, deinen Puls leicht zu erhöhen. Das kann bei jedem anders aussehen, manch eine fängt erst ab zehn Minuten an zu schwitzen und schneller zu atmen, andere, wie ich, fangen bereits nach einer Minute an zu schwitzen. Würdige diese tolle eigene Klimafunktion

deines Körpers. Du solltest noch nicht ganz aus der Puste sein, aber dennoch spüren, dass du deinen Körper auf weitere Bewegung vorbereitet hast. Das kannst du zum Beispiel, indem du dein Lieblingslied oder ein anderes Lied, das dich zum Tanzen auffordert, anmachst und dich frei dazu bewegst. Wenn dir frei bewegen schwerfällt, dann kannst du auch gern unseren ersten Tanzflow nochmal durchgehen. Obwohl ich bewusst die Choreografien ohne Sprünge oder Bodenteile aufgebaut habe, kann es vorkommen, dass eine alte Verletzung sich bemerkbar macht oder wieder beginnt zu zwicken. Deshalb darfst du gern Körperstellen, besonders die, die du bereits kennst, vordehnen. Sanft und leicht, somit setzt du bewusst eine Markierung für dich, bei Schrittausführungen, die diese Stelle betreffen, achtsamer und langsamer zu sein.

- **Sei deine eigene Choreografin:** Wenn sich etwas für dich nicht passend anfühlt, aus welchen Gründen auch immer, dann wähle, vor allem zu Beginn, damit es angenehmer für dich ist, eine Sache, der du deinen Fokus widmest; deine Beine oder deine Arme zum Beispiel. Und wie bereits erwähnt, dienen dir alle Schritte nur als Vorlage und Inspiration, sie sind niemals in Stein gemeißelt. Es könnte sogar sein, dass sie dich dazu verleiten, etwas ganz Neues auf die Beine zu stellen oder den Anfang oder das Ende zu verändern. Besonders im Freestyle-Part bist du eingeladen, deine Gefühle zu vertanzen. Fühlen sie sich klein und unsicher an oder eher laut, wütend und groß? Wie könnte dein Gefühl aussehen, wie kannst du es für dich passend auf die Musik übertragen?

- **Respektiere deinen Körper:** Falls du eine Pause benötigst, schenke sie dir. Falls dein Körper andere Bewegungen braucht, probiere dich aus. Löse dich von dem langweiligen Konstrukt „richtig oder falsch“.

- **Was präsentiert sich:** Während und nach unseren Tanzflows darfst du dich fragen, welche Gefühle und Gedanken sich gerade präsentieren und auftauchen. Wie, was und wieso mit dir räsoniert. Das ist sowieso das Spannendste an der ganzen Sache.

1. Viermal langsam mit den Fingern schnipsen, dabei darfst du dein linkes Bein verführerisch aufstellen und deine Hüften in die Richtung passend zu deiner Schnipsbewegung mitschwingen.

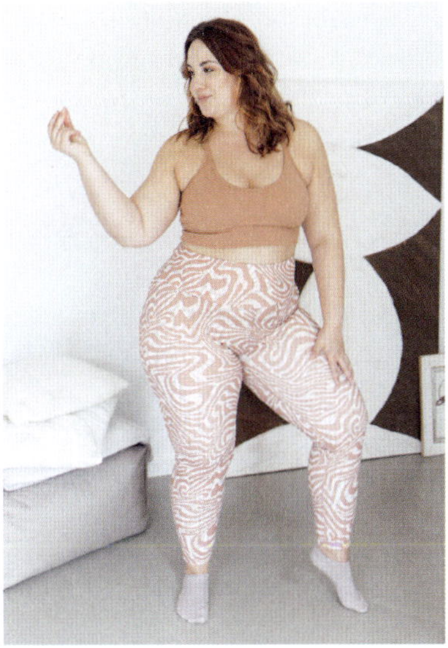

2. Danach darfst du vier Schritte nach vorn laufen, du kannst dies auf Zehenspitzen tun (stellvertretend für hohe Schuhe), musst du aber nicht. Doch während du nach vorn kommst, berühren deine Hände sinnlich deinen Körper, gern darfst du dir auch dazu in die Haare fassen.

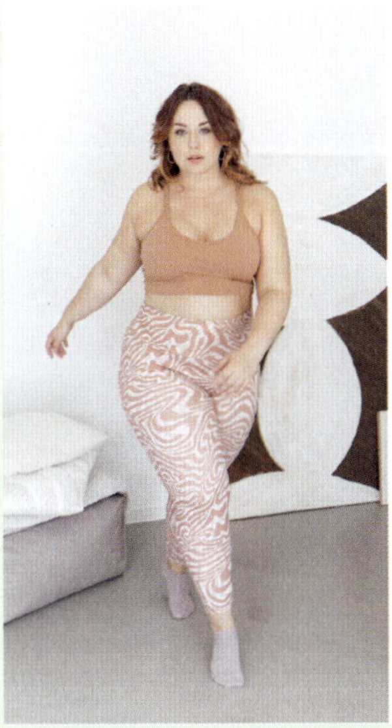

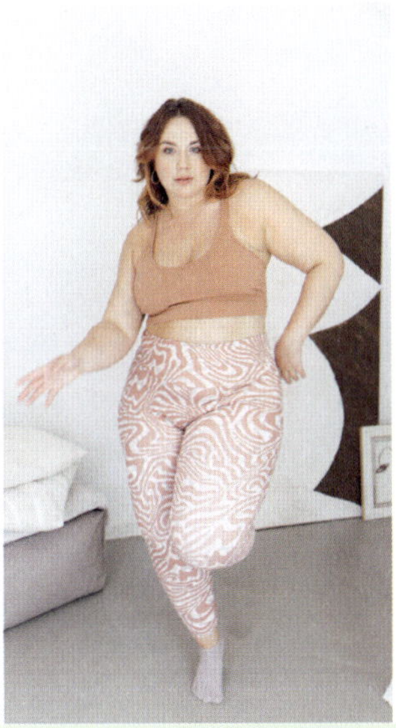

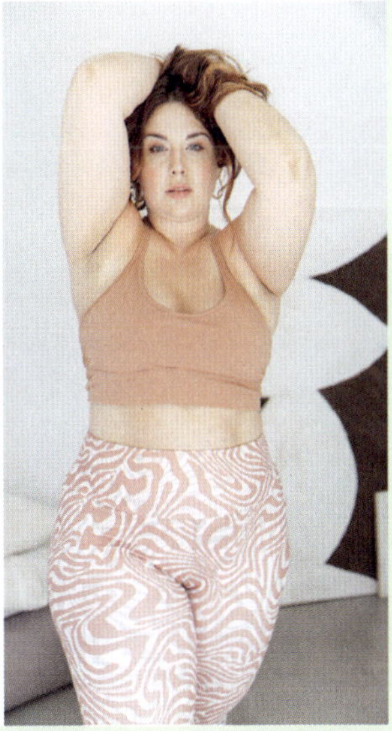

3. Dann löst du die Bewegung wieder, mit geöffneten Händen über deinem Kopf über die Seiten nach unten kommend, auf.

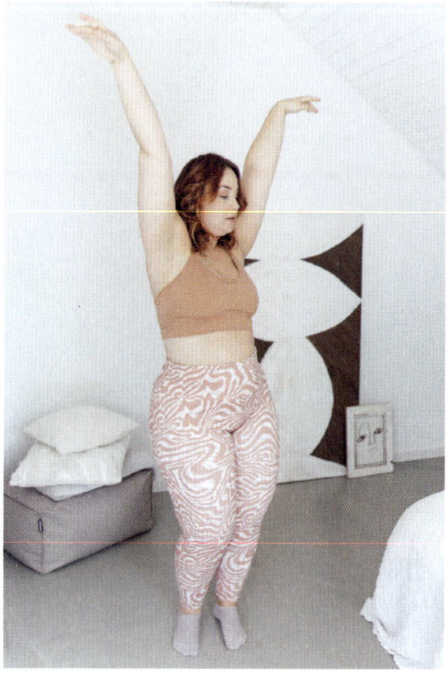

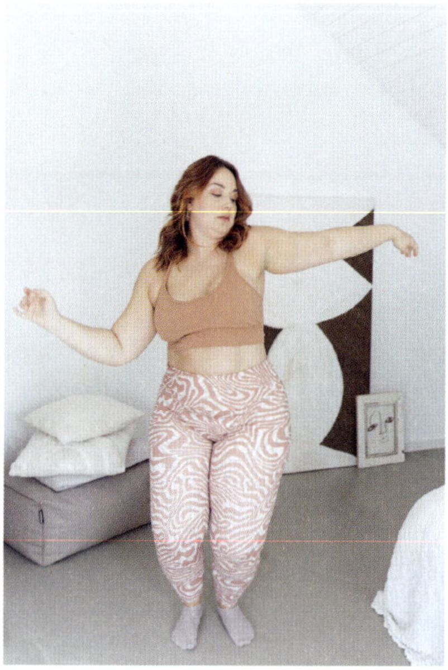

4. Jetzt machst du jeweils einen Ausfallschritt mit deinem rechten und anschließend mit deinem linken Bein, gleichzeitig legst du dabei erst deine rechte Hand und dann deine Linke auf deine wunderbare Yoni, deinen Schatz. Anschließend darfst du eine große kreisende Bewegung ausführen, die deinen Po besonders betont.

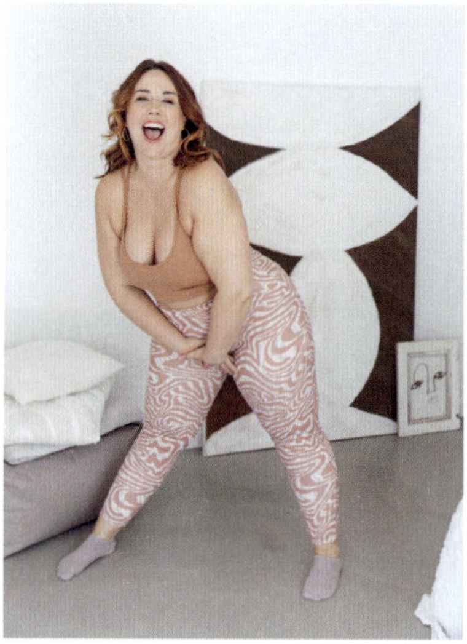

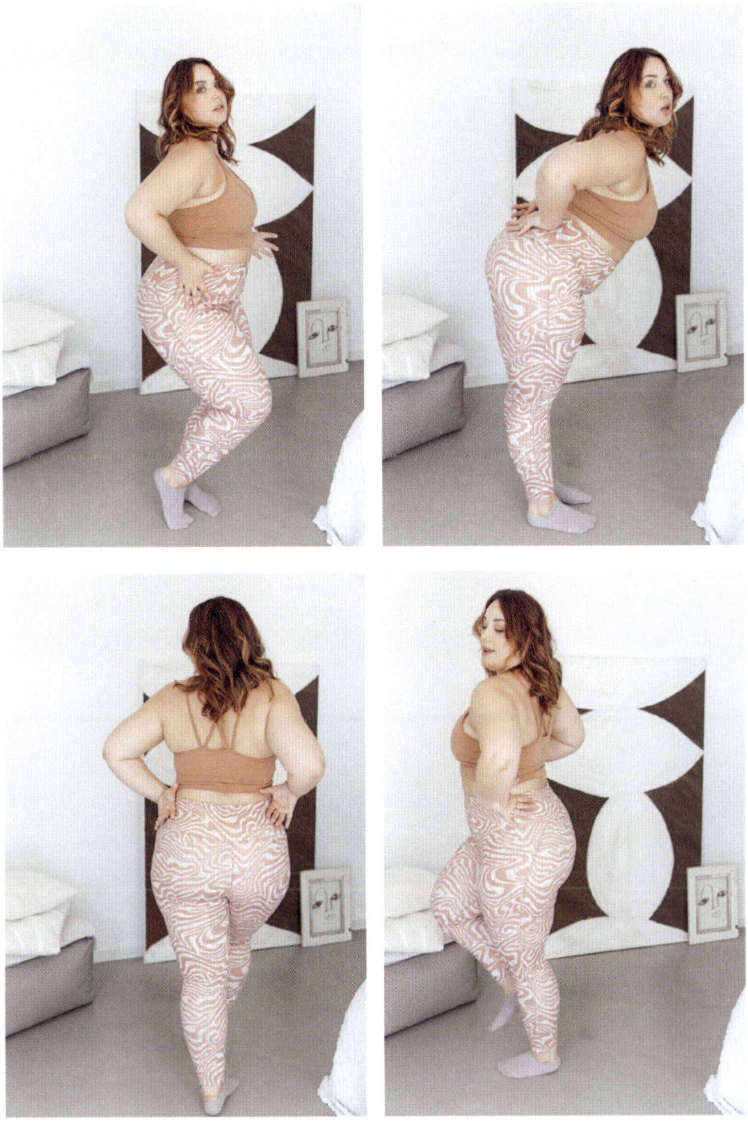

5. Nach der Kreisbewegung ziehen deine Hände entlang deiner Oberschenkel nach unten, die sich beugen. Der Kopf kann dazu nach hinten gelegt werden und soll einer hingebungsvollen Pose gleichen.

6. Dann schließt du deine Beine wieder mit dem rechten Arm und Fuß. In der leicht gebeugten geschlossenen Position streichelst du einmal mit dem rechten Arm deine rechte Pobacke entlang und das Gleiche dann auch mit links. Zum Abschluss darfst du die Bewegung mit beiden Händen wiederholen.

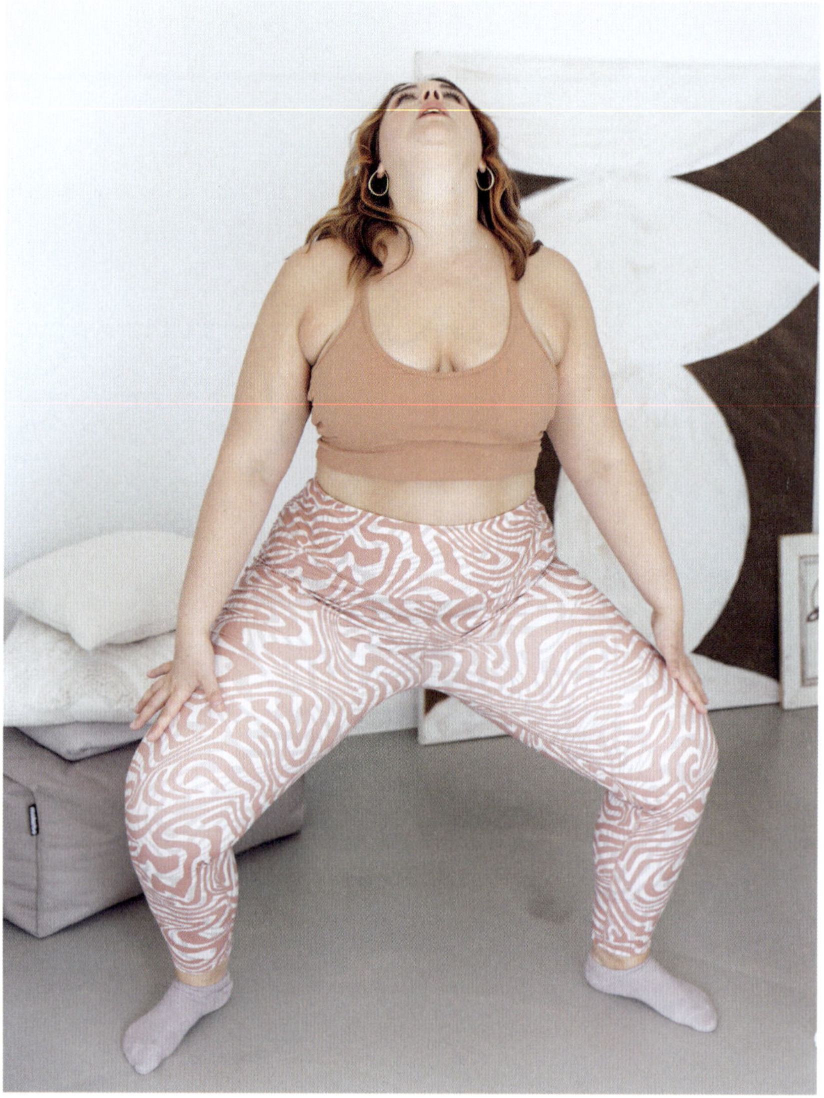

7. Danach darfst du improvisieren, deine ganz eigenen Tanzschritte wählen und die Geschichte deiner Lustwandlerin beenden oder im Bett weiterführen.

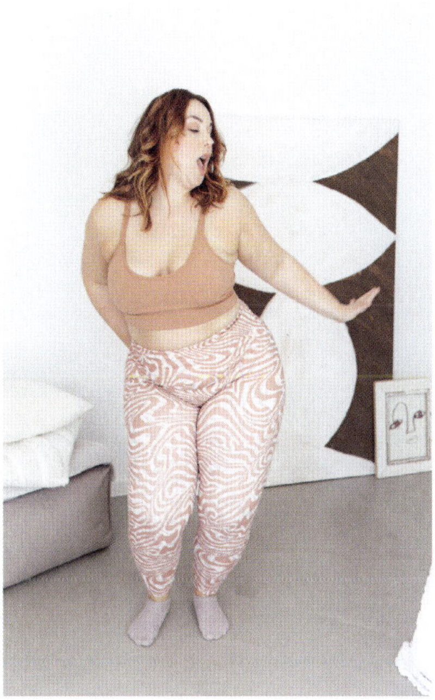

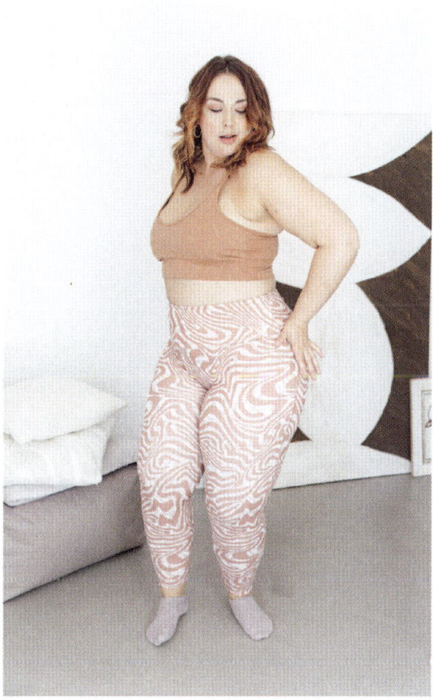

Manchmal kann es uns schwerfallen, durch die Fotoreihe die einzelnen Schrittabläufe hintereinander „richtig" zu deuten, schau dir den Tanzflow (und gern auch noch mehr) deshalb im exklusiven ShakeYou-Onlinebereich an, ich habe es für dich aufgenommen:
https://bauchfrauen.com/pages/shake-you.

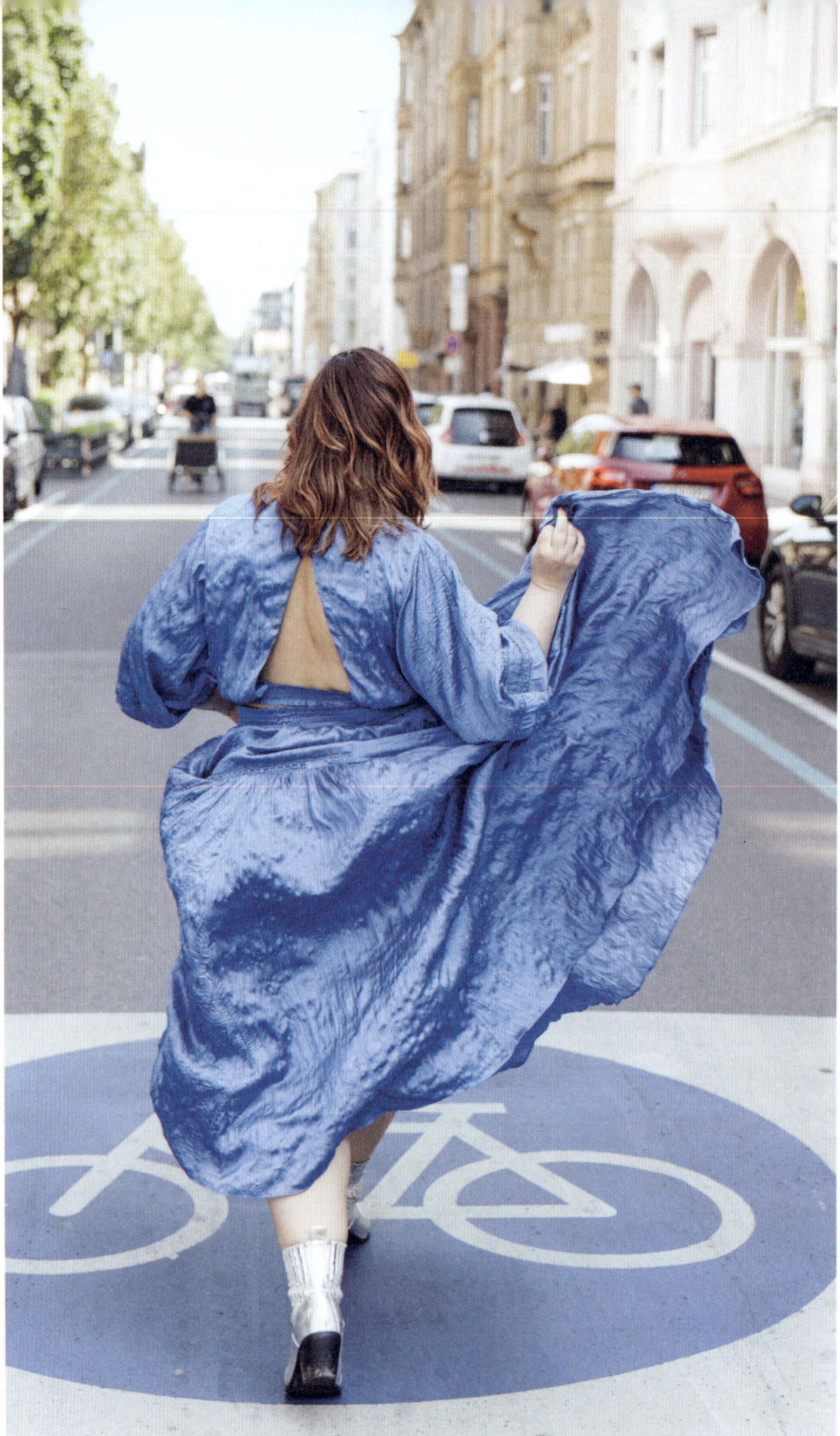

Darüber müssen wir dringend sprechen

Dass Burlesque-Performerinnen ihr Publikum meist bewusst einbeziehen, gefiel mir besonders gut. Dadurch erhielt die Show keinen reinen „Vorführcharakter", den ich besonders bei Hobby-Tanzschulen und Kinder-Musicals oftmals nicht mag. Der generelle Leistungsanspruch und die ständige Wertung, der die tanzenden Personen ausgeliefert sind, bereiten mir Bauchweh – das ich auch nicht mag.

Die Vorbereitungen für Tanzaufführungen und Wettkämpfe sorgen nicht nur für Vorfreude in den unterschiedlichsten Tanzkursen, sondern oftmals auch für mehr Druck und einen erhöhten Anspruch. Neue Schrittkombinationen müssen bis zu einer bestimmten Deadline einstudiert sein, Kostüme fertig gemacht werden und die Synchronität noch verbessert. Frau steckt so viel Fleiß und Schweiß in eine Sache, dass manchmal dadurch das Tanzstück, die Aufführung oder die Teilnahme an diesem einen Wettbewerb mehr Bedeutung erhält als das emotionale Wohlergehen einzelner Teilnehmerinnen.

Was jetzt kommt, darauf bin ich absolut nicht stolz, und es hat Zeit gebraucht, mir das selbst verzeihen zu können, doch die meisten Fehler, die ich hier erwähne, habe ich als Tanzpädagogin und Choreografin viele Jahre selbst begangen. Kurz vor Wettkämpfen ließ ich meine unterschiedlichen Leistungsgruppen über eine Stunde, bei jedem Wetter, sich warmlaufen. Um warm zu werden, hätten es auch zehn Minuten getan. Wollte jemand früher abbrechen, weil er nicht mehr konnte, erpresste ich ihn emotional und sagte Dinge wie: „Bist du dir sicher, dass du das deiner Gruppe antun möchtest, willst du sie wirklich im Stich lassen?" Wenn sich im Training jemand übergeben musste, forderte ich ihn danach auf weiterzumachen. Auch wenn frau meinen könnte, ich hätte meine Tanzschülerinnen bloßstellen wollen, stimmt das nicht. Ich schätzte jede Einzelne und nahm mir auch immer besonders viel Zeit für sie. Doch ich dachte damals tatsächlich, sie an und über ihre Grenzen zu bringen, sei die Aufgabe einer guten Trainerin. Dabei überschritt ich pädagogische Grenzen, was mir sehr leidtat und auch immer noch tut. Das Schlimme ist, dass ich nicht die einzige Trainerin bin und war, die dieser Überzeugung war und einige sie vielleicht heute noch vertreten.

PROGRESS, NOT PERFECTION

Nicht nur unser Schulsystem basiert auf ständigen Beurteilungen und Wertungen, sondern die meisten Freizeitangebote auch. Wir vermitteln bereits unseren ganz Kleinen, dass alles, was wir tun, einen Zweck zu erfüllen hat und einem Ziel vorausgeht. Dass dabei die Freude zum und am Prozess, die Freude im Jetzt, uns abhandenkommt, ist tragischer, als wir uns eingestehen wollen. Und was leben die Großen den Kleinen vor? Also ich habe ausschließlich Freundinnen um mich, die

SICH SELBST IM STICH LASSEN

Obwohl die Tatsache, dass ich zehnmal schlimmer zu mir selbst war, meine Unterrichtsmethoden nicht rechtfertigt, sind die daraus resultierenden Schlussfolgerungen wichtig. Nicht um mich zu verteidigen, sondern, um weitere Tanzpädagoginnen und Trainerinnen an meinen Fehlern teilhaben zu lassen. In über zehn Unterrichtsjahren habe ich meine Kurse nur ein einziges Mal abgesagt, und das auch nur, weil ich im Krankenhaus mit Pfeifferschem Drüsenfieber lag. Bereits am zweiten Tag entließ ich mich auf Eigengefahr selbst, weil eine Aufführung auf mich draußen wartete. Abzusagen, ob Aufführung oder meine regulären Tanzkurse, war damals ein Ding der Unmöglichkeit für mich. Lange Zeit schrieb ich das meinem damaligen Perfektionismus zu, ich wollte professionell wirken und meine Kundinnen glücklich machen. Doch heute erkenne ich, dass ich es meinetwegen tat, weil ich mir dadurch wichtig vorkam, ja unersetzlich, und dieses Gefühl brauchte, um mich lebendig zu fühlen.

Die Tatsache, dass frau als selbständige Tanzpädagogin bei Krankheitsausfall nicht von den Tanzschulen bezahlt wird, sorgt natürlich für weiteren finanziellen Druck. Doch mir ging es darum, die anderen nicht zu enttäuschen, schließlich zählten sie ja auf mich. Mich selbst dagegen im Stich zu lassen, darin wurde ich Profi. Erkennst du die Obsession, die nicht im Verhältnis steht? Ich tat nicht meinen Job, ich war mein Job. Ich identifizierte mich mit Ihm, wie es viele leidenschaftliche Menschen und Künstlerinnen tun, und erkannte nicht, wie gefährlich das war. Und glaube mir, in diesen zehn Jahren hätte es weitaus öfter Anlässe gegeben, mich krankzumelden. Diese Erinnerungen hervorzuholen, in denen ich mir selbst stets unendlich viel abverlangte, meinen Körper und meine Gesundheit respektlos behandelte, halte ich gerade kaum aus. Das waren schwere Jahre, in denen ich meinen Selbstwert extrem dadurch definierte, was und wie viel ich leistete und erreichte. Ich lebte kaum meine Verletzbarkeit und suchte stattdessen das Glück in Perfektion und Stärke, nicht nur in meiner eigenen.

sich selbst am besten aushalten und spüren, sobald sie ihre To-dos wie kleine Bienchen fleißig abgearbeitet haben.

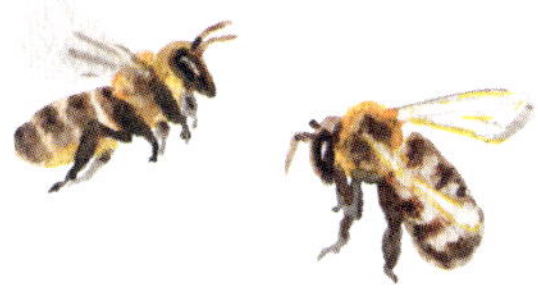

Kommt allerdings etwas dazwischen, die eigenen Kinder, Krankheiten oder das Leben, fühlen sie sich schuldig und bekommen ein schlechtes Gewissen. Übrigens trainiere ich mir das gerade ganz dolle ab, diese komische Sache mit dem schlechten Gewissen, sich selbst oder wem eigentlich gegenüber? Doch das Wertesystem unserer Gesellschaft trägt zu unserem angespannten Verhalten mit seiner Botschaft „Wer leistet, ist was wert" bei.

Das ist allerdings absoluter Unfug, der dennoch ein ganzes System überaus gefügig macht und beschäftigt hält. Du bist wertvoll, weil du existierst! Bedeutet unabhängig von deiner Kleidergröße, deiner Herkunft und deiner Gesundheit, wirklich! Ebenso unabhängig davon, ob du in etwas besonders gut oder eben besonders schlecht bist, Fehler machst oder eine Medaille nach der anderen abräumst. Haben dir das deine Eltern, die Schule oder dein Tanzverein so vermittelt? Genau darüber müssen wir reden!

AUF DICH SELBST ZUTANZEN

Die meisten Menschen leiden selbst unter dem Wertesystem und führen nur das fort, was sie selbst erfahren haben. Dabei sollten die tägliche Kritik, die Trainingsmentalitäten und die pädagogischen Methodiken viel stärker hinterfragt werden. Ich war als Tanzpädagogin nicht selten „zu" streng in meinen Tanzkursen und habe die Leistungen meiner Teilnehmerinnen wichtiger genommen als die Personen, aus denen sie stammten. Von über fünfzig Tänzer*innen, die ich über einen längeren Zeitraum regulär trainierte, ist eine davon professionelle Backgroundtänzerin geworden und tourt mit Stars wie Helene Fischer und Cro umher, und vier weitere haben sich für eine Ausbildung zur Tanzpädagogin entschieden. Wobei niemand wissen kann, ob meine Strenge dazu beitrug oder eben nicht, wovon ich allerdings überzeugt bin, ist, dass sich die anderen neunzig Prozent „meiner" Tanzschülerinnen mehr gesehen und abgeholt gefühlt hätten, wenn ich nicht stets mit ihren Leistungen – und diese stetig pushen zu wollen – so beschäftigt gewesen wäre.

Die Ziele der unterschiedlichsten Tanzinstitutionen, ob und welcher es überhaupt bedarf, und auch, welche Methoden diesbezüglich verwendet werden, müssen kritischer hinterfragt werden. Was bringen und tun ständige Proben, Aufführungen, Erwartungen, Kritik und Bewertungen wirklich für uns? Schwingen da nicht immer auch Botschaften des Ungenügens an unsere Kursteilnehmerinnen mit? Oder ist es die nüchterne Wahrheit, dass noch

BEMÜHUNGEN

In meiner Welt habe ich die Erkenntnis für mich gewonnen, dass das „leider“ oder „glücklicherweise“ nicht stimmt. Ich bemühte mich jahrelang darum, dünner zu werden, mal auf gesunde und ungesundere Weise, und wurde dicker. Ich bemühte mich und arbeitete Nonstop daran, meine erste Tanzschule am Überleben zu halten. Sie tat es nicht.

keine Tanzmeisterin auf die Tanzfläche gefallen ist und Disziplin und „hartes Training“, ganz nach der „alten Schule“, Talent schlägt? Verstärken wir mit solchen Ansätzen nicht gefährliche Mythen wie: „Wer sich nur genügend bemüht, wird auch eines Tages gut tanzen oder in und mit etwas anderem Erfolg haben“?

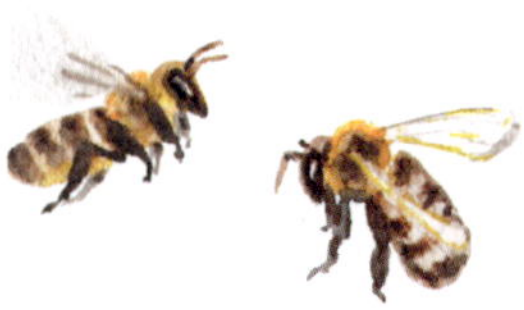

Solche Mythen fördern gefährliches Gedankengut, das Menschen dazu bringen kann zu denken, es liege alles an einem selbst, nach dem Motto: „Ich habe mich nicht genug angestrengt. Ich muss mich eben noch mehr bemühen.“ Auf jeden Fall höre ich es wieder summen, du auch? „Ständiges Bemühen“ und Beschäftigtsein hindert uns andererseits daran, uns tiefer damit auseinanderzusetzen, was uns wirklich zu schaffen macht.

Oder übertreibe ich schlicht, gleicht „ständiges Bemühen“ doch eher einer positiven Grundeinstellung und potenziellem Wachstum? Schließlich kann ja der eigene Wille Berge versetzen, oder ist das doch alles nur Ego-Getue, toxische Positivität getarnt als Persönlichkeitsentwicklung? Eine Antwort allein würde den Fragen nicht gerecht werden, und wie so oft kommt es auf das Gleichgewicht zwischen diesen unterschiedlichen Anteilen an, und was jede Kursteilnehmerin wie auch jede Tanzinstitution als Erfolg definiert. Und ja, die „Hollywood“-ähnlichen Heldinnengeschichten, die einen umhauen und überraschen, die gibt es auch.

Vor Jahren durfte ich solch ein „Tanzwunder“ selbst miterleben. Ich sah die Person das erste Mal, als sie für die Showgruppe, in der ich selbst Mitglied war, vortanzte. Und ich versuche es mal nett auszudrücken, ich habe selten jemanden gesehen, der so stur den Takt ignorieren konnte und steif war. Die kommende Entwicklung hätte ich nicht für möglich gehalten. Nach jahrelangem Training war diese Person eine der stärksten Tänzerinnen, die ich je gesehen habe, und Mitglied einer erfolgreichen Hip-Hop-Company. Also ja, es gibt Ausnahmen, doch die Frage lautet nicht, ob frau auch eine Ausnahme sein kann, sondern ob frau das überhaupt will, und ob frau bereit ist, den Preis dafür zu

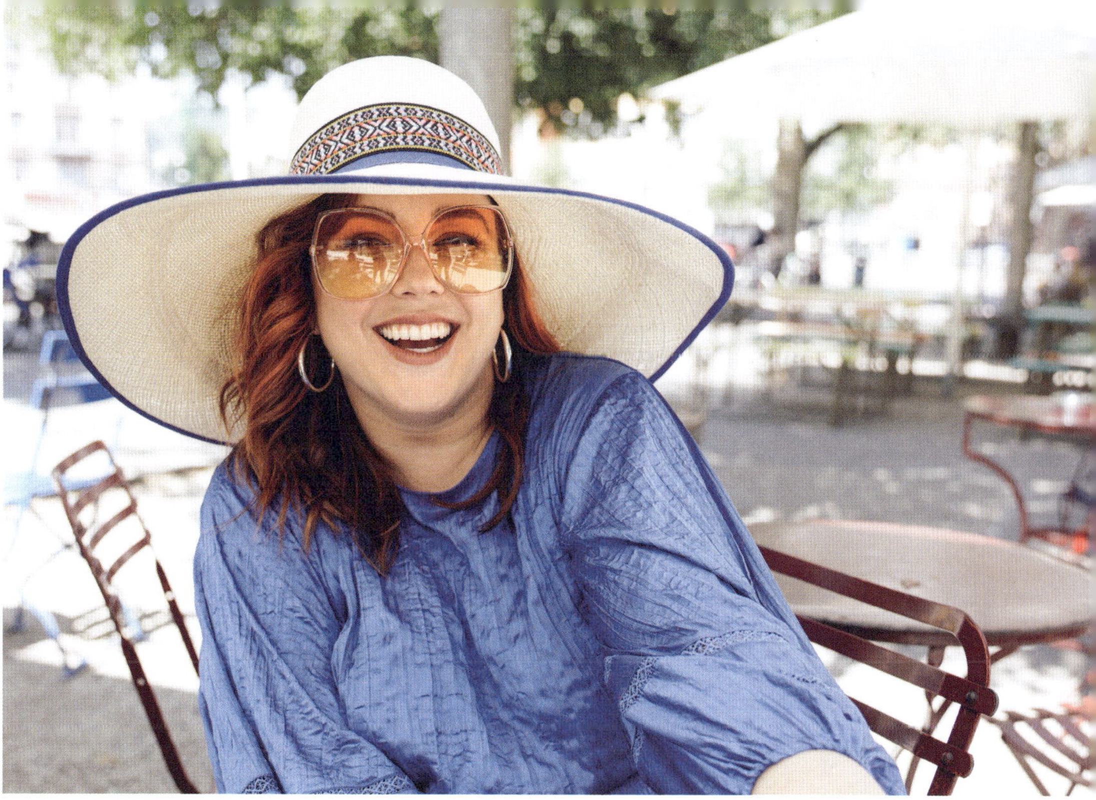

Mach es, egal was, für dich.

bezahlen – für ein Hobby oder eine Freizeit, die in der Regel einen Zufluchtsort von unserem Alltagsstress bieten und nicht unbedingt neuen Stress produzieren soll.

Okay, dass das Training unseren Tanz-Skills in den meisten Fällen nicht schadet, haben wir alle verstanden, aber setzt, tanzen zu wollen, voraus, Tanz-Skills beherrschen zu müssen? Meine Antwort lautet ganz klar Nein. Wir dürfen die Angst loslassen, besonders als Tanztrainerin und Tanzschulenbesitzerin, dass wir durch weniger Synchronität, ohne Ziel und Disziplin aufgeschmissen sind, nicht ankommen und im „Tanz-Nirwana" verschwinden. Vielleicht geht es im Tanzen, im Leben nicht ums Ankommen, sondern um das Sein.

BEWERTUNGEN SIND GEFÄHRLICH

In den letzten Jahren habe ich mich intensiv mit unserer Leistungsgesellschaft auseinandergesetzt, dadurch wurden mir die fatalen Folgen ständiger Bewertungen bewusst. Privat wie auch in meiner Arbeit wandelte ich das Stück für Stück um. Das „Sein" meiner Kursteilnehmerinnen steht in meinen neuen Tanzangeboten im Vordergrund. Mein Ego hält das mittlerweile immer besser aus, dass Schrittkombinationen wie auch Techniken nicht glänzen, dass es nicht mehr darum geht – und vielleicht nie ging. Doch wer hätte es gedacht, das Herz meiner Kursteilnehmerinnen und meins scheinen erfüllter als je zuvor. Und es ist auch vollkommen in Ordnung, wenn erwachsene Menschen, wenn also

GESCHICHTEN SCHREIBEN

Ständig Bewertungen ausgesetzt zu sein kann dafür sorgen, dass einem die eigene Meinung langfristig abhandenkommt, frau dem eigenen Urteil nicht mehr traut, die Wertungen der anderen zur eigenen Orientierung nutzt, sie braucht, und im schlimmsten Fall von positiver Bewertung und Aufmerksamkeit abhängig wird. Doch welches Leben leben wir eigentlich, wenn wir uns dauernd an den anderen orientieren?

Mein ehemaliger Partner orientierte sich ständig an Google-Bewertungen, macht frau ja heute so. Ich kann mich wirklich nicht beschweren, alles, was er zum Essengehen aussuchte, war ein Volltreffer. Doch wir wissen nicht, welche Restaurants und leckere Gerichte, wie auch Geschichten fernab von Google-Bewertungen, auf uns warteten. Wie in unserem Toskanaurlaub von einigen Jahren, als wir die Stadt Siena erkundeten und ich ihn dann durstig und hungrig zwang, direkt in ein Café am Marktplatz mit mir einzukehren. Ja, zugegeben, es war nicht nur einer der teuersten Kaffees, die wir im ganzen Urlaub hatten, sondern auch der schlechteste. Aber über welche Geschichte, meinst du, lachen wir heute noch, als gute Freunde? Dabei ist nichts verkehrt daran, sich nur die Rosinen herauszupicken, warum sollten wir schlecht speisen, wenn frau das durch das Lesen von ein paar Google-Rezensionen vermeiden kann? Wichtig dabei ist nur, seine eigenen Geschichten nicht zu versäumen, auch wenn das Nachahmen anderer um einiges bequemer scheint.

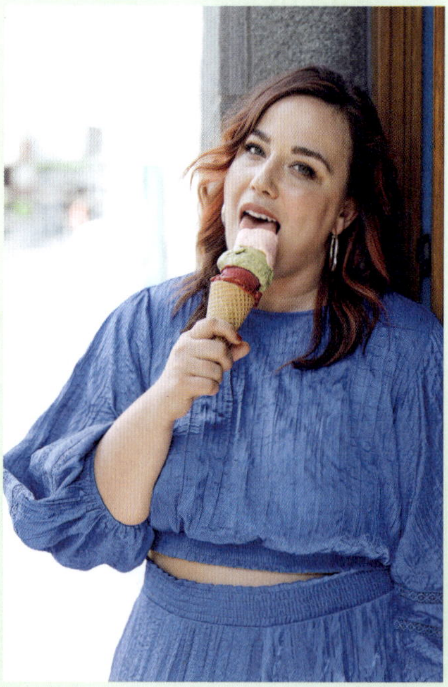

auch du bewusst für dich abwägst und entscheidest, dass Tanz oder auch andere Hobbykurse, die leistungsorientiert arbeiten und sich auf Wettkämpfe vorbereiten, besser zu dir und deinen Bedürfnissen passen.
Doch wer übernimmt die Verantwortung für all die kleinen Wesen, für unsere Kinder, die wir mit bester Absicht zur Talentförderung oder zu Freizeitaktivitäten schicken? Kinder können in der Regel bis zum ihrem elften Lebensjahr nicht wirklich unterscheiden zwischen „falsch machen" oder „falsch sein". Inwiefern eine Gesellschaft, die Meisterin im Kritisieren und Bewerten ist, den Selbstwert unserer Kinder beeinflusst, kann nur vermutet werden. Immer noch ist die Schule der Hauptgrund, dass sich bereits siebzig Prozent der Grundschüler*innen mindestens einmal in der Woche gestresst fühlen und über 27 Prozent jeden dritten Tag. Umso wichtiger ist es, Räume zu kreieren, wo frau einfach sein darf, ohne ständig wieder etwas können zu müssen und Bewertungen ausgesetzt zu sein.

MACH ES FÜR DICH

Oh ja, ich war auch scharf auf Bewertungen, im Idealfall in Form von Bestätigungen. Als Vorzeigeexemplar zu dienen und so was zu hören wie: „Schaut euch Sandras Energie an, frau kann gar nicht wegschauen", oder auch direkte Komplimente von meinen Tanztrainerinnen an mich: „Sandra, das war richtig gute Arbeit, bleib dran, du hast so viel Talent", ging runter wie Öl und war absolute Egoschmeichelei. Diese zu erhalten und positiv aufzufallen „trotz" meines mittelgroßen Körpers, fühlte sich doppelt gut an. So ein Kompliment hatte für mich die „Macht", meinen Tag zu einem richtig guten werden zu lassen, keine Beachtung oder eher negative Kritik ließ mich dagegen den ganzen Abend, und manchmal auch in der Nacht, nicht los. Das lag nicht ausschließlich an meinen Tanzlehrerinnen, sondern daran, dass ich Kritik damals persönlich nahm und dass mir Tanzen an sich so viel bedeutete, und an dem Wert, wie auch der Wichtigkeit, die ich den Kritiken beigemessen habe.
Dennoch wäre es nett gewesen, wenn zu Hause, in der Schule oder in den unterschiedlichen Tanzkursen, die ich früher besuchte, jemand erwähnt hätte, dass das Lob meiner Tanzlehrerinnen nicht der verfuckte Nabel dieser Welt ist. Keiner hat mit mir darüber geredet, nicht mal in meiner Tanzausbildung wurde darüber gesprochen, wie wichtig es ist, seine eigenen Motive zu kennen, wie toxisch Vergleiche sind, und dass die eigene Leistung wie auch das eigene Wachstum nicht linear verlaufen müssen. Und auch wenn ich bereits als kleines Mädchen durch den Bann von „Dirty Dancing" wusste, dass der Tanz einen außerordentlich großen Platz in meinen Leben erhält, vielleicht mehr Platz als in deinem, vielleicht auch nicht, finde ich es wichtig, dass man Kindern, jungen Menschen und ich heute dir nahebringe: dass du für dich selbst tanzt, für niemand anderen sonst!
Kenne oder lerne deine Motive kennen, um diese dann auch verfolgen zu können, ob als Tanztrainerin, Profitänzerin oder

„MACH ES FÜR DICH"-MANTRA

1. Ich mache meine Arbeit, mein Training, meine Experimente - ich bin sie nicht!
2. Ich erinnere mich daran, warum ich mit dem Tanzen begonnen habe.
3. Es kommt nicht darauf an, die Beste zu sein, sondern mich in meinem „Besten" erfahren zu dürfen, wenn mir danach ist
4. Inneres und äußeres Wachstum ist nicht linear.
5. Ich bin meine eigene Bühne.
6. Ich mach es (tanze) für mich.
7. Der Tanz gehört uns allen.
8. Ich glaube an mich.
9. Ich kann es und vertraue meinem Körper.
10. In einem Jahr kann so viel passieren.
11. Ich kann sehr viel mehr, als mir bewusst ist.
12. Mein Herz darf tanzen.
13. Ob ich später anfange, wieder von vorn beginne, unsicher bin oder „scheitere", ich kann trotzdem Erfolg haben.
14. Ich wähle meinen Erfolg.

als Kursteilnehmerin, spielt keine Rolle. Doch folge nicht ausschließlich dem Applaus der anderen oder der Meinung deiner Tanzlehrerin. Wie bereits erwähnt finden wir nicht im Außen, was sich in unserem Innen befindet. Dinge, die ich hätte hören müssen – du vielleicht auch. Das Mantra hilft, inspiriert und heilt auch im Nachhinein. Meine Empfehlung: zehnmal hintereinander aufsagen. Ergänze gern alles, was dich weiterhin bestärkt.

STATT KRITIK OPTIONEN BIETEN

Klar, auf meine Fehler hingewiesen worden zu sein, ermöglichte mir auch, daran zu arbeiten und zu wachsen, um die Tanzpädagogin und Choreografin zu werden, die ich heute bin. Allerdings sorgte die Häufigkeit der Bewertungen dafür, dass, sobald ich den Trainingssaal ohne verlassen musste, also ohne Lob, Einzelkorrektur oder Kritik, ich das Training als erfolglos, weniger lohnenswert betrachtete – weil ich anscheinend nicht gesehen wurde. Doch dabei vergaß ich die wichtigste Person im Tanzsaal, die mich sehen musste, mich selbst. Zusätzlich hatte ich oft das Gefühl, dass es meinen Tanztrainerinnen hauptsächlich um meine Leistung ging, nicht um mich als Menschen, mit meinen Bedürfnissen, Sehnsüchten und Gefühlen. Es gibt einen Unterschied, ob jemand ständig das Beste von mir will oder für mich.

„Korrekturen und Kritik" sind mächtige Tools im Tanzunterricht, die bedachter eingesetzt werden können, entweder indem die Kursleiterin generell für ein ausgewogenes Verhältnis sorgt, oder immer vor, während oder nach den Stunden kurz jeder einzelnen Teilnehmerin eine kurze Botschaft übermittelt. Manchmal reicht es aus zu sagen: „Schön, dass du hier bist, schön, dass es dich gibt." Frau kann sich auch gemeinsam mit den Kursteilnehmerinnen überlegen, welche Korrekturform für die Gruppe aktuell am angenehmsten wäre. Ich finde, das ist ein schöner Ansatz, nicht einfach davon auszugehen, dass es immer Phasen der Verbesserung benötigt und dass es nicht jedem Menschen automatisch wichtig ist, besser zu werden, sondern ihm auch das Recht einzugestehen, jetzt im Augenblick, nicht korrigiert zu werden und sein eigenes Wachstum nicht stets über das eigene Wohlergehen setzen zu müssen – solange es nicht gesundheitsschädigend ist.

Übrigens, falls du dich zu einem Tanzkurs angemeldet hast, den du an sich toll findest, doch dich die Einzelkorrekturen stressen, besonders, sie vor anderen Teilnehmerinnen zu erhalten, kannst du das äußern. Du könntest zum Beispiel zu deiner Trainerin sagen: „Danke fürs Feedback, in Zukunft verzichte ich erstmals bewusst darauf, ich brauch noch etwas mehr Zeit zum Ankommen und Wohlfühlen. Wenn ich so weit bin, komme ich nochmals auf dich/Sie zu."

Wähle die Beobachterin in dir.

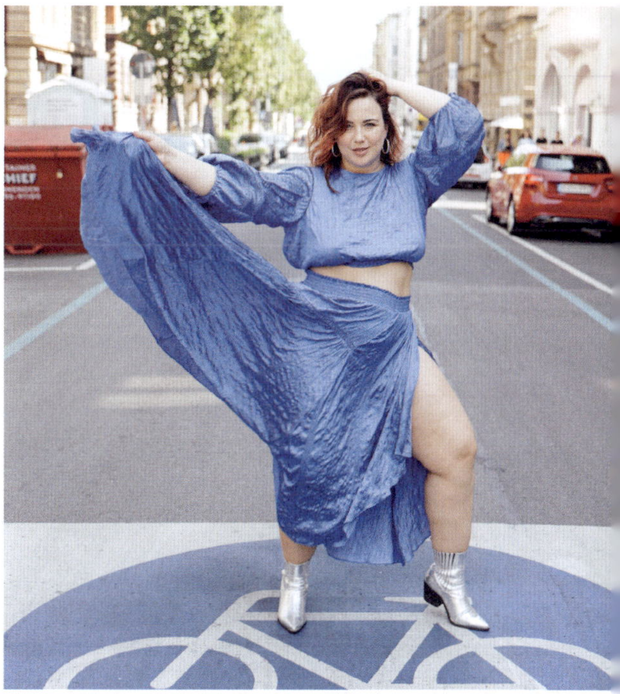

Du kannst auch gern vor oder nach dem Kurs zu deiner Trainerin gehen, dich erklären. Falls dir danach ist, nicht dass du es müsstest, aber oftmals fällt es uns leichter, zu unseren Bedürfnissen zu stehen, wenn wir sie erklären.
Ich weiß, das kann viel Mut kosten, besonders weil es sich manchmal so anfühlt, als wäre wenig Raum für die eigenen Bedürfnisse in einem Tanzkurs, wo die Trainerin wie eine Herrscherin vorn angibt, was alle hinter ihr zu tun haben. Doch solche „schwierigen" Gespräche sind fantastische Gelegenheiten für dich, um zu üben, für dich selbst einzustehen und auch für deine Kursleiterin selbst: achtsamer und bewusster Kritik zu äußern. Vielleicht könnt ihr euch darauf einigen, dass sie dich fragt, bevor sie dich verbessert.
In einem Workshop vor einigen Jahren kam die Choreografin auf mich zu und fragte mich, ob sie mir eine Option anbieten dürfte. Das war ein Tanzworkshop für Fortgeschrittene, mehr Achtsamkeit ist also nicht nur etwas ausschließlich für Beginnerinnen. Das gefiel mir, fühlte sich nicht nach grenzüberschreitender „Korrektur" an, sondern nach jemandem, der mich beachtete, als Mensch, nicht nur meine Leistung.

WEM DIENT HIER EIGENTLICH WAS?

Kritik und Verbesserungsvorschläge, die geäußert werden, gelten selten dem wahren Wachstumspotenzial der kritisierten Person, sondern dienen häufig dazu, um die eigene Größe der Person, die sie übermittelt, zu präsentieren. Nichts, was frau ausschließlich in der Tanzbranche wiederfindet, der Mensch neigt generell dazu, schnell und gern Ratschläge zu geben. Auch ich, sonst würde das Buch kaum existieren.
Wir dürfen uns die Frage stellen, wem der Anspruch, den leitende Personen in der Regel an ihre Kursteilnehmer*innen stellen, in Wahrheit gilt? Wahrscheinlich vermutest du es bereits – mehr oder weniger sich selbst. Fällt ja auf sie zurück, falls die Tanzschüler*innen wenig oder nichts „gelernt" haben oder die Tanzaufführung schlecht ist. Bedeutet, dass die Leistung der Gruppe, die Leistung der Tanzschüler*innen stellvertretend „das Können" der Tanzlehrerin widerspiegelt. Diese Tatsache entschuldigt zwar keine unpädagogischen Methodiken, doch der Leistungsdruck, der dadurch entsteht, ist vorstellbar. Ich habe viele Jahre durch die Leistungen meiner Tanzschülerinnen auch mein eigenes „choreografisches Können" gezeigt und zusätzlich beweisen wollen, was für eine gute Tanztrainerin ich bin. Rückblickend erkenne ich, für wie viel Druck das in mir, aber auch in meinen Tänzerinnen gesorgt haben muss. Sich selbst oder seine Leistung beweisen zu wollen, impliziert oftmals, nicht wirklich zu wissen, was frau selbst kann, oder es mangelt an der Bereitschaft zu scheitern. Seinen Tanzschülerinnen nicht das Beste abzuverlangen, sie kontinuierlich und konsequent zu korrigieren und stets mehr von ihnen zu erwarten, fühlt sich in einer Leistungsgesellschaft wie der unseren kurios an, fast schon so, als würde frau das Scheitern bewusst provozieren.

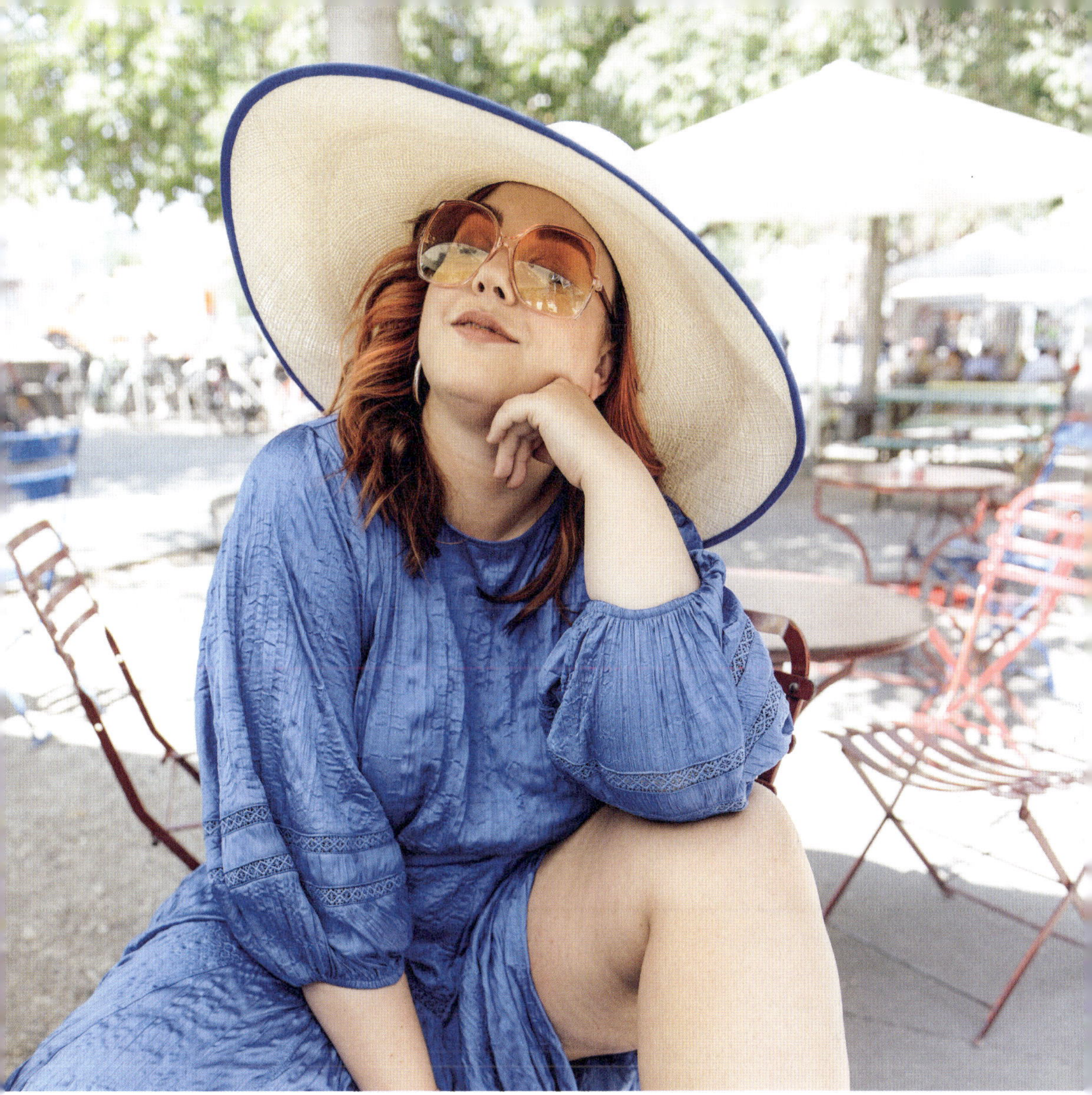

You can do big things, oder auf deutsch: Du kannst große Dinge rocken.

GUTES AN DER BÜHNE

Damit kein falscher Eindruck entsteht, nachdem ich über unangenehmere Aspekte unserer Tanzwelt gesprochen habe – der Tanz an sich hat weiterhin tolle Auswirkungen auf den Menschen und somit auch auf Kinder. Und auch Aufführungen haben einiges gutheißendes, unter anderem wird das Selbstvertrauen wie auch das Selbstbewusstsein gestärkt. Frau kann lernen, trotz Nervosität große Dinge zu schaffen. Hinter der Bühne schweißen die Proben und die Aufführungserlebnisse zusammen und das Gemeinschaftsgefühl der einzelnen Tanzgruppen wächst. Sich selbst wie auch das

ICH VERDIENE EIN GROSSARTIGES LEBEN, OHNE ES MIR VERDIENEN ZU MÜSSEN

Manche Menschen empfinden mich als „zu" laut, meine Looks „zu" bunt, meinen Hintern „zu" groß, meine ständige Tanzerei auf Instagram als too much. Alles in allem übertrieben. Wir sind es leider nicht gewöhnt, dass Frauen, und dann auch noch dicke Frauen, bewusst viel Fläche einnehmen wollen und Spaß daran haben. Stichwort unverschämt. Ich dagegen sehe täglich Menschen, die untertreiben mit ihren Möglichkeiten, sich selbst und das Leben zu erfahren. Ich gestehe nur zu gern, dass ich manchmal aussehe wie ein Star auf dem Weg zu einer Saint-Tropez-Yacht, obwohl ich „nur" ins Bädle ums Eck gehe. Aber wer erscheint dir nun wirklich reicher? Jemand, der meint, in Saint Tropez sein zu müssen, oder ich, die sich einfach erlaubt, so zu fühlen und auszusehen wie ein Star, auch ganz ohne Yacht?

Ich stelle mich nicht mehr hinter den Vorhang meiner Lebensbühne, nur weil sich andere eventuell davon gestört fühlen könnten, wie sehr ich mich selbst und dieses Leben genieße. Doch neben mir ist noch so viel Platz, und ich freue mich immer über Gleichgesinnte. Wenn du deine Version von einem erfüllten Leben leben willst, wirst du nicht drum herumkommen, andere zu enttäuschen und nicht allen zu gefallen. Ich habe damit meinen Frieden geschlossen und nehme es nicht mehr persönlich. Schließlich ist mir bewusst geworden, dass ich mich gar nicht aus dem Spiegel der anderen herausbewegen kann, wenn sie mich nicht anders sehen wollen. Doch sie alle dürfen sich selbst fragen, wenn ich ihnen zu „viel" bin, wo sie sich selbst zu „wenig" sind. Weiterscrollen tut es manchmal aber auch.

Gelernte durch sich zu präsentieren sorgt bei den meisten für ein starkes „Können-Gefühl" von „Ich bin in der Lage. Ich kann das". Die Bühne lädt uns bewusst ein, uns zu zeigen, und vermittelt uns: Wer sich nicht verletzlich machen will, wird auch nichts erleben. Ähnlich verhält es sich auch mit dem Leben selbst. Ich bin ein großer Fan davon, Menschen dabei zu begleiten und zu unterstützen, mehr an sich selbst zu glauben, um dadurch einiges möglich zu machen. Bühnenarbeit eignet sich dafür hervorragend. Ich bin zwar nicht der Überzeugung, dass der Glaube allein, also das eigene Selbstvertrauen „immer" Berge versetzen kann, allerdings kann der eigene Glaube „immer" den Kieselstein in unserem Schuh lokalisieren, der dich bis jetzt davon abhielt, den Berg zu erklimmen.

LEISTUNG

Nicht nur dass wir eine Großzahl an potenziellen tollen Kundinnen erst gar nicht erreichen, sondern einige Kinder, Tanzschülerinnen, die den Weg zu uns gefunden haben, wieder verlieren, weil wir ihr Tempo und ihre Leistungskraft, ihre Art, sich einzubringen und dabei zu sein, nicht genug würdigen. Natürlich bringt jede Tanzschülerin unterschiedliche körperliche und Talentvoraussetzungen mit, doch sein Bestes geben wollen, in seinen gegebenen Möglichkeiten, sollte schon drin sein, oder nicht? Und falls Kursteilnehmerinnen da nicht mitspielen, unsere gängigen Pläne von synchronisiertem Unterricht durchqueren, wie reagieren wir da? Ich muss zugeben, dass ich die Tanzschülerinnen, die sich am meisten bemühten, dem Tanz, sich selbst zuliebe oder um mir zu gefallen, auch oftmals am meisten mochte. Ich pflegte immer zu sagen: „Wer nicht schwitzt, wer sich nicht anstrengt, kann nach Hause gehen." Doch warum muss frau sich immer bemühen? Die Leistungen der Tanzschülerinnen, ihre sichtbare Energie war eine Art Währung, die sie an mich zahlen mussten, um meine Aufmerksamkeit zu erlangen.

ZEIT ZUM NICHTSTUN

Ich weiß noch, wie ich eine Tanzschülerin zum regelmäßigen Sonntagsleistungstraining einlud. Sie freute sich sichtlich darüber, bat mich aber trotzdem um Bedenkzeit. Nach einer Woche sagte sie zu mir: „Obwohl ich an den meisten Sonntagen nichts vorhabe, kann ich dir dennoch nicht zusagen, ich brauche nämlich auch Zeit zum Nichtstun." Sie war 16 Jahre alt und hatte bereits etwas verinnerlicht, mit dem ich mich heute noch schwertue.

Sich nicht ständig bemühen und beweisen zu müssen, weil man bereits weiß, dass frau gut genug ist, sich selbst gehört, ist eine der höchsten Formen von Freiheit, in allen Lebensbereichen. Und das Summen verstummt. Wann nimmst du dir Zeit zum Nichtstun?

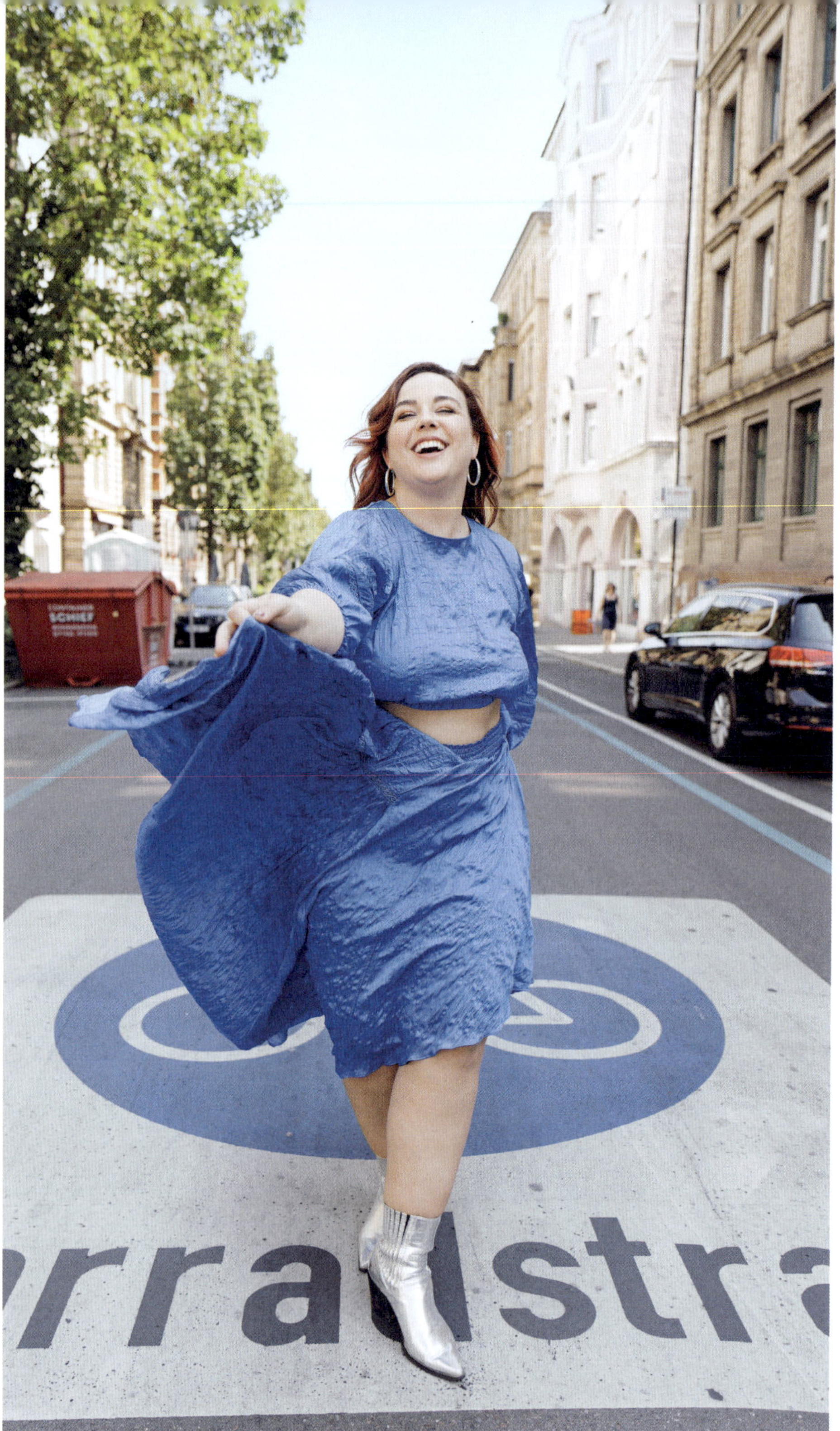
rradstra

Die Welt und die Bühne sind bunter, als wir meinen

Tanzschulen und Vereine dürfen aktiv ihren Beitrag dazu leisten, dass sich mehr Menschen weniger ausgeschlossen fühlen. Stets bequem abzuwarten, bis vor allem stigmatisierte Gruppen den gesellschaftlichen Wandel selbst anschubsen und dann mit letzten Kräften in unsere Tanzschulen hineinspazieren, ist irgendwie peinlich. Ich selbst lerne immer mehr dazu und begreife, dass nicht nur das Bedeutung hat, was wir tun, sondern auch das, was wir nicht tun. Deshalb ist es So-was-von-nicht-2023, sich als Institution, ja auch als Freizeitorganisation nicht um die Diversität in den eigenen vier Wänden zu kümmern. Die Welt ist bunter, als wir sie präsentieren und leben, es liegt an uns, dies zu verändern und für neue Räume der Sichtbarkeit zu sorgen.

Argumente wie, dass die eigene Tanzschule oder der Verein ländlicher liegen und daher automatisch kaum Menschen mit Migrationshintergrund angesprochen werden oder dass die Kursbeiträge einfach für sozial schwächere Familien nicht erschwinglich sind, sind bequeme Ausreden. Unbequem, aber auch super spannend wird es, wenn wir beginnen, uns die Frage zu stellen, wieso sie den Weg nicht zu uns finden, und was es braucht, damit sich das ändert. Dass sich das ändern sollte, muss ich hoffentlich nicht mehr erklären. Wir gewinnen alle, wenn wir bewusst mehr Räume für Diversität entstehen lassen, privat und beruflich, und dadurch Rassismus, Bodyshaming oder andere Diskriminierungsformen schneller erkennen und bewusst dagegenwirken können. Das geht allerdings nur, wenn wir wirklich begreifen, dass wir diesen Themen mehr Aufmerksamkeit widmen müssen.

BLACKFACING

... beschreibt die Repräsentation schwarzer Menschen durch weiße Personen mit Hilfe von Schminke. Sich unterschiedlicher Hautfarben und Ethnien zur Kostümierung zu bedienen, ist stark umstritten und gilt als diskriminierend. Einige Menschen fühlen sich aufgrund dessen in ihrer Verkleidungsfreiheit bedroht. Die Gleichgültigkeit und Gefühllosigkeit, die sie damit den echten Geschichten und den wahren Bedrohungen hinter den Kostümen, also den wirklich benachteiligten Menschen entgegenbringen, ist ihnen oftmals nicht bewusst. Verkleidungen wie „Afrikaner" und „Dschungelmensch", die People of Color zurückgebildet und primitiv darstellen, eben bewusst ins Lächerliche ziehen, sind verletzend und menschenverachtend. Eine „Afrohaarperücke" aufzusetzen, um für einen Abend wie Jimi Hendrix anzusehen, geht schnell, doch sich intensiver damit auseinanderzusetzen, wie Menschen über Jahrhunderte wegen ihres Afrohaars schikaniert und Chancen beraubt wurden, tun die wenigsten. Haare sind politisch, in New York wurde erst 2019 ein Gesetz beschlossen, nach dem Frauen mit Afrohaaren nicht mehr am Arbeitsplatz diskriminiert werden dürfen, wenn sie mit Braids, Cornrows, Bantu Knots oder mit anderen Frisuren für natürliches Afrohaar erscheinen. Tatsächlich war es Arbeitgeber*innen davor erlaubt, sie aufzufordern, ihre Haare chemisch zu glätten oder schneiden zu lassen, aufgrund der Argumentation, dass ihr Haare „unprofessionell" wirkten.

Die Aversionen sind sichtlich und entstehen zum größten Teil aus Unwissen, dessen sich privilegierte weiße Menschen oft nicht stören. Sich dem „Schönen" aus stigmatisierten Kulturen zu bedienen, aber sich nicht mit deren Geschichte und deren Schmerz auseinandersetzen zu wollen, gleicht heuchlerischer Ausbeutung. Wissenswert ist auch, dass „Native Amerikaner" (= umgangssprachlich Indianer) bei uns, somit auch nicht die Verkleidung, negativ assoziiert wird, doch in anderen Ländern die Bezeichnung „Indianer" oftmals ein Ausdruck, sogar eine Form der Beleidigung ähnlich eines Streuners ist. Generell darf nicht vergessen werden, dass „Indianer" eine Fremdbezeichnung ist, die mit jahrhundertelanger Verfolgung einhergeht, und das nur, weil Columbus dachte, er hätte Indien gefunden. Sich für eine sensibilisierende Sprache zu öffnen und über den eigenen Tellerrand hinauszuschauen, um zu erkennen, dass bestimmte Betrachtungs- und Sprachweisen drastische Wirkungen haben, ist das Mindeste, was wir alle tun können.

Vergiss nicht, wir alle sind Schülerinnen, und das ein Leben lang, niemand weiß und kann alles. Löse dich von dem Gedanken, dass es in der Rassismusdebatte hauptsächlich um Schuld und Fehler geht, sondern um Verantwortung und die wertvolle Erkenntnis, dass deine Worte, Taten und Handlungen einen bestimmten Abdruck in dieser Welt hinterlassen. Wenn du das anerkennen kannst, kannst du einen bewussten Beitrag zum Wandel beitragen.

BÜHNENKOSTÜME

Meistens werden Bühnenkostüme, die andere Länder oder Kulturen auf unterschiedliche Arten repräsentieren, achtungsvoll und ästhetisch gezeigt, aber nicht immer. Ein Begriff, der in letzter Zeit häufiger auftaucht: kulturelle Aneignung, doch was ist das eigentlich? Wenn marginalisierte Gruppen in ärmeren Ländern für wenig Lohn Schmuck oder auch Kleidungsstücke produzieren, diese zum Beispiel in Deutschland viel teurer (weiter-) verkauft werden, ist das einseitiger Profit, der aus unmoralischem Bereichern des Kulturerbes selbst wie auch der abhängigen Strukturen bestimmter Menschengruppen gemacht wurde. Obacht mit Gedanken wie „Immerhin haben sie dadurch Arbeit", und hallo, „White Savior Complex", zu Deutsch: weißer Retterinnenkomplex.

Entwicklungs-, Aufklärungs- und Hilfsarbeit können dominante Strukturen fördern und sorgen für ein mitleiderregendes Bild, das letztendlich sogar Fortschritte verlangsamen kann. Damit faire Löhne, besonders für benachteiligte Menschengruppen zur Normalität werden, sie dadurch eine größere Unabhängigkeit erreichen, eigenständige Unternehmensstrukturen aufbauen, um langfristig bessere Verhandlungspositionen für sich selbst und ihr Kulturerbe zu schaffen, benötigt es ein Umdenken.

Ist das oben genannte Beispiel für viele verständlich, so wird es in der Musik und Kunst im Allgemeinen schwerer. Kultur lebt schließlich vom Austausch, deshalb muss frau nicht alles aus anderen Kulturen für sich selbst ausschließen oder ablehnen. Das ginge schon wieder in die „falsche" Richtung. Es geht darum, sich seiner Verantwortung wie auch des Kulturerbes bewusst zu werden, was frau damit aussagen will und wie frau dadurch eine Menschengruppe darstellt. Kennt frau die Geschichten hinter dem Kostüm, achtet frau sie oder zieht sie eventuell sogar aus dem Kontext, fördert Vorurteile und Klischees. Bedeutet, dass frau dem Thema „Kostüm/Verkleidung" einfach generell mehr Achtsamkeit schenken darf. Und auch hier werden einige einen bestimmten Widerstand wahrnehmen und „alles" für leicht übertrieben halten. Leider nicht verhältnisgemäß, wenn frau bedenkt, dass einige Vereine sogar abmahnen, wenn ihre Tracht (bestimmte Kleidungsstücke) fremdverwendet wird.

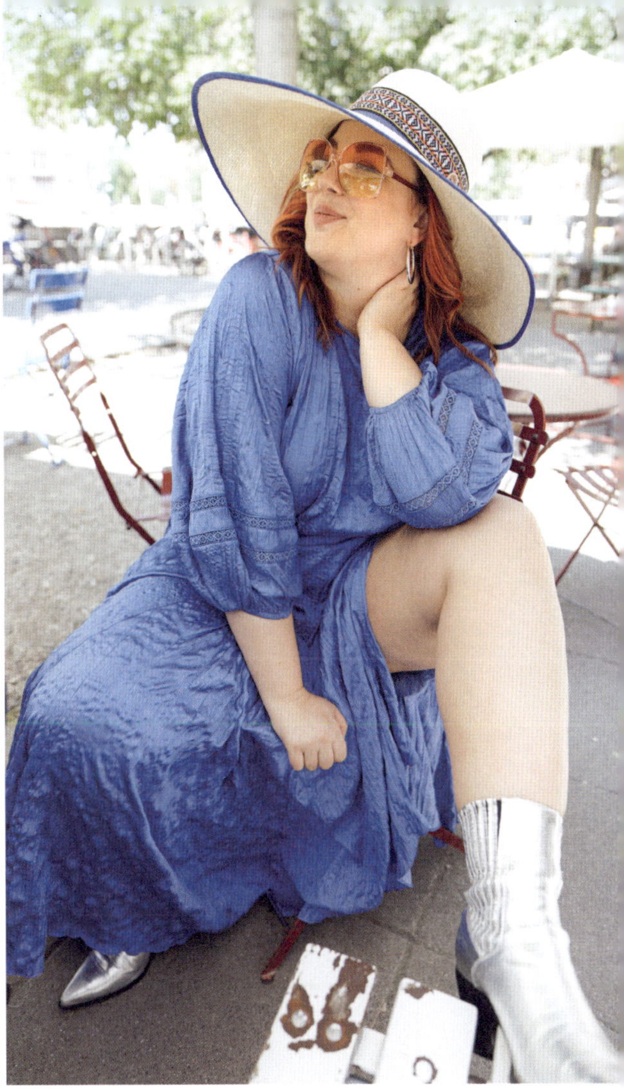

Es geht nie um Schuld, es geht um die Kraft der Eigenverantwortung.

NEUE WEGE

Vor einigen Jahren hat mich eine Followerin gefragt, ob ich wüsste, woher mein damaliger Kopfschmuck stammte, ich antwortete: von Bijou Brigitte. Daraufhin schickte sie mir einige Links zum Thema kulturelle Aneignung, und ich fing an, die Problematik dahinter zu verstehen. Meine Freude an dem Kopfschmuck selbst, Schmuck, der dem Kopfschmuck Nativer Amerikaner ähnelte oder bewusst nachgeahmt wurde, war nicht unbedingt das Verwerfliche daran, sondern dass Mode- und Schmuckhäuser davon Massen produzierten und davon profitierten, wobei es nicht ihrem eigenen Kulturerbe entspricht, geschweige denn sie die Erlaubnis der „Schmuckdesignerin“, die höchstwahrscheinlich seit mehreren Jahrzehnten nicht mehr lebt, einholten oder auf andere Art und Weise die Nachkommen finanziell am Gewinn beteiligten. Und ob mir das zuvor klar war oder nicht, ich unterstütze mit meinem Kauf diese Art der Ausbeutung.

Diese Erkenntnis forderte mich auf, mein Konsumverhalten zu hinterfragen, abzuwägen und neue Wege zu gehen. Ich lasse mich immer noch von Schmuck wie auch Tänzen anderer Länder inspirieren und beeinflussen. Doch mit einem erweiterten Bewusstsein. Wenn mir etwas gefällt, setze ich mich mit seiner Geschichte auseinander, und wenn ich mir anschließend immer noch zutraue, mit dem Kulturerbe respektvoll umzugehen, bringe ich in Erfahrung, ob ich im Beispiel einer afrikanischen Kette diese irgendwo erhalten kann, wo ich mit dem Kauf direkt eine Künstlerin oder eine soziale Organisation unterstützen kann. Etsy bietet dazu einige Möglichkeiten, es gibt oft auch tolle Märkte oder Festivals vor Ort. In Stuttgart findet jährlich das Afrika-Festival statt, wo es lauter wunderschöne bunte Stände gibt, leckeres Essen, Musik und auch ein Bühnenprogramm. Die Stände werden von afrikanischen Unternehmerinnen, Künstlerinnen und Vereinen selbst betrieben, mich findet frau vor allem bei den Schmuckständen.

Einiges des Kultur- wie auch Kunsterbes, mit dem wir täglich zu tun haben, ist nicht durch gewollten und achtsamen Austausch in unser Leben gelangt, sondern durch jahrelanges Berauben, Erniedrigung und menschenverachtende Strukturen, bis heute. Umso wichtiger, nicht nur sein eigenes Verhalten zu hinterfragen, sondern auch Strukturen zu erkennen, die weit zurück in die Kolonialzeit reichen. Und ja, vielleicht fragst du dich gerade, inwiefern du etwas für all das kannst – nichts. Aber wäre es nicht wertvoll, sich zu fragen, wozu du alles beitragen kannst, damit es bunter, diverser wird und es ein besseres Miteinander gibt?

Wenn du dich beispielsweise Tanzelementen aus dem Afro-Dance bedienst oder diesen Tanzstil unterrichtest, wäre es nicht toll, deinen Kursteilnehmerinnen auch die dazugehörige Geschichte und spannende Informationen zu vermitteln, bewusst Brücken zu schlagen und, wie es im traditionellen Afro-Dance üblich ist, afrikanische Trommlerinnen einzuladen oder einen traditionellen Afro-Workshop gemeinsam mit deinen Teilnehmerinnen zu besuchen? Anschließend könnten wir uns auf dem jährlichen Afrika-Festival in Stuttgart treffen.

Nochmals, es geht nicht um Verzicht, es geht um Verbundenheit. Und auch wenn ich dich jetzt an meiner eigenen Reise etwas teilhaben lassen konnte, ich bin keine Rassismusexpertin, wir alle lernen stets dazu. Beginne deine eigene Reise, informiere dich, lies Bücher, höre Podcasts, reflektiere dein Denken und Handeln. Sprich mit deinen Freunden und deiner Familie darüber und erlaube dir neue Wege.

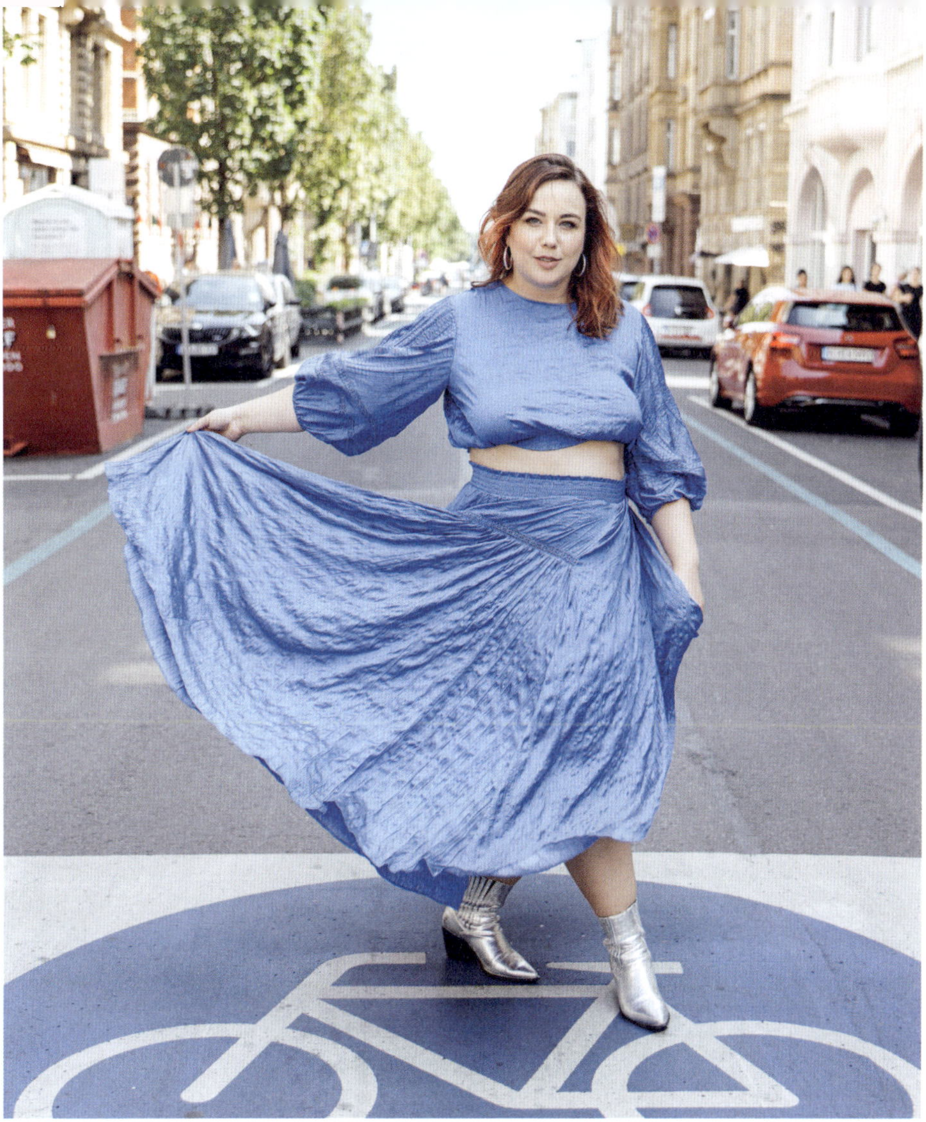

Wie kannst du dazu beitragen, dass diese Welt bunter und diverser wird?

SHARINGZIELE

Doch wie schaffe ich es als Tanzschule, dass sich mehr Menschen angesprochen fühlen, wenn die festen Monatsbeiträge für Familien mit kleineren Einkommen und eventuell sogar mehreren Kindern echt herausfordernd sein können? Frau kann sich auch als Tanzinstitution Sharingziele vornehmen, indem frau sich unterschiedliche Spendenkonzepte überlegt oder bewusst einplant, zum Beispiel ein Prozent des monatlichen Gewinns eben für einen oder zwei Kursplätze zurückzulegen. Doch auch die Teilnehmerinnen und Familien der Tanzschule oder Vereine selbst können sich beteiligen. Viele Menschen suchen bewusst neue und andere Spendenoptionen und unterstützen finanziell gern. Unter anderem könnte frau auf der Homepage der Tanzinstitution

SANDRAS SELFCARE-TIPP: SICH NEGATIVE ERFAHRUNGEN ZUNUTZE MACHEN

Das Kapitel davor hatte es in sich und hat dich vielleicht an die ein oder andere unschöne Erfahrung aus deiner Vergangenheit erinnert. Die meisten Menschen, die aufgrund ihrer Körpergröße nicht an Tanzaufführungen teilnehmen durften, ein anderes Kostüm anziehen mussten oder bewusst in der letzten Reihe versteckt wurden, geben sich selbst oftmals die Schuld. Falls du aufgrund deiner Hautfarbe, deiner Kultur oder deiner Religion Ähnliches oder andere Ausgrenzungserfahrungen machen musstest, ist das schrecklich und nicht in Ordnung. Sich das bewusst zu machen, kann helfen, es hinter sich zu lassen. Wenn wir eine Wunde nicht als solche anerkennen, können wir sie nicht bestmöglich „verarzten" und verwehren ihr dadurch die Heilung. Raum zu schaffen, um die Verantwortung bewusst (wieder-)abzugeben wie auch die Schuldanteile, die nicht zu uns gehören, kann helfen.

Dennoch möchte ich dich warnen, die folgende Übung kann sehr intensiv für dich werden, fühle hinein, ob du dazu mental in der Verfassung bist. Wenn du während der Übung bemerkst, dass es dir doch emotional zu wild wird, höre jederzeit auf. Unterstützend wäre, im Anschluss der Übung jemanden zum Reden zu haben, dem du deine Erkenntnisse mitteilen könntest, im Idealfall therapeutische Begleitung.

Schreib es dir von der Seele

Schreib einen Brief an deine ehemalige Sportlehrerin oder an deinen Vater – der vielleicht immer zu dir sagte, dass du aussiehst wie eine unsportliche Kartoffel – oder an deine damalige Tanzlehrerin. Dabei ist nicht wichtig, ob die Personen noch leben oder du weißt, wo sie wohnen, da es nicht darum geht, den Brief abzuschicken, sondern darum, auf Papier zu bringen, was dich verletzt hat und dich vielleicht dadurch bis heute verunsichert. Ich empfehle dir, es mit einem Stift auf Papier aufzuschreiben. Wahrheiten, die wir sonst eher schwer aussprechen können, fließen so direkt von unserer Hand durch unseren Arm ins Herz. Ich möchte, dass

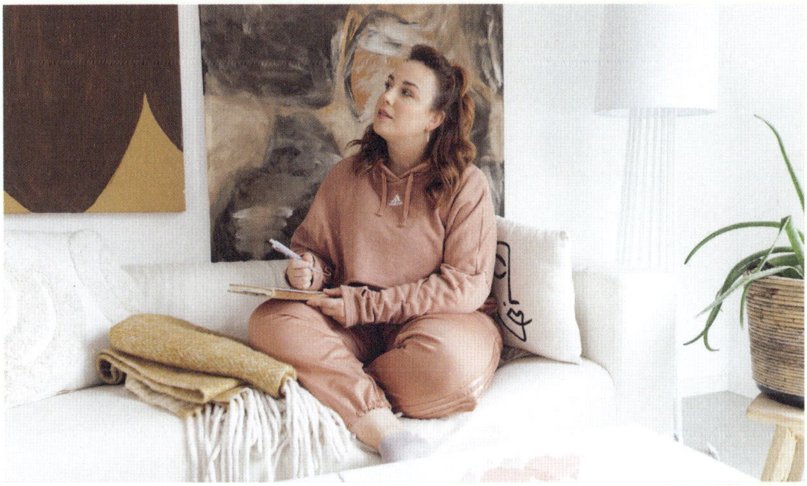

du in deinem Brief auf folgende vier Bereiche eingehst, am besten auch der Reihenfolge nach:

1. Das wurde mir angetan.
2. So fühlte ich mich damals.
3. So hat es sich auf mein Leben und mein Selbstvertrauen/Bewusstsein ausgewirkt.
4. Das möchte ich jetzt oder brauche ich.

Lass dir Zeit. Besonders Erinnerungen aus der eigenen Kindheit, in der wir abhängig von unseren Eltern und Bezugspersonen waren, können uns stark bewegen. Nimm dir gern mehr als ein Blatt Papier, in der Regel kommt einiges zusammen. Und falls währenddessen Tränen laufen, lass sie laufen. Der Schmerz und die Gefühle wollen von dir gesehen und gefühlt werden. Anschließend lies das Geschriebene laut vor, entweder jemand anderem oder dir selbst. Zieh für dich deine Schlüsse daraus, wie fühlt es sich für dich an zu erkennen, dass du unschuldig bist und dass andere Menschen ihrer Verantwortung nicht bestmöglich nachgegangen sind? Wenn du fertig mit der Übung bist, entsorge den Brief schnellstmöglich. Er ist mit viel negativer Energie besetzt und sollte deshalb nicht weiterhin bei dir bleiben.

Auf der nächsten Seite geht es weiter →

Spickzettel an dich

Falls du zwar vorhast, aber noch nicht begonnen hast, nach einem Tanzkurs Ausschau zu halten, kann es dir besonders helfen, dir einen kleinen Spickzettel mit den wichtigsten Notizen zu machen. Im Brief zuvor hat dir höchstwahrscheinlich der letzte Punkt: „Das möchte ich jetzt oder brauche ich" auch darüber Auskunft gegeben. Vor jedem Infogespräch mit einer Tanzschule, sei es beim Telefonat oder vor Ort, kannst du auf deine Notizen spicken.

Auf deinem Zettel könnte stehen:

- Tanzräume und Unterricht ohne Spiegelwände
- Interesse an therapeutischem Tanzen und Improvisationstanz
- Empathische Tanztrainerin

Falls du Tanzkurse gibst oder Besitzerin einer Tanzschule bist, kannst du dich fragen:

- Wie bunt sind meine Kurse, ist meine Tanzschule, wodurch könnten sich bestimmte Menschengruppen ausgeschlossen fühlen, und was kann ich dagegen tun?

- Schule ich mich und mein Team regelmäßig auf mehr Mitgefühl, Gleichberechtigung und darauf, unvoreingenommen zu sein?

- Weiß ich, wie sich meine Tanzschülerinnen in meiner Gegenwart, in meinem Kurs in meiner Tanzschule fühlen? Was kann ich tun, um Feedback zu erlangen?

Sich diesen Fragen zu stellen, erweitert das eigene Bewusstsein und ist Vorbote für neue Wege.

eine extra Seite einrichten, um über Förderung und Unterstützungsmöglichkeiten für sozial benachteiligte Familien zu berichten und um eine passende Spendenoption einzurichten. Kleine Schritte sind viel mächtiger als gar keine.
Ich will zusammenfassen, dass Tanzen nicht immer ein Ziel braucht und du vor allem für dich selbst tanzen darfst. Erlaube dir, Optionen einzufordern. Und alle Tanztrainerinnen hier: Öffnet euch für Gedanken, mehr Optionen anzubieten, und kreiert Kursstunden, in denen eure Teilnehmerinnen sich selbst spüren können und selbst genügen, in denen mit Bewertungen und Verbesserungsvorschlägen achtsam umgegangen wird. In denen Anstrengungen und Bemühungen nicht wichtiger werden als die Freude am Tanzen selbst. Wenn wir es dann noch schaffen, unsere Tanzsäle, unsere Bühnen wieder bunter zu gestalten, gewinnen wir alle. Lasst uns den Mut aufbringen, hinzuschauen und neue Wege zu tanzen.
Generell wird der Bühne meines Erachtens oft zu viel Bedeutung beigemessen. Tanzstücke und Choreografien zeigen zwar bestimmte Ausschnitte des eigenen Könnens, doch wird dies den wertvollen (manchmal auch Irr-)Wegen und deinen unterschiedlichen Seinsmomenten nicht immer gerecht. Dennoch hast du jedes Recht der Welt, auf die Bühne zu gehen, dich zu feiern und besonders, dein eigenes Licht scheinen zu lassen – aber vergiss nicht, den Auftritt, das Tanzstück auf der Bühne, als eine kleine aktuelle Bestandsaufnahme deines großen unendlichen Seins zu begreifen, nicht mehr und nicht weniger. Wenn überhaupt, dann sei deine eigene Bühne!

ZEIT, NEUE WEGE ZU TANZEN

Neue Fragen dürfen jetzt auftauchen, wie: „Braucht es Aufführungen und muss ich bei den Aufführungen meiner Tanzschule mitmachen?“ Du musst gar nichts, aber du darfst herausfinden, was sie dir persönlich bringen. Und falls du bei der nächsten Aufführung nicht teilnehmen möchtest, sprich mit deiner Trainerin rechtzeitig darüber. So plant sie dich nicht fest bei der Aufstellung mit ein und du kannst dennoch weiterhin mittrainieren. Doch es geht nicht ausschließlich um Bühnenaufführungen, auch die Führung durch den Tanzunterricht selbst bietet um einiges mehr Gestaltungswege, als sich die meisten überhaupt bedienen. Hier einige Impulse:
Das Typische, was viele Kursteilnehmerinnen kennen, ist der Frontalunterricht; allein die leitende Person steuert den Unterricht, kontrolliert und bewertet, meist vor einem großen Spiegel. Doch im Stadtpark oder auf einem coolen Parkplatz, auf dem im Idealfall wenig Betrieb ist, kann Tanzen auch berauschend sein. Besonders im Sommer, unter freiem Himmel, vielleicht sogar während eines Sonnenuntergangs sich zu bewegen, erdet und ist magisch. Wenn aus versicherungstechnischen Gründen euch nichts daran hindert, dann raus mit euch. Doch um den dominierenden Frontalunterricht etwas zu lockern, muss frau nicht unbedingt die Tanzräume verlassen, Übungen in Gruppen oder verschiedene Stationen tragen

auch dazu bei, dass Teilnehmerinnen ein aktiverer Teil des Unterrichts werden.
Der Tanzunterricht muss auch nicht stets vor dem Spiegel stattfinden, frau kann auch ohne Spiegel guten Unterricht halten und den Fokus somit vom „Äußeren" mehr zum „Inneren", vom „Denken" ins bewusste „Spüren" setzen. An sich dient der Spiegel vor allem der Kursleiterin, um alles im Blick zu haben, doch auch den Tanzschülerinnen selbst, um durch den Spiegel zu erkennen, was ihr Körper tut und tun soll. Besonders als Einsteigerin kann es zu Beginn überraschend sein, festzustellen, dass der Körper nicht sofort das macht, was der Kopf befiehlt.
Doch die Koordinationsfähigkeit kann trainiert werden, und auch unterschiedliche Bewegungsformen, die uns im Alltag eher fremd sind, brauchen einfach Wiederholungen. Doch der Spiegel gleicht nicht nur einer optischen Verstärkung, um den Körper als Bewegungsinstrument besser zu erkennen, sondern auch, um sein generelles Äußeres kritisch zu begutachten. Das kann Körpervergleiche mit anderen fördern und einen zusätzlich stressen, sich anschauen zu müssen, vor allem an Tagen, wo einem einfach nicht danach ist. Das ist übrigens nicht nur mein eigenes Empfinden, sondern das haben mir andere Tanzschülerinnen wie auch Kolleginnen mehrmals bestätigt. Wir neigen leider dazu, in der Eigenperspektive uns nicht allumfassend zu betrachten, sondern stets unsere „Makel" und „Defizite" zu fokussieren. Bei einer guten Freundin würde uns, wenn überhaupt, erst auf den zweiten oder dritten Blick der kleine Pickel neben ihrer Nase oder die nicht frisch gewaschenen Haare auffallen und dennoch nicht stören.
Ich weiß noch, als ich das erste Mal die Spiegelübung mit einer Gruppe machte, dass alle Tanzschülerinnen mehrere Minuten brauchten, um überhaupt drei gute oder schöne Dinge an sich selbst aufzählen zu können. Einige konnten nicht mal eine einzige Sache aufzählen. Ich wiederholte die Übung bei meinen damaligen regulären Gruppen so lange, bis sie drei Minuten lang in den besten Tönen über sich selbst sprechen konnten, ohne ins Stottern zu kommen. Meines Erachtens sollte das eine Pflichtübung an allen Schulen sein, Selbstannahme ist kein Luxus, sondern eine Notwendigkeit. Probiere es mal aus, stell dir einen Wecker auf drei Minuten und schick dir dann selbst eine Sprachnachricht über WhatsApp. Es ist gar nicht so leicht, mit jedem Mal wird es aber leichter.
Solche Übungen und viele weitere haben das Selbstbewusstsein meiner Tänzerinnen langfristig und meines Erachtens sogar lebenslang beeinflusst, natürlich zum Positiven. So streng ich auch sein konnte, habe ich mich dennoch dafür interessiert, was meine Tanzschülerinnen innerlich bewegt, ängstigt und inspiriert. Ich empfand es als meine Pflicht, ihnen ein innerlich stabileres Selbstwertgerüst mitzugeben. Als ich meinen letzten und einen meiner ältesten Tanzkurse abgab, bekam ich von meinen Tanzschülerinnen unter anderem einen roten Ordner mit Briefen, die sie für mich geschrieben hatten. Einige waren sauer auf mich, dass ich ging,

SPIEGELÜBUNG, UM DEINE INNERE KRITIKERIN RUHIGZUSTELLEN

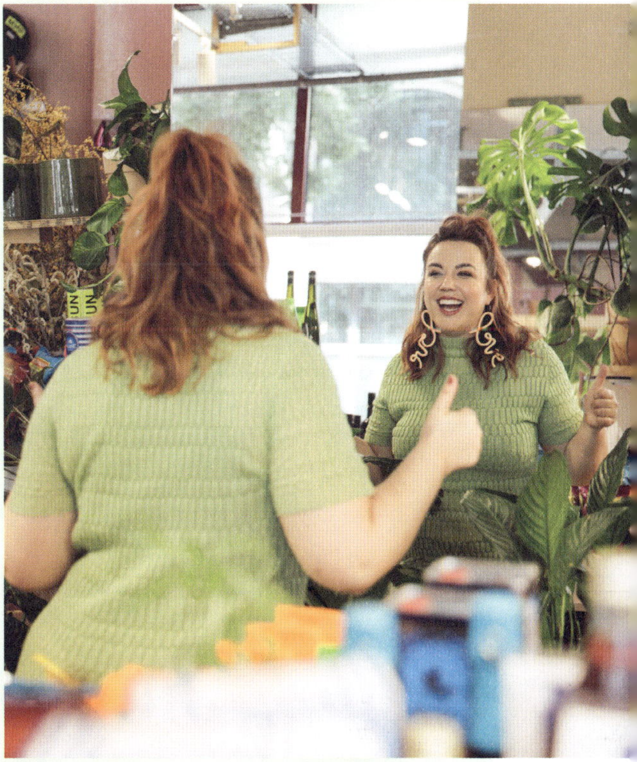

Probiere folgende Spiegelübung aus, ob zu Hause oder im Tanzsaal, ist völlig egal, bekommt ja keiner mit. Du kannst sie laut ausführen oder leise, innerlich, im Stillen, für dich. Wenn beim nächsten Mal, während du vor einem Spiegel stehst, deine innere Kritikerin dir wieder einreden möchte, dass dein unendliches Sein einem kleinen Pickel gleicht, dann zähle bewusst mindestens drei Dinge auf, die du an dir magst, schön findest oder die sich gut anfühlen, gern darfst du die Anzahl der Dinge jedes Mal steigern, ist aber kein Muss, kein Druck. Wenn wir unseren Fokus stets dem widmen, was wir an uns selbst nicht schön finden, ist es verständlich, dass wir uns genauso fühlen: nicht schön. Trainiere, deinen Fokus neu zu setzen, das kann ein bisschen dauern, aber auch die Übung wandelt bereits Energie und hilft, sich selbst wieder ganzheitlicher betrachten zu lernen. Als Tanzpädagogin und Trainerin kannst du den Stress, den viele Teilnehmerinnen manchmal auch gegenüber dem Spiegel haben, bewusst thematisieren. Verwende gern diese Übung.

dennoch bedankten sich alle, besonders dafür, dass mein Tanzunterricht ihnen dazu verholfen hatte, mehr an sich selbst zu glauben.

> *Ändern wir etwas in unseren inneren Systemen, vor allem kleinmachende Überzeugungen, ändert sich etwas in unseren äußeren Systemen.*

Eine Tanzschülerin schrieb mir, dass die Schule, bevor sie bei mir tanzte, die Hölle für sie war, sie stand auf Mädchen, hatte ihre eigene originelle Art, sich zu kleiden, was anscheinend Grund genug für die anderen war, ihr das Gefühl zu geben, dass sie „verkehrt und merkwürdig“ war. Wobei ich davon ausgehe, dass die anderen alle „gleich angepasst“ waren. Sie schrieb mir, dass ihr neues Selbstbewusstsein ihr den Arsch gerettet hatte, und seit sie ihre neue Powerkraft sichtlich genoss, sich irgendwie alles zum Besseren geändert habe. Ich freute mich so sehr, das und Ähnliches zu lesen, und dachte mir: „Good for you all.“ Schließlich verlangt das Leben einem manchmal viel ab, seine eigene Größe währenddessen zu kennen, hilft einem, nicht in die Knie zu gehen. Und falls doch, zu wissen, dass wir alle fallen. Es kommt aber darauf an, wie wir wieder aufstehen. Daraufhin schrieb ich ihr ein paar Tage später über Instagram: „Das ist allein dein Verdienst, du verdienst, dass die Leute erkennen, was für eine coole Socke du bist. Ich habe nur dazu beigetragen, dass du dich nicht mehr dafür schämst.“

Zurück zu den Spiegeln. Leiterinnen können auch Vorhänge anbringen und hätten dann jedenfalls eine weitere Variation. Sich mit dem Rücken zum Spiegel aufzustellen ist eine weitere Option. Besonders in den Abendstunden liebte ich es, ganz bewusst meine Kursteilnehmerinnen im Dunkeln tanzen zu lassen, das hatte zum einem den Effekt, dass sie sich weniger beobachtet fühlten, dadurch oftmals gefühlsvoller tanzten, und zum anderen, dass sie ihren Blick, ihre Wahrnehmung ihrem Inneren automatisch mehr widmeten. Den Tanzsaalspiegel als Unterstützung einzubauen ist absolut empfehlenswert, doch muss der Unterricht nicht ausschließlich davor stattfinden.

In der Regel hat ein gut besuchter Kurs zwischen acht und 25 Tanzschülerinnen, je nach Raumgröße und welche Werte die jeweilige Tanzintuition wie auch die Kursleiterin vertreten. Mein Ego liebte volle Kurse. Wenn die Hütte voll war, blühte ich richtig auf, ich genoss diesen krassen Dopaminkick. Erst heute, einige Jahre später und etwas ruhiger, kann ich die wunderbare Gelegenheit, die sich in kleinen Kursen ergibt, erkennen. Die Dynamik ist viel intimer, Teilnehmerinnen haben mehr Zeit und auch mehr Raum, sich einzubringen, meistens auch, um tiefer ihr eigenes Sein zu erkunden. Dir als Teilnehmerin kann ich empfehlen, unterschiedliche Teilnehmeranzahlen für dich auszutesten, es gibt viele Tanzschulen, die nur begrenzte Kursplätze anbieten. Und an alle Leiterinnen, falls ihr Kurse in unterschiedlichen Institutionen gebt und nicht selbst Besitzerin einer Tanzschule seid, sprecht

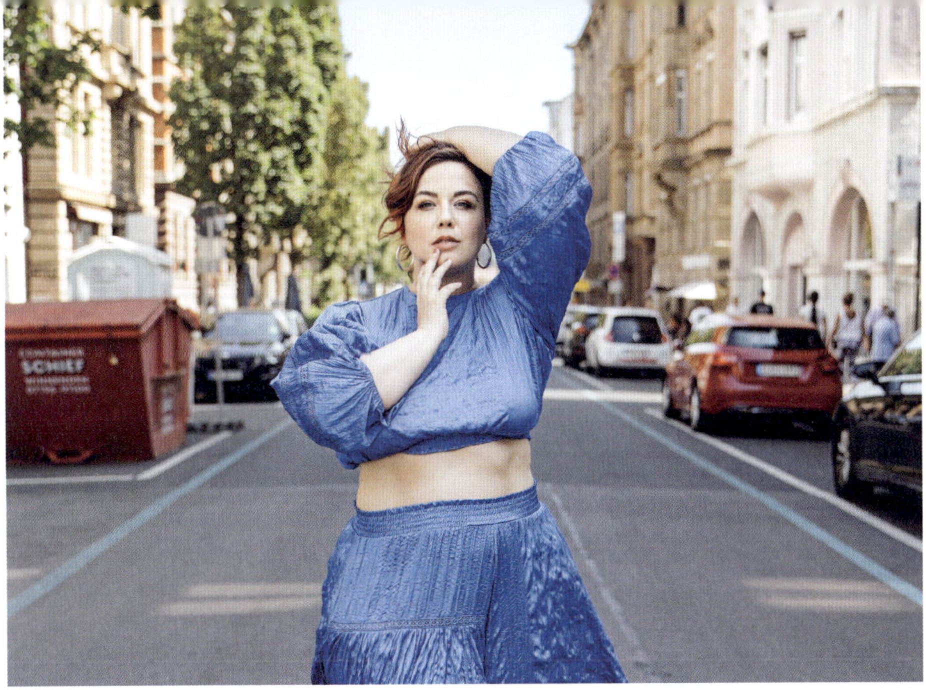

Finde dich selbst gut, sonst findet dich keiner!

und traut euch, euren Wunsch eurer Chefin zu äußern: dass ihr die Erfahrung kleinerer Kurse gern machen möchtet. Oftmals steht der wirtschaftliche Aspekt dazwischen, doch Menschen sind gern bereit, mehr zu zahlen für Exklusivität und kleinere Begegnungsmöglichkeiten.
Keine Ahnung, wie ich meine eigene damalige Unterrichtsphilosophie beschreiben würde – vielleicht: energievoll, streng und mit ganz viel Herz?! Ich bediente mich schon immer spiritueller Tools – ohne dass ich es wusste – und folgte intuitiv meinem (Bauch-)Gefühl, ich konnte gar nicht anders. Einige meiner früheren Auftraggeberinnen fanden das nicht immer toll.
Der Tanzunterricht taugt meines Erachtens hervorragend, um Kursteilnehmerinnen in den tieferen Kontakt mit ihren eigenen Gefühlen und Fühlen als solchem zu bringen, wie auch sich selbst spüren zu lernen. Zusätzlich bietet der Tanzstil Hip-Hop eine Menge Fläche, um in seine Kraft zu kommen, seinen Mut und sein Selbstvertrauen zu aktivieren und zu stärken. Mich haben dazu folgende Fragen lange begleitet: „Was kann ich durch den Tanz hindurch heute bereits meiner Gruppe mitgeben, dass sie sich gut fühlen?“, aber auch: „Wovon werden sie ein ganzes Leben lang profitieren?“ Ich glaube nicht, dass das meine Mega-Moves sein werden, sondern, dass ich mich wirklich bemühte, jede Einzelne zu sehen, und vor allem, immer an sie glaubte. Wenn wir die Welt zu einem besseren Ort machen wollen, hilft es, an einen einzigen Menschen zu glauben.
Ob du, liebe Leserin, Leiterin oder Teilnehmerin bist, erlaube dir ruhig, dich den anderen mehr zuzumuten, letztendlich geht es um was? Um neue Wege, aber vor allem um deinen.

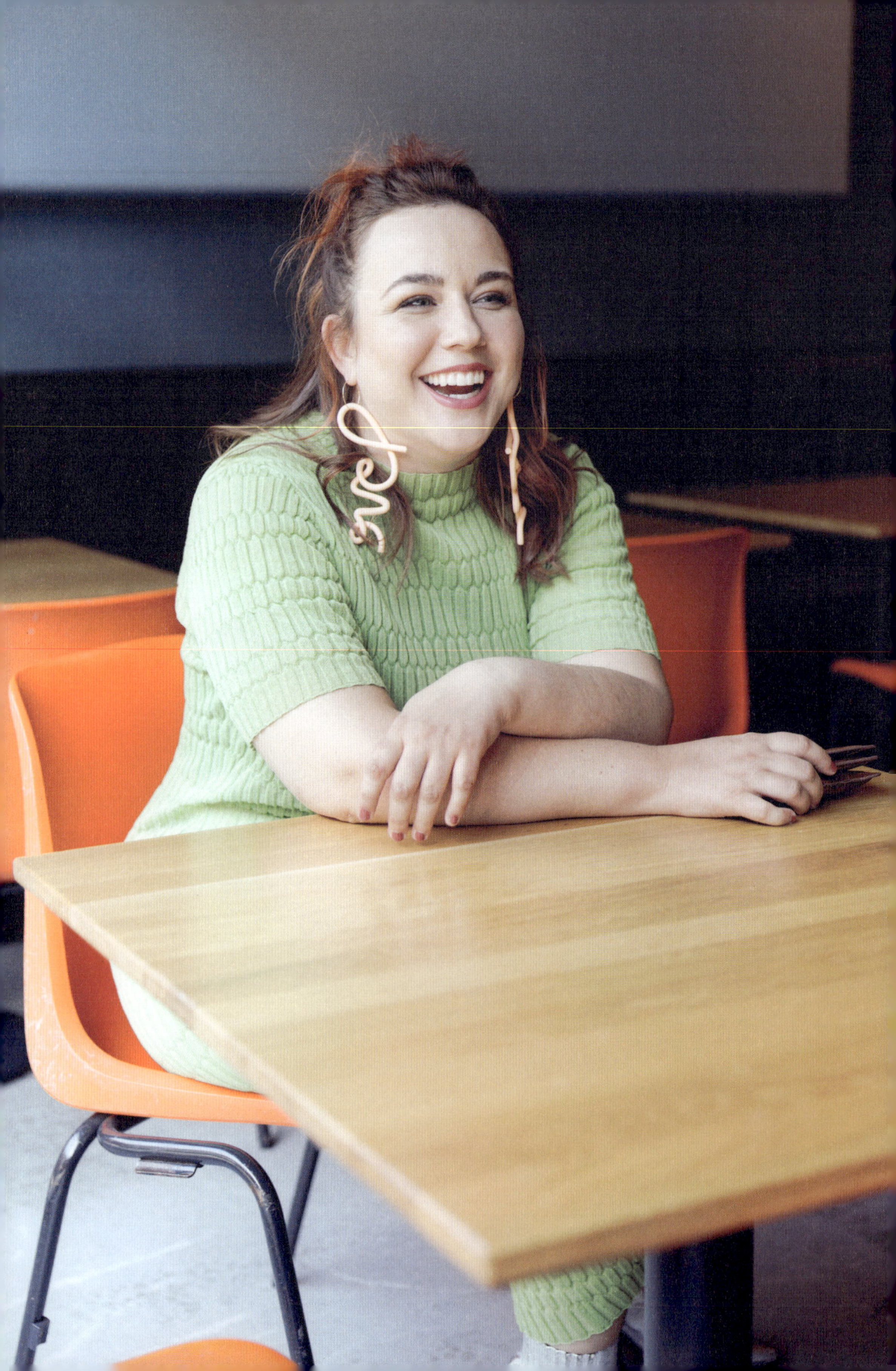

KAPITEL 4

MUSIK VERÄNDERT ALLES

Ich gestehe, bei meiner früheren Musikwahl für meine Tanzklassen war ich oft nicht wirklich bewusst. Ich ließ mich von heftigen Beats, die ordentlich reinhauten, mitreißen, doch die sexistischen Lyrics hauten leider auch rein, nur nicht positiv. Heute bin ich generell viel bedachter bei meiner Musikwahl, privat oder beruflich. Google auch den ein oder anderen Songtext, wenn ich unsicher in der Übersetzung bin, und finde es erstaunlich, wie mich das oftmals emotional noch mehr abholt oder eben nicht. Dazu jetzt mehr.

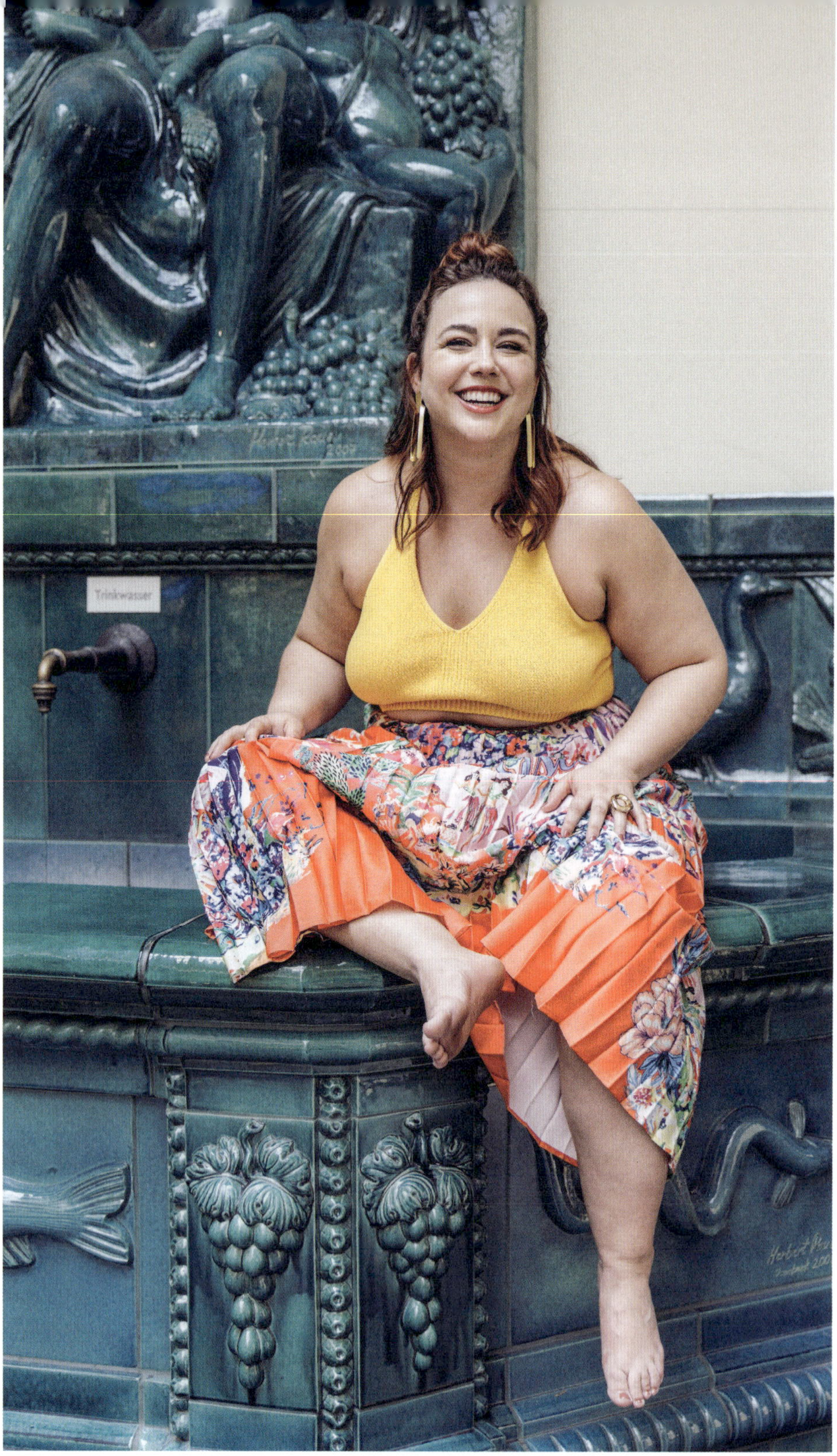
Trinkwasser

Musik als Geschenk erkennen

Als hauptberufliche Tanzpädagogin hatte ich früher täglich mit Musik zu tun, doch mich strengte die dauerhafte Suche nach neuen Songs viele Jahre sehr an. Als ich zu unterrichten begonnen hatte, schleppte ich tatsächlich noch CDs mit. Schließlich ist das über 17 Jahre her. Die CDs wurden von MP3-Playern und USB-Sticks, die frau ständig verlor, ausgetauscht, doch ich hatte bald keinen Überblick mehr über meine ganzen gesammelten Songs und Alben. Deshalb trug ich meist meinen großen Laptop mit mir, auf dem sich alle Lieder befanden. So hatte ich zwar alle Songs bei mir, doch meine Trainingstaschen wurden dadurch zu einem schweren Feind, was mich wiederum noch mehr nervte. Generell war ich früher nie der Typ Mensch, der seine ganze Aufmerksamkeit Musik widmen konnte. Ich lag nie auf dem Boden und hörte mir Lieder hundertmal an. Musik war für mich ein Mittel zum Zweck, zugegeben ein schönes Mittel, das mich dennoch nervte.

Das änderte sich schlagartig, als die Mutter einer Tanzkollegin ganz beiläufig zu uns sagte: „Ach ihr habt es gut, ihr könnt den ganzen Tag Musik hören, die euch gefällt." So hatte ich das zuvor noch nie betrachtet, höchstwahrscheinlich, weil ich zu sehr mit Genervtsein beschäftigt war. Und auch wenn sie nicht zu hundert Prozent recht hatte, schließlich wählt frau auch bewusst Lieder, die den Kursteilnehmerinnen gefallen. Dennoch wurde mir durch ihre Perspektive bewusst, dass ich die Tatsache, täglich mit Musik zu tun zu haben, gar nicht wirklich schätzte, und das wollte ich unbedingt ändern. Ich fing an, die Musikvielfalt, mit der ich mich umgab, mehr zu genießen. Immer häufiger fragte ich direkt meine Tanzschülerinnen nach ihren Lieblingssongs und nahm mir dadurch einiges an Druck. 2012 kam der Audio-Streaminganbieter „Spotify" nach Deutschland, frau hatte plötzlich so unkompliziert wie noch nie Zugang auf alle Lieder, und das ganz bequem auf dem eigenen Handy – mein Rücken war dankbar und erleichtert. Nun jagte der Algorithmus von Spotify wöchentlich nach Songs für mich, großartig! Ich weiß noch, wie verboten sich die Nutzung der App am Anfang anfühlte und wie viele Playlisten ich erstellte, einfach weil frau das nun so leicht konnte. Ich habe es bis heute immer noch nicht geschafft, alle auszusortieren.

Meine Englischkenntnisse sind heute um einiges besser, was dazu beiträgt, die Texte der Sängerinnen zu verstehen. Dadurch fühle ich mich nochmals anders abgeholt, als nur die Melodie zu genießen. Falls du Songtexte von Liedern auch nicht ganz verstehst, kann ich dir nur empfehlen, sie zu googeln, schließlich haben Worte ihre ganz eigene Kraft. Übrigens musst du nicht ein Lied ins Unendliche suchen, um Momente des Mit-dir-Seins zu genießen, tolle Playlisten haben es auch in sich.

IN DIE MUSIK VERSINKEN

Ich fing an, Musik wieder öfter privat zu hören und wirkliche Freude daran zu haben. Und ja, nun gehöre ich zum Typ Mensch, der sogar manchmal ein Lied hundertmal hintereinander anhört. Okay, das ist leicht übertrieben, mindestens aber zehnmal. Meist liege ich dazu auf meiner Shakti-Matte auf dem Balkon und beobachte die Wolken. Manchmal versinke ich so sehr in die Musik, bis die Nacht einbricht, bin mit mir, fühle alles, mitunter lasse ich Tränen fließen und die Idee von mir selbst dabei ein Stückchen mehr los. Das sind ganz intime Momente der Reinigung mit mir selbst, wobei die Musik stützt und der Sternenhimmel mir zuflüstert: Du bist nicht allein.

DIE KRAFT VON PLAYLISTEN

Habe ich schon erwähnt, dass ich richtig gut im Playlistenerstellen bin? Meine Freude daran, sie zu erstellen, aber auch, sie zu hören, ist nochmals gestiegen, seit ich mein kleines, aber feines Allround-Soundsystem habe.

Vor zwei Jahren habe ich bei Freunden in ihrem Haus in Spanien bemerkt, dass in jedem ihrer Räume leise die gleiche Musik lief. Irgendwie fand ich das angenehm, es sorgte für eine warme Atmosphäre. Und es erinnerte mich zugleich an das Zuhause meiner Tante und meines Onkels, zwei ganz besondere Menschen in meinem Leben. Die hatten bei sich in der Wohnung auf dem Klo wie in der Küche jeweils zwei kleine Travelradios. Ich mochte, dass Musik ein täglicher Begleiter für sie war, auch wenn Deutscher Schlager nicht unbedingt meine erste Wahl ist. Ich habe dazu immer das Bild vor mir, wie mein Onkel passend zum aktuellen Lied pfeifend durch die Wohnung läuft. Diese Erinnerung sorgt für viel Wärme in meinem Herzen. Zurück aus Spanien, besorgte ich mir mein eigenes kleines Allround-Soundsystem für nicht mehr als hundert Euro. Nun läuft, in meinem Bad, Büro und meiner Küche auch täglich Musik, aber es fühlt sich so an, als würde meine Wohnung in der Musik baden, toller Vibe – kann ich nur empfehlen. Und dabei stelle ich mir, während die richtige Playlist läuft, vor, dass ich in Spanien bin, in meiner kleinen eigenen Finca, und die Sonne mich anscheint.

Ich habe allerdings auch „brutalere“ Playlisten mit Liedern von Linkin Park und Metallica. Die verwende ich besonders gern, wenn ich das Gefühl bekomme, im E-Mail-Sumpf zu ertrinken und mich wie eine starke Kriegerin aus ihnen heraus befreie – ich stelle mir das wirklich vor. Und ja, die Lieder, wie auch die Playlisten selbst, helfen und pushen mich, mich nicht von dem Sumpf einschüchtern zu lassen. Generell habe ich unterschiedliche Playlisten für alle erdenklichen Situationen erstellt, eine, um bestmöglich in den Tag zu starten. Dazu braucht es oftmals weniger aktionsreiche Musik, sondern Melodien, die sich genauso sanft und warm anfühlen wie meine Tasse Tee am Morgen. Dann habe ich Listen mit Liedern, die mich mittags bestens unterstützen, in meiner Pause in meine eigene Wellnessenergie abzutauchen. Shakti-Matte ausgerollt, Duftkerze und „Entspannungsplaylist“ an, und ich tauche für die nächsten 25 Minuten wirklich völlig ab. Während ich putze, höre ich übrigens gern ABBA oder auch meine 80er- wie auch 90er-Jahre-Playlisten. Nicht immer, aber manchmal mag ich es, in der Natur bei einem Spaziergang im Wald oder im Park meine Musikliste mit klassischer Musik zu hören. Besonders im Frühling, wo alles aufblüht und fantastisch riecht, erhält das grüne Szenario durch die Musik nochmals eine spannende Dynamik, probiere es unbedingt aus – aber übertöne nicht den Sound von „Mutter Erde“. Früher hatte ich bewusst Playlisten mit Songs, die entweder sehr beruhigend oder besonders stark auf mich wirkten und mir Kraft gaben. Meine früheren Angstzustände und Panikattacken fordern mich besonders auf Reisen heraus. Inspirierende Filmmusik half und war oftmals gleichzeitig ein toller Reminder, dass die Hauptcharaktere des Films sich ihrer Heldinnengeschichte auch stellen mussten.

Zurzeit ist sie deaktiviert. Fragst du dich, ob ich auch eine Playlist für sinnliche Stunden habe? Habe ich und kann ich dir nur empfehlen. Einige mögen Pop und R & B im Bett, finde ich auch ganz nett, aber wenn du etwas mehr Abwechslung möchtest, wage doch mal, etwas dramatischere Musik wie „Die Vier Jahreszeiten“ von Antonio Vivaldi oder „De Roxanne“ in

MEINE PLAYLIST-EMPFEHLUNGEN

Diese Playlisten begleiten mich täglich, hör doch mal rein.

- „Traum vom Süden“-Playlist: Portugiesische und brasilianische Lieder
- „Putze & wir gehen es an“-Playlist: ABBA, 80iger- und 90iger-Lieder
- „Du schaffst das“-Playlist: Inspirierende Filmmusik
- „Schamlos“-Playlist: „Die vier Jahreszeiten“, Vivaldi
- „Power Pose Jetzt“-Playlist: Lieder von Lizzo und Missy Elliott

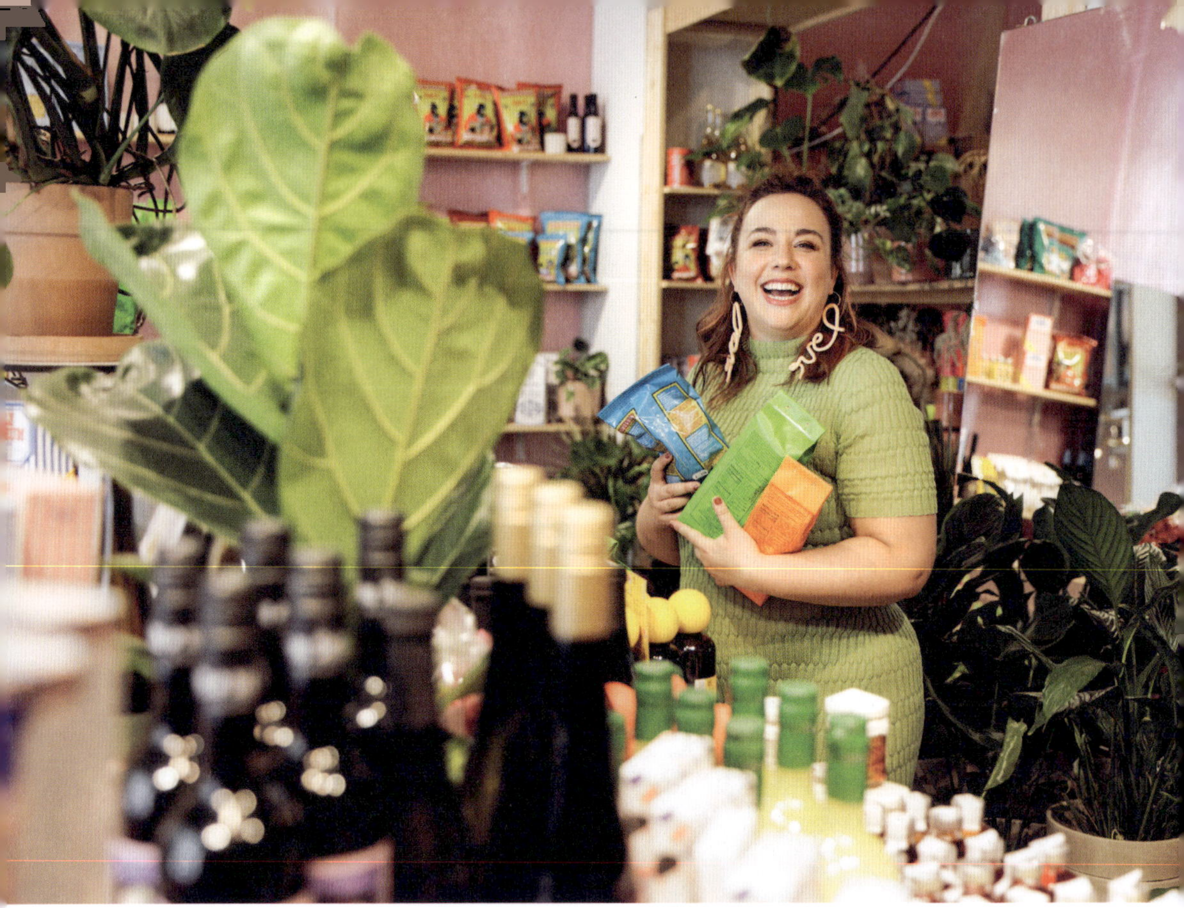

Entdecke die Power einer guten Playlist.

der Tangoversion von Lil Paul zu hören. Damit die Musik besonders schön in dir vibriert, lass dir gern die Augen verbinden oder verbinde sie dir selbst. Kaum jemand kann nach diesem lustvollen Experiment noch abstreiten, dass Musik Energie besitzt und in uns auslöst. Fast hätte ich meine sehr ermächtigende „Power Posen"-Playlist vergessen, ich hoffe, du hast dir auch eine erstellt? Wo es noch ein bisschen rar ausschaut, sind Playlisten, die mich besonders dann „umarmen" und begleiten, wenn ich mit meiner Verletzbarkeit oder meinen Schattenthemen hadere, aber ich bin dran. Wie du erkennen kannst, haben Playlisten für mich eine besondere Kraft, die mich durch meine Tage, durch mein Leben begleiten und mir unterschiedliche Energie von Trost, Bestärkung und Lust spenden. Jetzt bist du dran.

DEIN RHYTHMUS ZÄHLT

Mittlerweile hat Musik eine spirituelle Bedeutung in meinem Leben, der Rhythmus eines Liedes erinnert mich daran, dass alles seinen ganz eigenen Takt hat und doch harmonisch ineinandergreift. Stets verändert sich alles, bleiben tut schließlich nichts für immer. Schau dich um, wenn du die Natur genauer betrachtest, wirst du feststellen, dass sie in einem bestimmten Rhythmus läuft, ihre ganz eigenen Zyklen hat. Wie ein Kreislauf, der sich zwar stetig wiederholt und dennoch nie der gleiche ist. Ebbe und Flut, die Mondphasen, das Auf- und Untergehen der Sonne und die Jahreszeiten. Allerdings ist uns das Gespür dafür abhandengekommen, das elektronische Licht sorgt dafür, dass wir nicht mehr wie früher auf das natürliche Licht angewiesen sind und somit auch den Bezug zu den einzelnen Jahreszeiten verlieren. Doch es lohnt sich, wieder genauer hinzuschauen, hinzuhören und den Beat der Welt in sich aufzunehmen. Musik nicht nur zu hören, sondern zu einem Bestandteil meines Lebens zu machen, erinnert mich immer wieder daran, achtzugeben auf meinen eigenen Rhythmus. Lebe ich diesen, bin ich im Gleichgewicht, in Harmonie mit allem, was ist.

So wichtig es ist, seine eigenen Wahrheiten zu leben, so wichtig ist es auch, dies in seinem eigenen Tempo, in seinem ganz eigenen Takt zu tun. Der eigene Lebensrhythmus kann dabei einer Powerkraft gleichen, die dich begleitet, den Mut aufzubringen, dein Leben so zu leben, wie du es willst, mit all deinen Gefühlen, weniger beschäftigt, dafür schamfrei dir selbst erlaubend, deine weibliche Lust zu entdecken, glücklich(er) sein zu dürfen und natürlich, um zu tanzen.

Tja, und jetzt sind wir tatsächlich am Ende dieses Buches angelangt, aber es fühlt sich so an, als würde dein Tanz jetzt erst richtig losgehen. Vielleicht konntest du eine kleine Wandlung an dir selbst wahrnehmen, von der Person, die Tanzsäle eher meidet, hin zur Disco-Queen, die erst aufhört zu tanzen, wenn die Wolken wieder lila sind. Richtig so, schließlich bist du willkommen in dieser wunderschönen Welt, nimm dein Leben endlich als Bühne ein.

Ich hoffe, dass du einige Inspirationen in diesem Buch für dich finden konntest, die nicht nur dein Herz zum Tanzen brachten, sondern auch deinen Hintern. Falls nicht, bedeutet das letztendlich nur, dass meine Ansätze nicht die passenden für dich waren und du weiterhin noch Platz in dir hast. Für was, fragst du dich? Für alles, frau weiß ja schließlich nicht, was alles noch geschehen wird. Ein Grund mehr, sich auf die Zukunft zu freuen. Ein Versprechen nehme ich dir aber ab: Gib dich nicht mit weniger zufrieden als mit einem tanzenden Herzen.

An alle summenden fleißigen
Bienchen da draußen,
gemütliches Brummen ist nötig.
Vermeide nicht Schmerz, sonst
meidest du
auch das Leben.

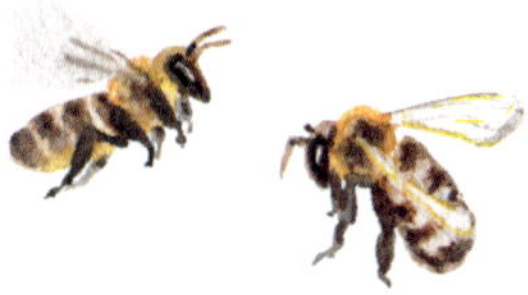

Deine Sandra

PS: Das Geheimnis deiner Existenz ist es, keine Angst zu haben.

3. TANZFLOW: SEI DEIN EIGENER BEAT!

In dieser Tanzgeschichte geht es darum, du selbst zu sein, in deiner Kraft oder Sanftheit, schließlich bist du alles. Der Tanzflow eignet sich hervorragend, um in deinen neuen Tag, dein Stück neues Leben mit tollen Vibes zu starten und um dir selbst zu begegnen. Kann allerdings auch zu jeder anderen Tageszeit gut verwendet werden, vor allem, wenn du eine kleine bewegte Pause brauchst. Die Choreografie stellt einen „schönen Morgen" in deinem „schönen Leben/Tag" dar. Passend dazu wartet in unserem ShakeYou-Mitgliederbereich die „Dein schöner Tag"-Meditation auf dich. Die Meditation zusammen mit dem Tanzflow ergibt ein tolles Match, das gern zusammen verwendet werden kann. Was du zuerst oder danach wählst, bleibt dir überlassen. Und probiere direkt nach dem Aufstehen morgens diesen Tanzflow und spür nach, wie sich dadurch dein Start in den Tag anfühlt. Ich bin ja der festen Überzeugung, tanzend in den Tag zu starten, rettet unser aller Leben.

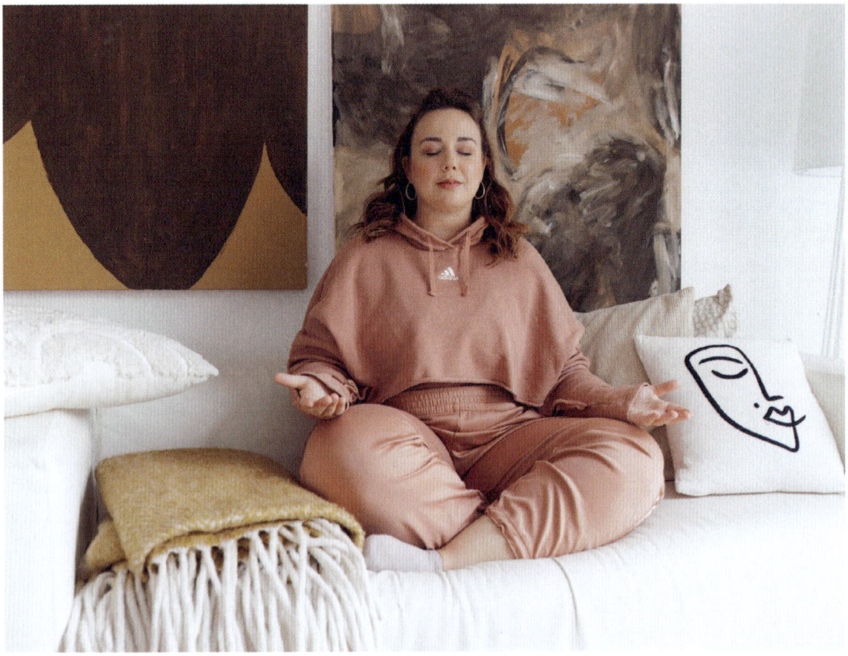

1. Deine Beine sind geschlossen und du drehst deine Schulter, links und rechts abwechselnd, viermal nach hinten, dabei darfst du leicht in die Knie gehen. Symbolisiert Wachwerte, löst Verspannungen.

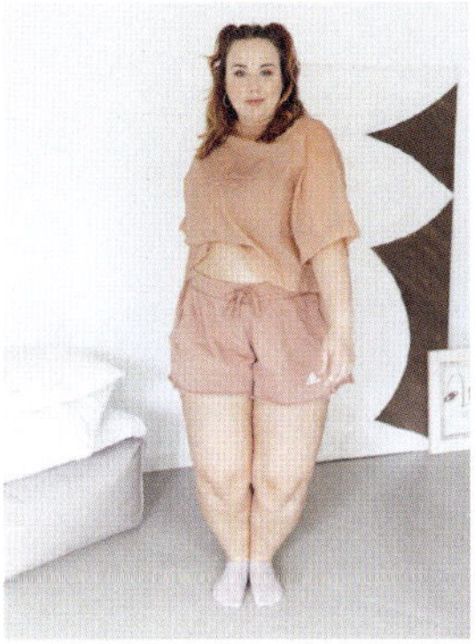

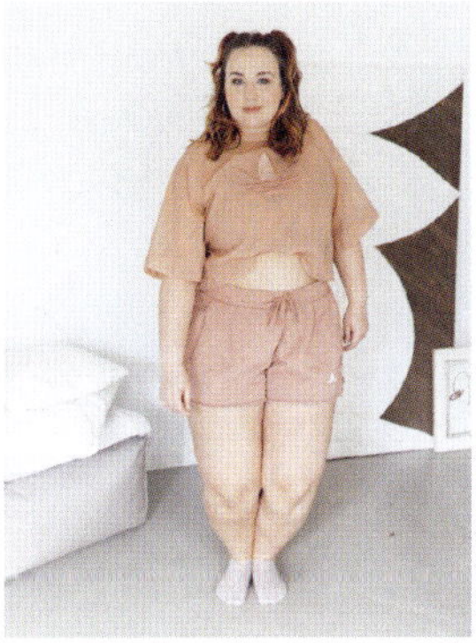

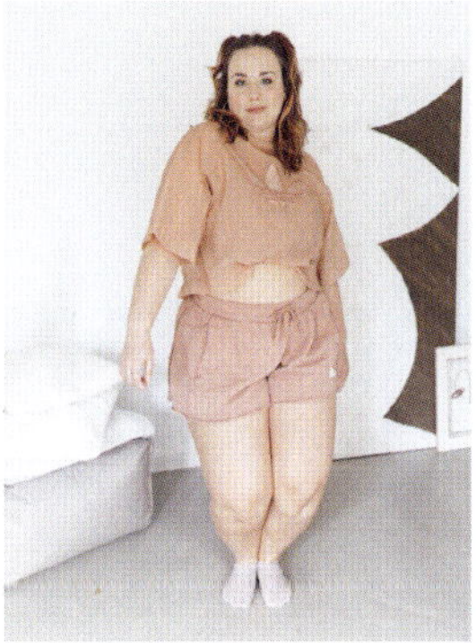

2. Öffne dann mit deinem rechten Bein in eine große hüftbreite Aufstellung, lege deine beiden Hände auf deine Hüfte, und wenn du magst und kannst – vorsicht, der Nacken ist öfter mal angespannt –, darfst du deinen Kopf einmal lasziv nach hinten kreisen. Freudenschritt, du bist am Leben und sowas von lebendig.

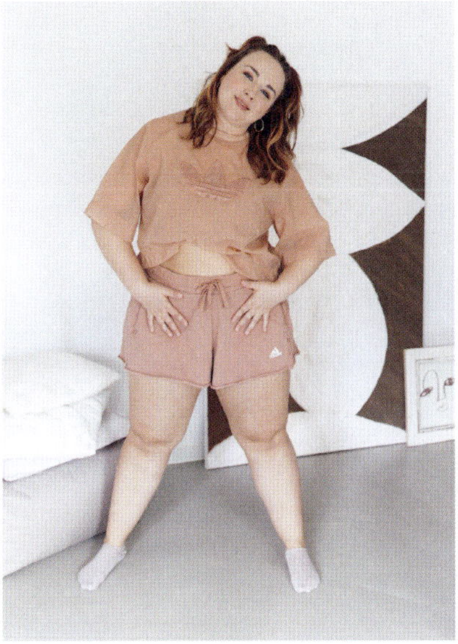

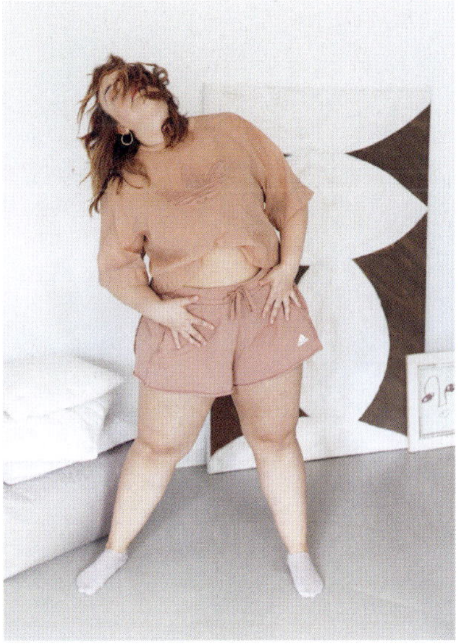

3. Danach schließt du deine Beine, nimmst beide Hände und streichst dir langsam und sinnlich über die Brüste nach unten zur Yoni. Dabei dürfen deine Knie sich leicht beugen. Freudenschritt, du genießt deinen Körper und die Berührung.

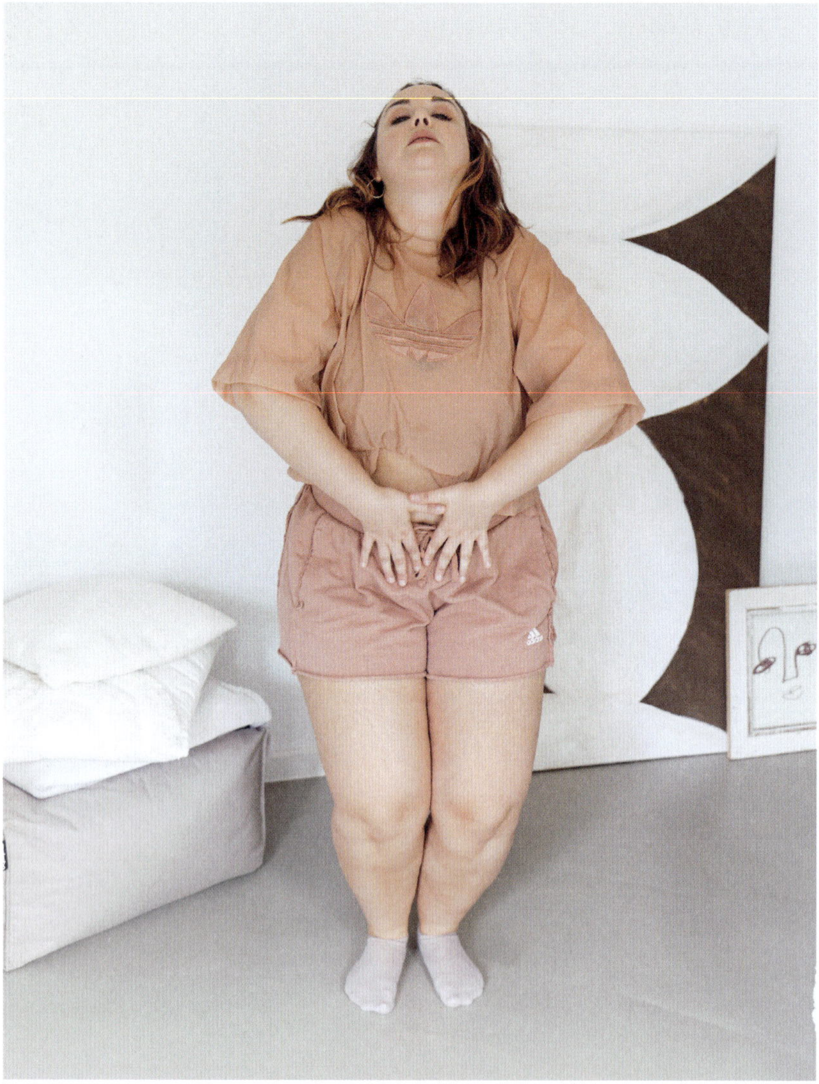

4. Angekommen bei deiner Yoni, lässt du deine Hände über deine Pobacken wieder nach oben gleiten, um sie in deiner Hüfte einzustützen. Nimm gern mit deinem Po etwas Schwung dazu. Wichtig, dass du anschließend wieder mit geöffneten Beinen dastehst.

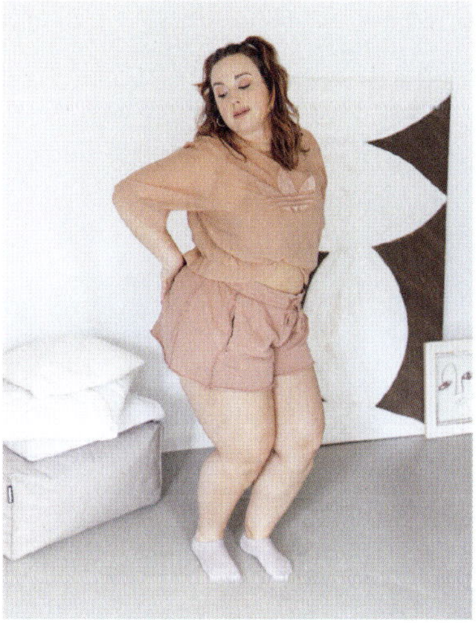

5. Mit der rechten Hand zweimal auf etwas zeigen, dabei gern die Hüfte mitbewegen, und das Gleiche dann auch links. Dabei kannst du dir vorstellen, wie du vor deinem Kleiderschrank stehst und auf tolle Kleidungsstücke zeigst, die du heute für dich wählst.

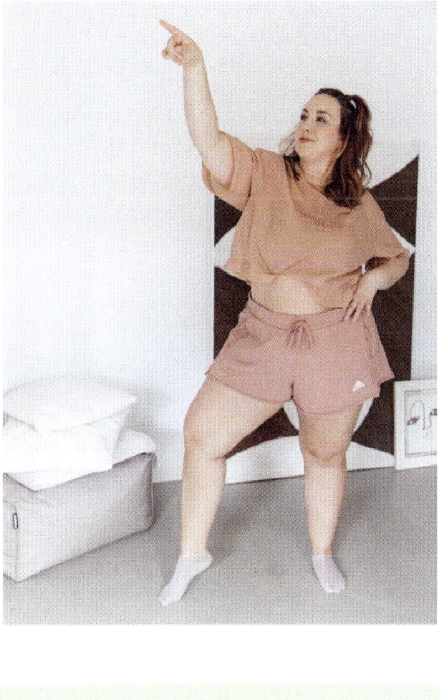

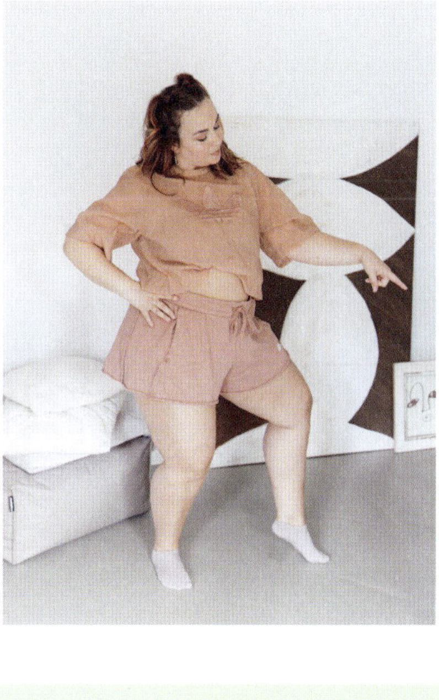

6. Nun nimmst du beide Hände gekreuzt an den jeweiligen anderen Hüftseiten und ziehst die Hände über deinen Kopf hoch. Dann öffnest du wieder über die Seiten. Wenn du magst, kannst du dich auch dazu drehen. Stell dir vor, du müsstest deinen Schlafanzug ausziehen, um dich fürs Badezimmer fertig zu machen.

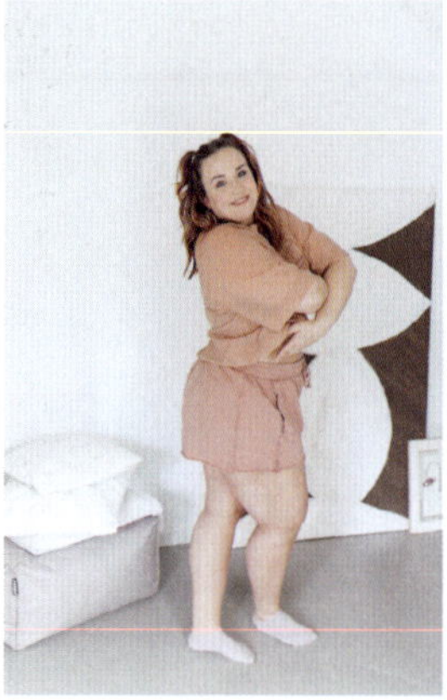
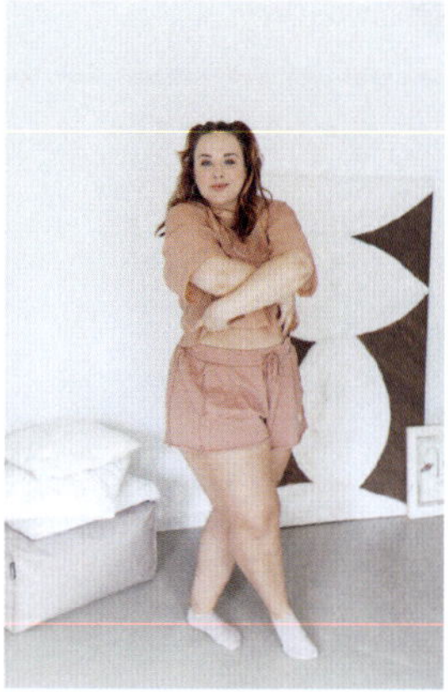
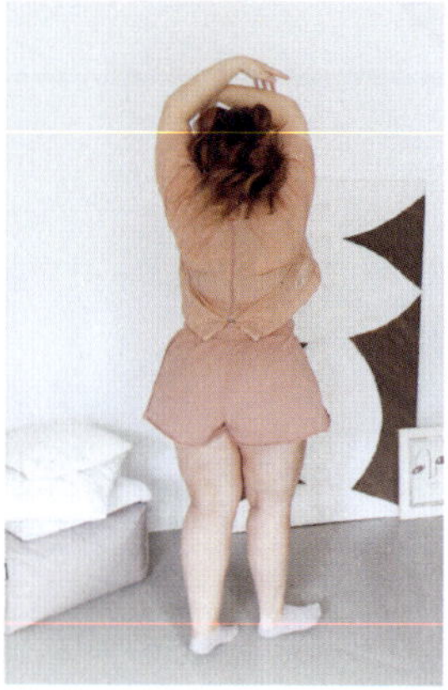
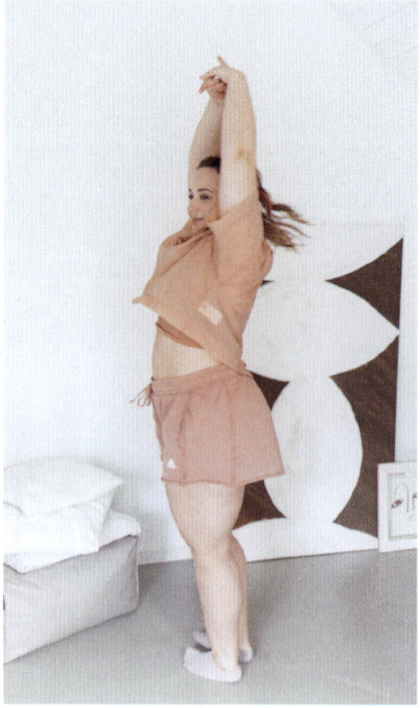
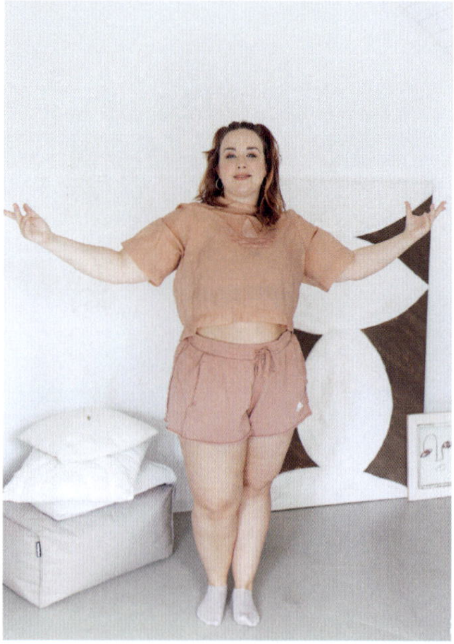

7. Jetzt fährst du dir mit rechts und anschließend mit links jeweils sinnlich über deinen Kopf. Stell dir vor, du stehst vor einem Spiegel und denkst dir: geile Frau, geiler Kopf.

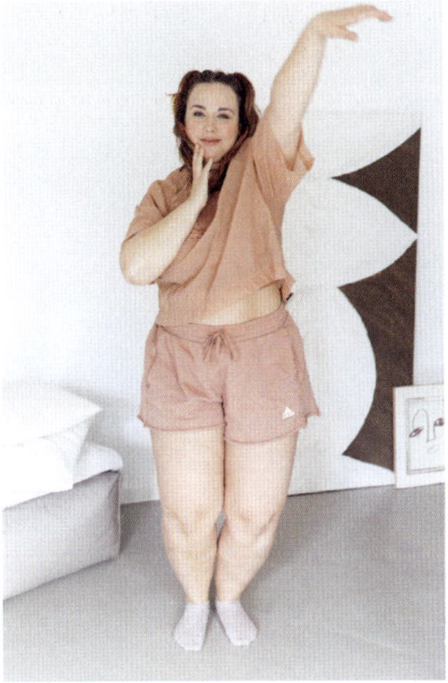

8. Dann darfst du dir mit deiner rechten Hand deinen linken Arm entlangstreichen und das Gleiche andersrum. Wenn du magst, darfst du deine Hüfte gern frei und passend für dich mitbewegen. Du ahnst es schon, oder? Stelle dir vor, du cremst dich sinnlich ein.

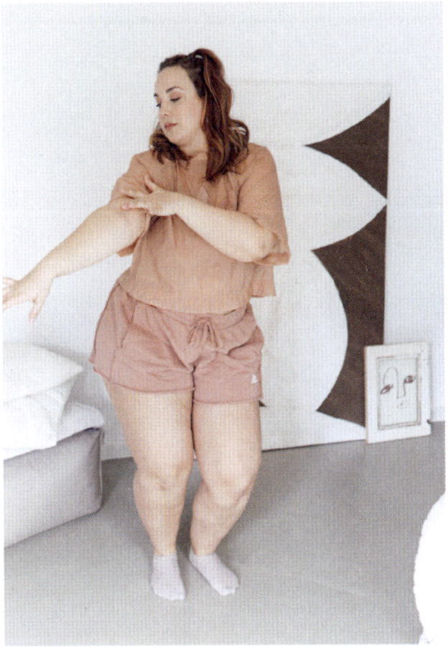

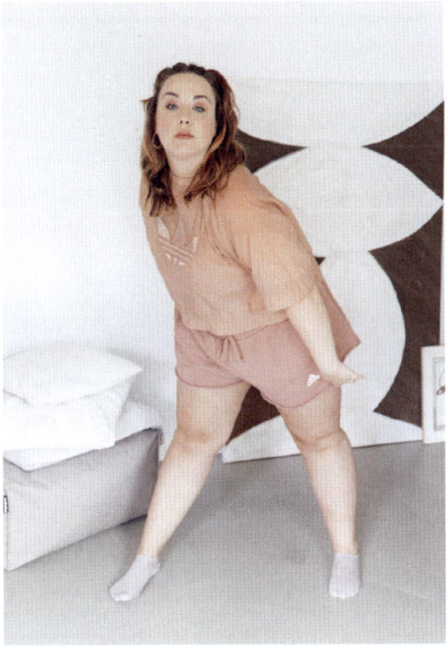

9. Deine Lieblings-Powerpose darfst du wählen.

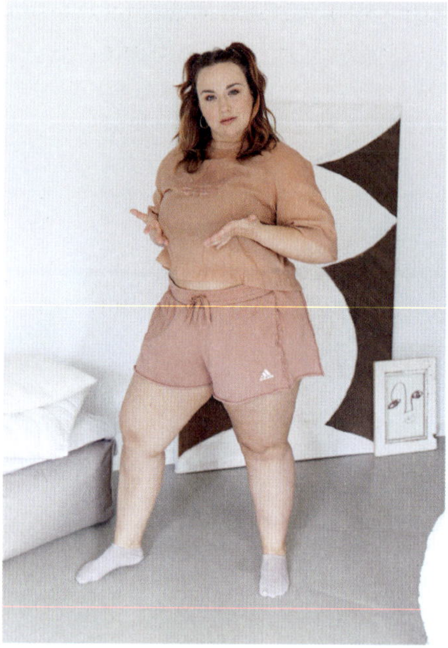

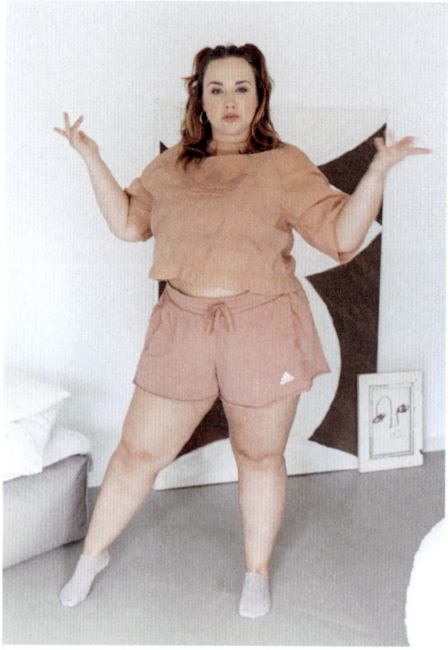

10. Lauf mit vier selbstbewussten großen Schritten in deinen schönen Morgen, deinen schönen Tag, in dein schönes Leben, auf dich selbst zu.

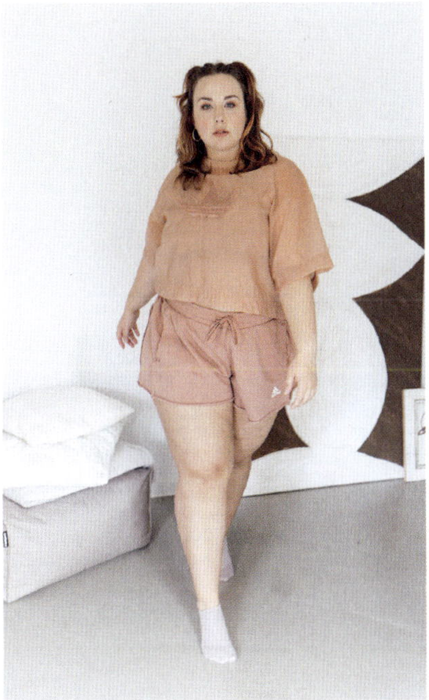

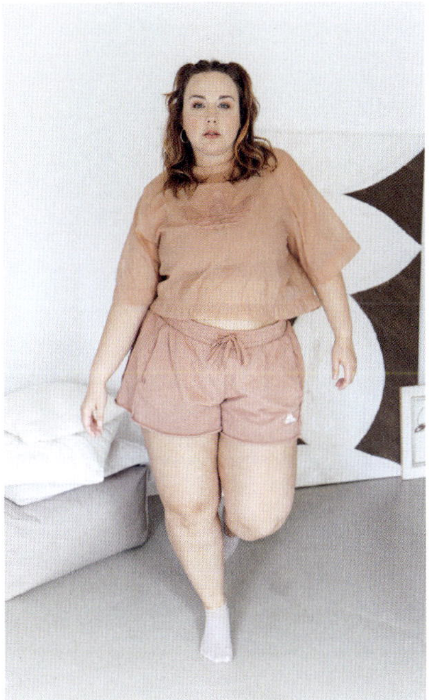

Manchmal kann es uns schwerfallen, durch die Fotoreihe die einzelnen Schrittabläufe hintereinander „richtig" zu deuten. Schau dir den Tanzflow deshalb gern im exklusiven ShakeYou-Mitgliederbereich an, ich habe es für dich aufgenommen.
https://bauchfrauen.com/pages/shake-you.
In unserem Mitgliederbereich haben wir auch noch einige weitere Überraschungen für dich geplant. Lust, mit mir gemeinsam zu tanzen? Dann schau unbedingt rein. Hier findest du alle weiteren News.

Danke

Ich danke dir, dass du dieses Buch gekauft hast und es somit in die Welt trägst.
Ich bedanke mich bei all den Menschen, mit denen ich auf irgendeine Art und Weise bereits tanzen und unsere Herzen matchen durfte. Besonders großer Dank gilt den ehemaligen „get Funky"-Tänzerinnen, ohne euch gäbe es dieses Buch definitiv nicht. Im gleichen Zuge möchte ich mich auch beim Nymphenburger Verlag bedanken, der mir „die passende Bühne" gab, über all meine Erfahrungen zu berichten. Besonderer Dank gilt Ramona Kapp, die mich in der ganzen Zeit intensiv begleitet hat und mir stets vertraute , sowie meiner Lektorin Annette Meyer.
Jeanette Bak und Kasim Leiser-Atemborska gilt ein großer Dank, da sie mich besonders gut vor der Kamera haben aussehen lassen. Natürlich danke ich meinem Bauchfrauen-Team, das in der letzten Schreibphase sehr geduldig mit mir war und mir den Rücken freihielt, damit ich überhaupt schreiben konnte. Ein direktes Dankeschön geht an meine Assistentin Theresa, die einen unfassbar guten Job macht, und an meine Kollegin und Traumatherapeutin Petra Schleifer, mit der ich mich immer austauschen konnte.
Darüber hinaus danke ich Anita Hanke, Martina Pilz, Eva Wurster, Kathleen Jenuwein, Tobias Klimmek, dem Kindertreff Münster, der Grundschule Birkach und meiner Tante Elisabeth und Onkel Sigmund ... und bestimmt noch einigen weiteren mehr, die ich jetzt leider vergessen habe. Aber alles hat ein Ende, nur die Wurster hat zwei, dann beim nächsten Buch. Einen ganz besonderen Dank widme ich meiner Freundin Larissa Thumsen, ich liebe dich, unsere Verbindung ist für mich eine Supernova.
Und ich danke auch mir selbst, mich nicht mit weniger zufriedenzugeben als mit einem tanzenden Herzen. Und zu guter Letzt danke ich auch dem Tanzfilm der Tanzfilme, „Dirty Dancing": Patrick, ich hoffe, du tanzt mit den Engeln weiter.

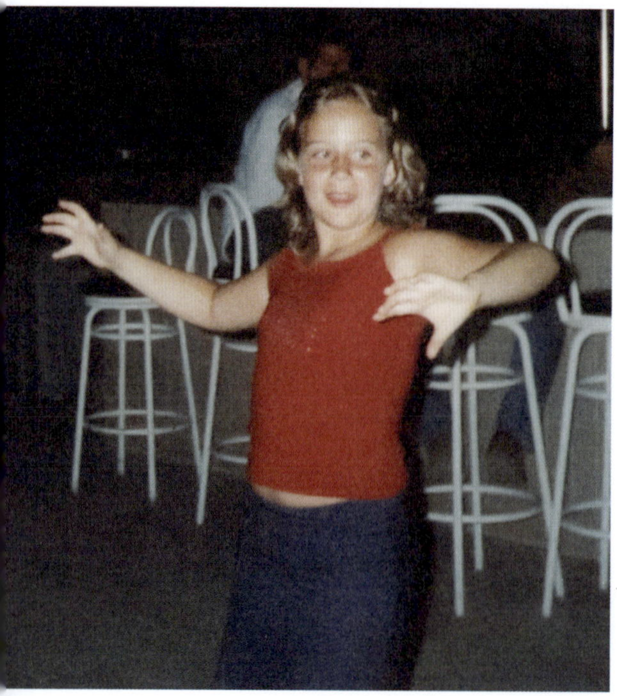

Quellen, die mich inspiriert haben

Leicht und magisch

- Albom, Mitch: **Dienstags bei Morrie**: Die Lehre eines Lebens, Goldmann Verlag 2017
- Bucay, Jorge: **Komm, ich erzähl dir eine Geschichte**, Fischer Taschenbuch 2008
- Canfield, Jack: **Hühnersuppe für die Seele**, Goldmann Verlag 1996
- Faller, Heike: **Hundert: Was du im Leben lernen wirst**, Kein und Aber Verlag 2018
- Fynn: **Hallo, Mister Gott, hier spricht Anna**, Fischer Taschenbuch 2000
- Gilbert, Elizabeth: **Eat, Pray, Love**, Fischer Taschenbuch 2022

Lebensverändernd

- Hermsen, Julian: **Der Millionär und der Mönch**, Julian Hermsen 2021
- Ruiz, Don Miguel: **Die vier Versprechen**, Allergie Taschenbuch 2022
- Walsch, Neale Donald: **Gespräche mit Gott**, Band 1, Arkana 1997
- Ware, Bonnie: **5 Dinge, die Sterbende am meisten bereuen**: Einsichten, die Ihr Leben verändern werden, Arkana 2013

Wichtig

- Kuschig, Karin: **50 Sätze, die dein Leben leichter machen**, rororo 2022
- Van den Boom, Maike: **Wo geht's denn hier zum Glück?** Meine Reise durch die 13 glücklichsten Länder der Welt, Krüger 2015
- Wiest, Brianna: **101 Essays, die dein Leben verändern werden**, Piper 2022

Psychologische Bücher

- Brown, Bréne: **Verletzlichkeit macht stark**, Kailash 2013
- Hüther, Gerald: **Jedes Kind ist hoch begabt**, btw 2013
- Stahl, Stefanie: **Das Kind in dir muss Heimat finden**, Kailash 2015

Beziehungsmuster

- Schwankl, Ludwig: **Liebe kennt deine Grenzen**, unum 2020
- Chapman, Gary: **Die 5 Sprachen der Liebe**, Francke 2010
- Ilan, Stephanie: **Finde deine sexuelle Kraft**, unum 2022
- Weidlich, Andrea: **Liebesgedöns**, mvg Verlag 2020

BILDNACHWEIS

104 Farbfotos wurden von Jeanette Huber für dieses Buch aufgenommen.
www.jeanettebak.com

Mit 104 Farbfotos von Jeanette Huber, einer Illustration von AdobeStock, ursulamea (S. 38, 59, 131, 132 und 163) und einer Illustration von Masha Greune (S.14).

IMPRESSUM

Umschlaggestaltung von Gramisci Editorial Design, München/Claudia Geffert unter Verwendung von 9 Farbfotos von Jeanette Huber und einer Illustration von Hanna Niestegge (www.hannaniestegge.de).

Mit 104 Farbfotos und 2 Illustrationen.

FSC www.fsc.org MIX Papier | Fördert gute Waldnutzung FSC® C110508

Gedruckt auf chlorfrei gebleichtem Papier

ISBN 978-3-96860-077-2
Projektleitung: Ramona Kapp
Lektorat: Annette Meyer
Gestaltungskonzept: Gramisci Editorial Design, München
Gestaltung und Satz: Katrin Kleinschrot, Stuttgart
Produktion: Kim Kanstinger
Druck und Bindung: Westermann Druck Zwickau GmbH, Zwickau
Printed in Germany / Imprimé en Allemagne

Lass uns gemeinsam tanzen – Dein exklusiver „Shake You“-Bereich

Diesen kleinen exklusiven Bereich habe ich für dich kreiert, schau dich in Ruhe um und wenn du magst, dann tanz mit mir. Mach dir allerdings keinen Stress – alles darf, nichts muss. Und du weißt ja, bei mir ist „aus der Reihe tanzen“ nicht nur erlaubt, sondern erwünscht.

Scan me

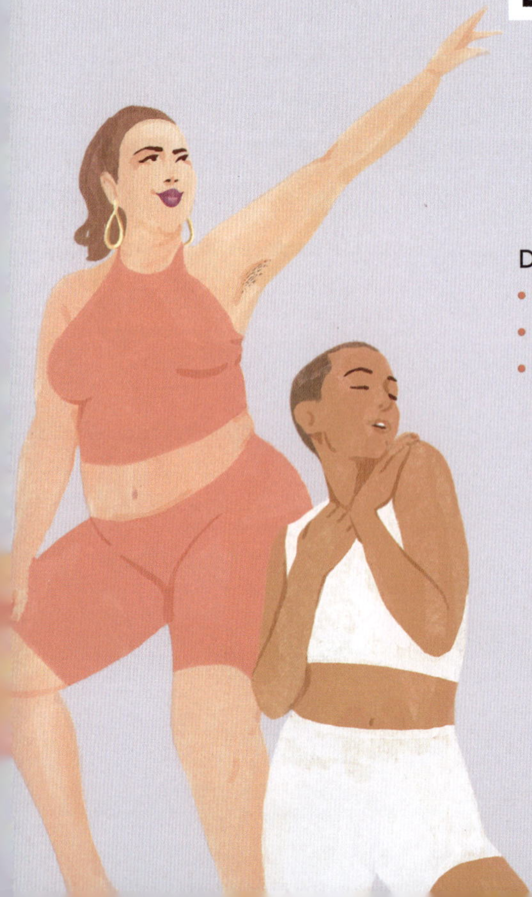

Darauf kannst du dich freuen:

- Eine Willkommens-Botschaft
- 4 Tanzflows
- Weitere kleine Überraschungen

Viel Spaß